ライザップ式ダイエット

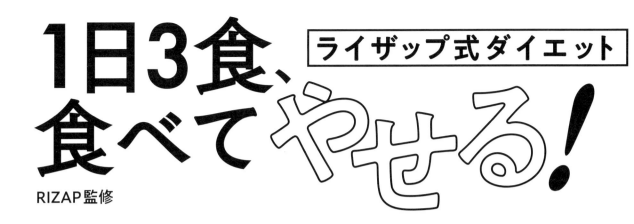

1日3食、食べてやせる!

RIZAP監修

日本文芸社

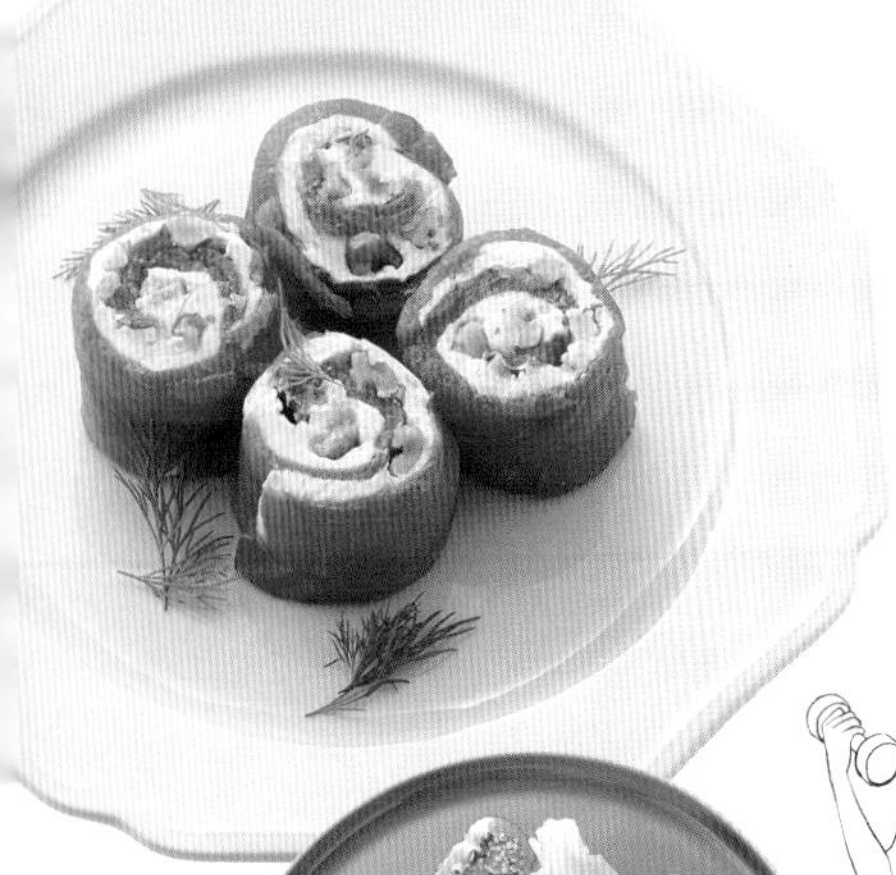

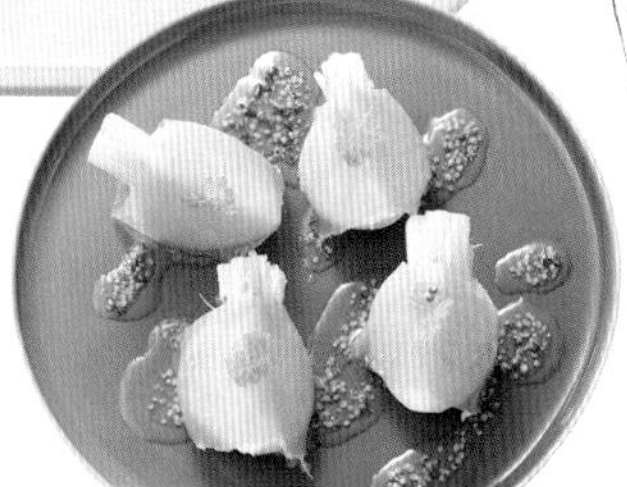

同じ生活なのに年々太ってしまう！

年齢とともに、基礎代謝と筋肉量が低下してきているからかもしれません。筋肉量をアップさせ基礎代謝量を上げることで、太りにくい体がつくれます。

詳しくは16ページ

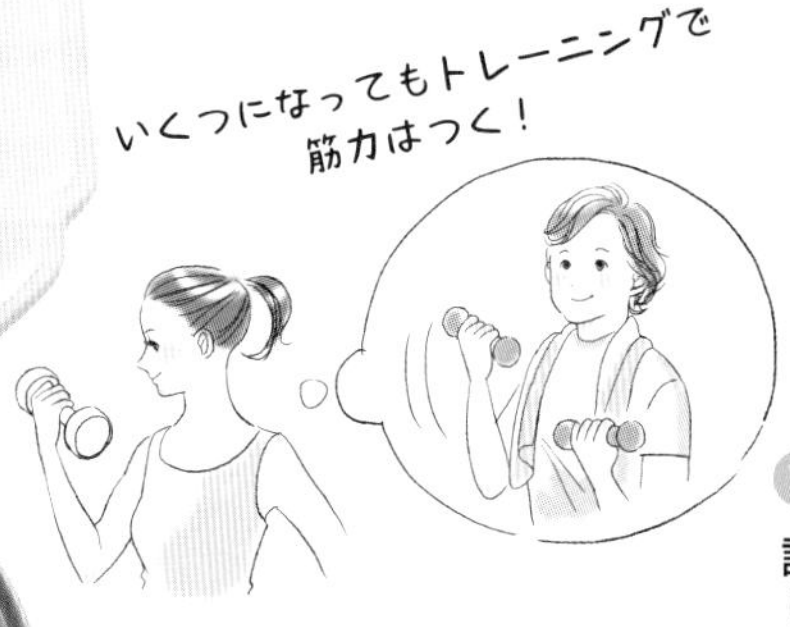
いくつになってもトレーニングで
筋力はつく！

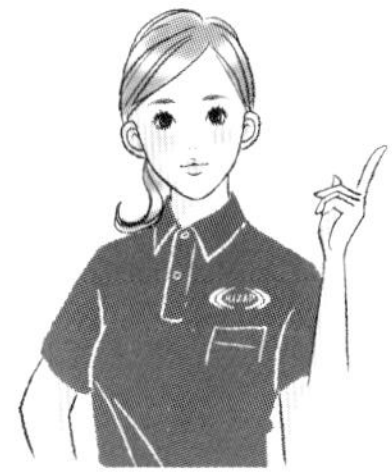

ダイエットの悩みをライザップが解決！

ダイエットで大切なのは正しい知識と方法を知ることです。
まずはみなさんの日頃の悩みにライザップがズバリとお答えします。

やつれて見えないやせ方がいい！

「低糖質＆高タンパク質」食と筋トレを並行して行い、スリムで健康な体を手に入れましょう！

詳しくは18ページ

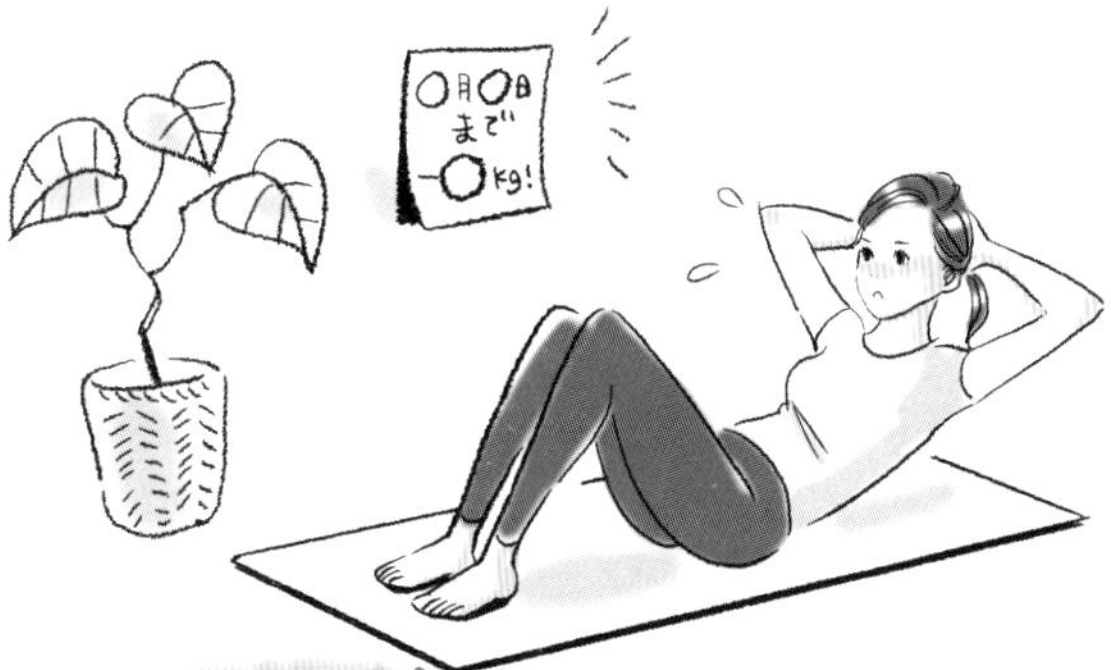
○月○日
まで
−○kg！

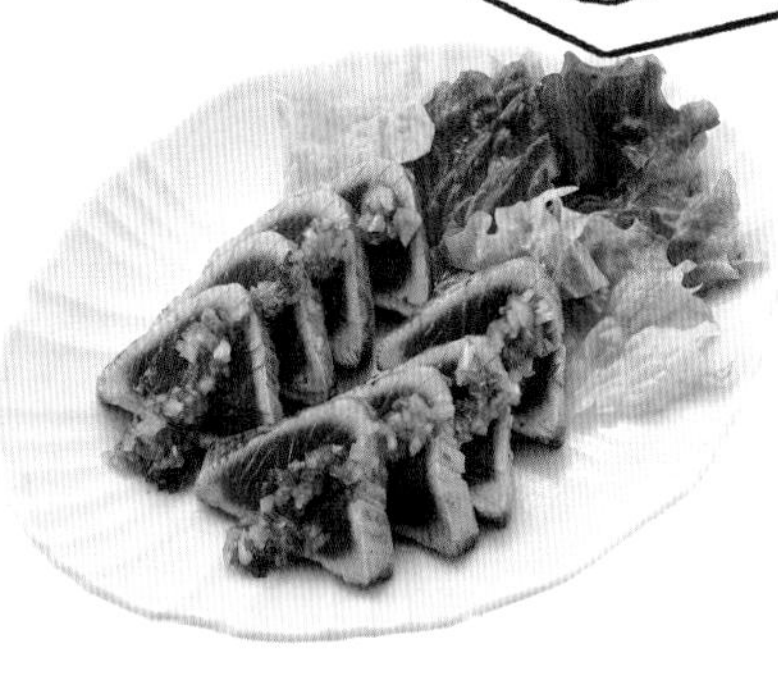

ダイエットを長続きさせたい

無理のない短時間のトレーニングを習慣にして、目標設定も明確にしましょう。まずは行動すること。

詳しくは116ページ

いくつになってもボディラインを維持したい

筋肉トレーニングと有酸素運動で脂肪を燃やし、皮下脂肪を減らすことでボディラインがキープできます。

詳しくは116ページ

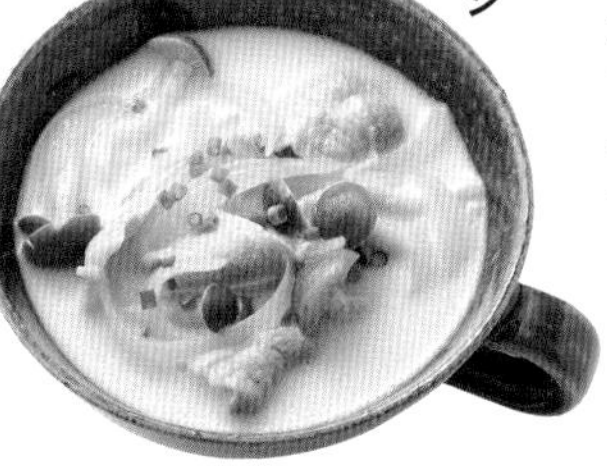

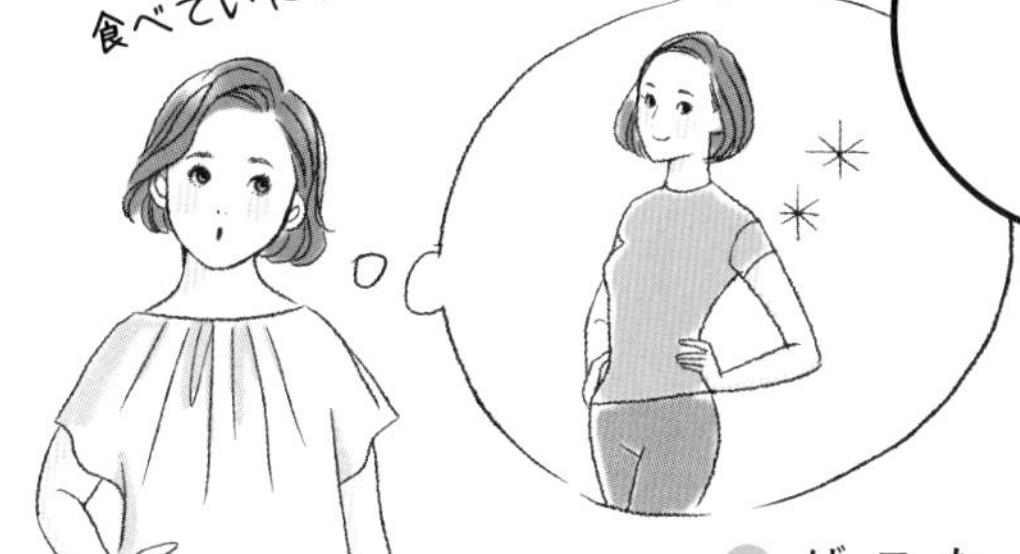
若いころと同じ量を
食べていたら太る一方ってこと？

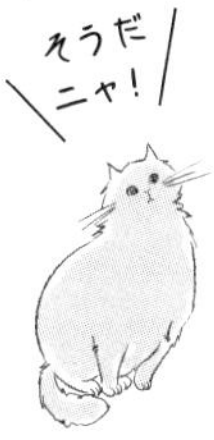
そうだ
ニャ！

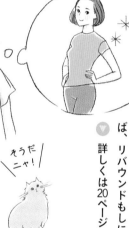

ダイエットの繰り返しに終止符を打ちたい！

ただやせるだけじゃない！　正しいダイエット法を身につけてやせ体質にかえれば、リバウンドもしにくくなります。

詳しくは20ページ

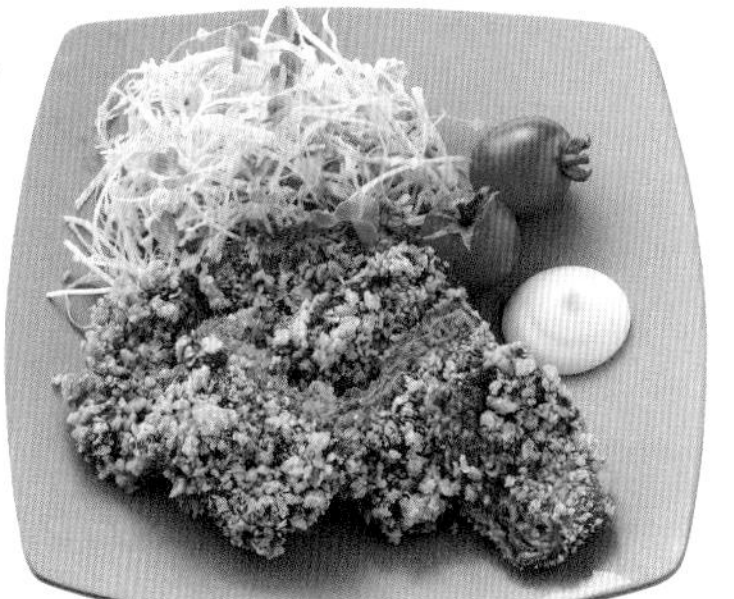

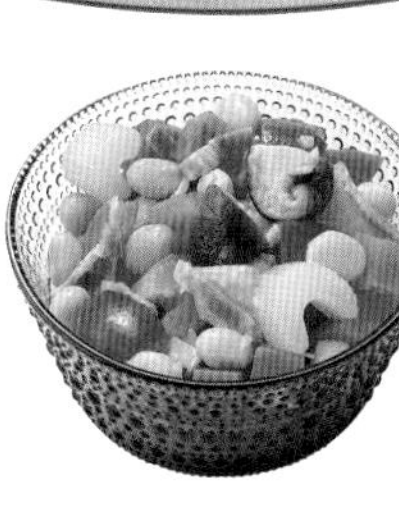

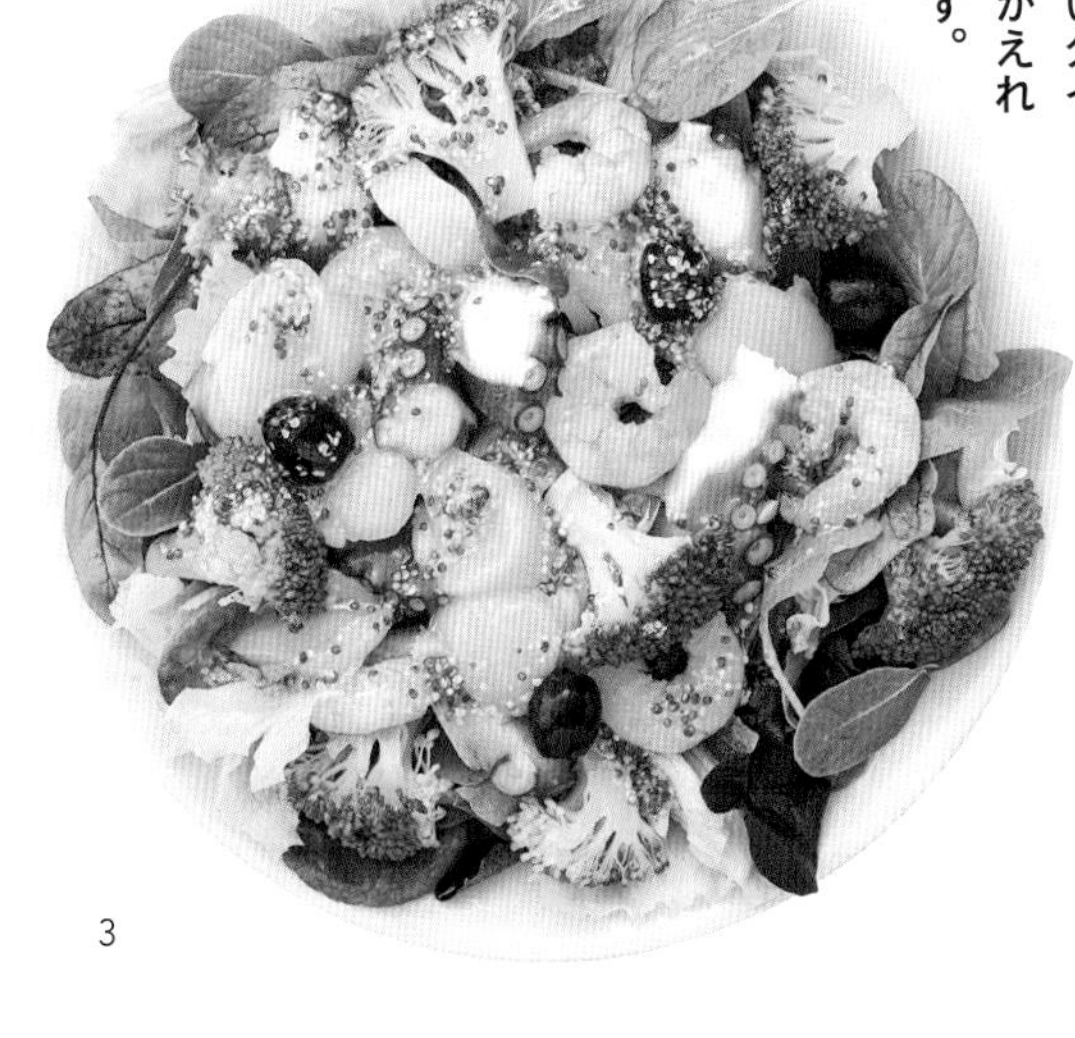

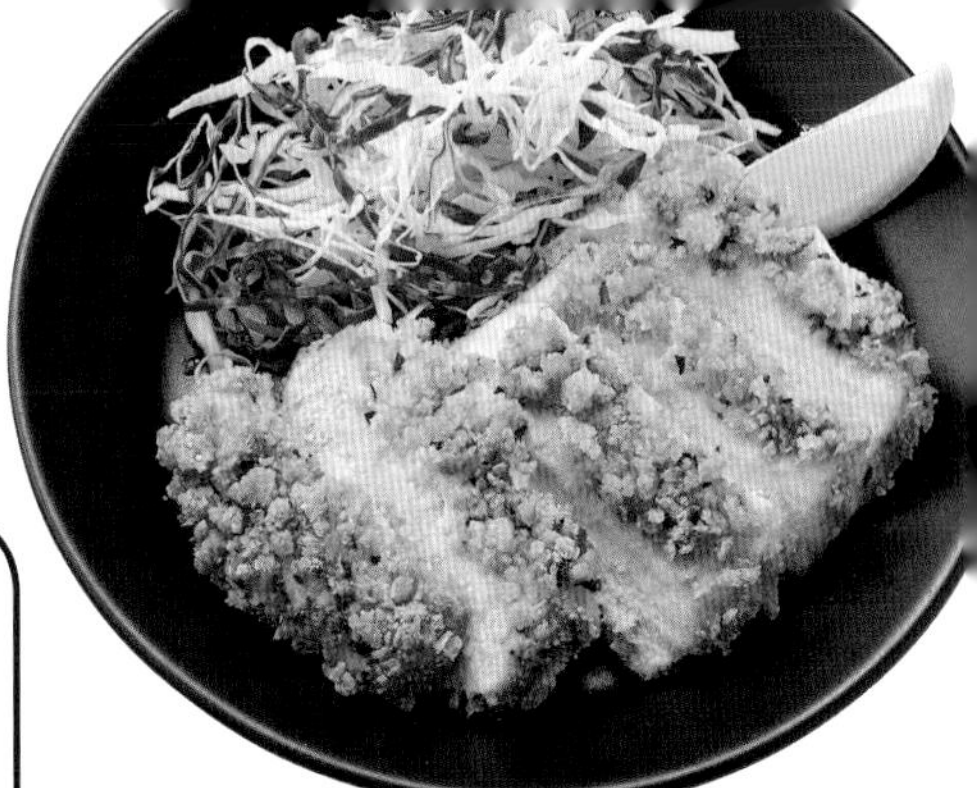

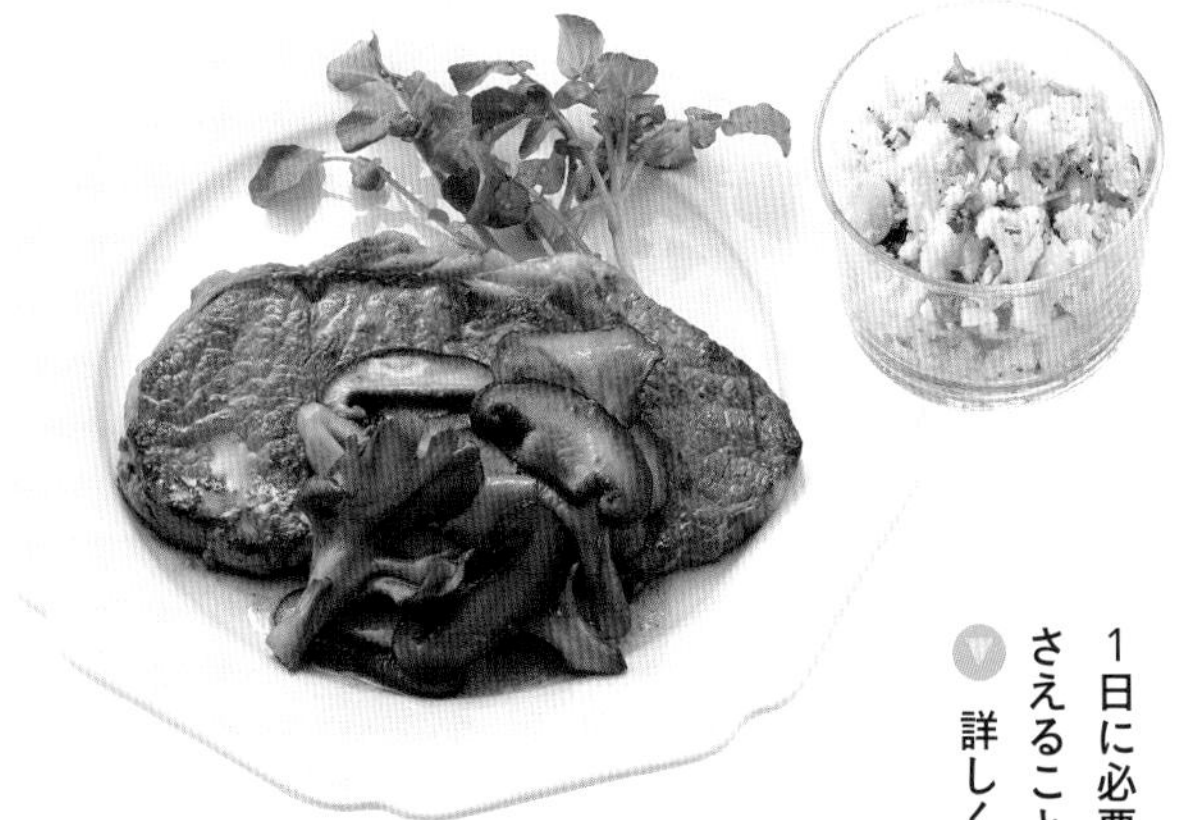

やせやすい体になりたい！

やせやすい体は血行がよくて代謝がいい体。内臓機能も活発にさせて、血のめぐりをよくしましょう。

詳しくは14ページ

食べてもやせられる？

1日に必要な適切なエネルギー量を摂りながら、糖質量をおさえることでやせやすくなります。

詳しくは18、32ページ

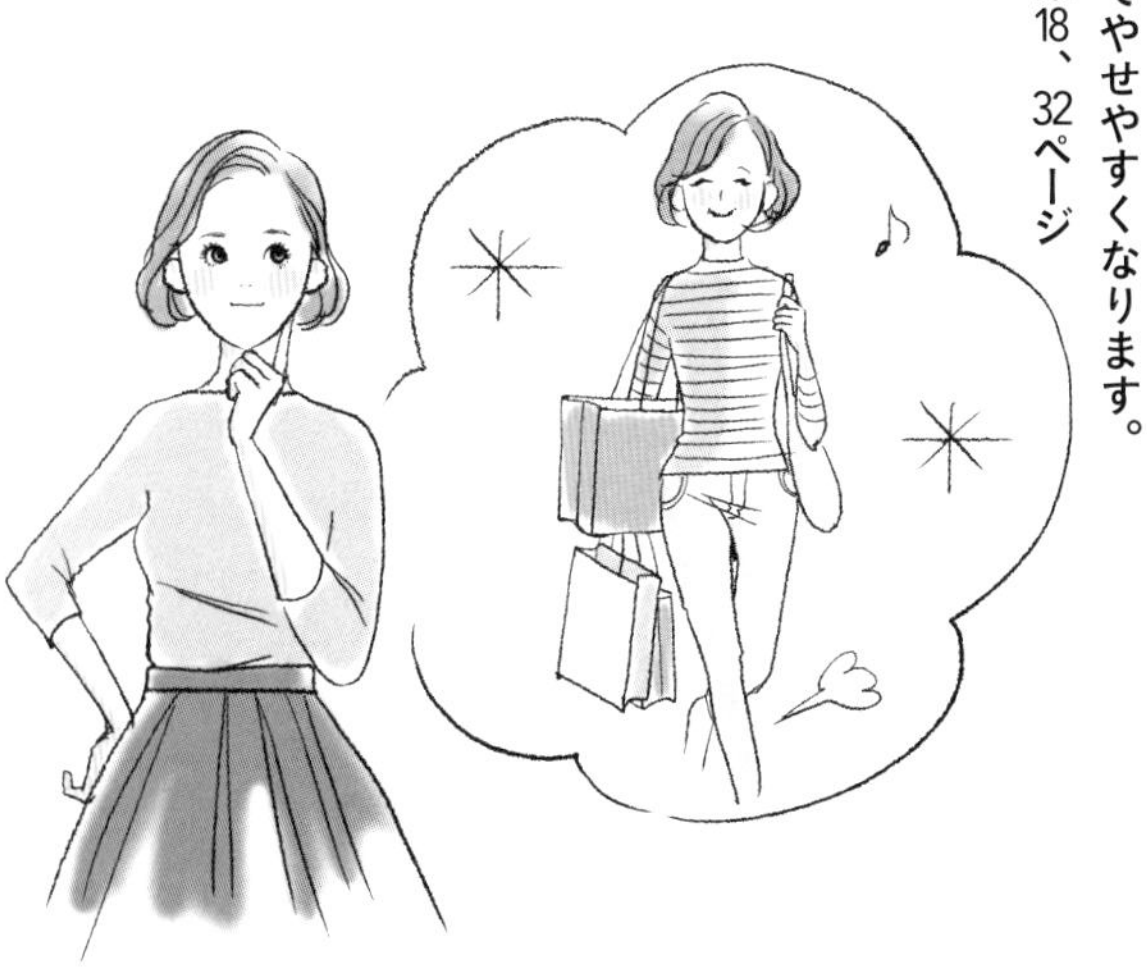

食事量を減らしてもやせないのはなぜ？

食べ方に問題があるのかも。自分の食事スタイルをチェックして、太る食べ方を改善しましょう。

詳しくは20ページ

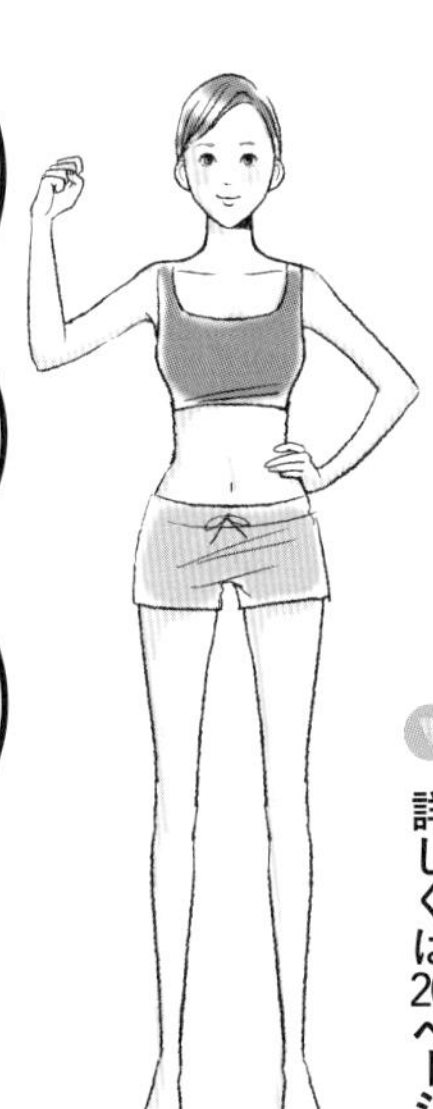

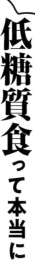

低糖質食って本当に効果があるの？

太る原因の一つは糖質です。低糖質食を続けることで、脂肪が燃えやすい体をつくります。

詳しくは18ページ

おやつがやめられない！

おやつはやめないでOK！　むしろ、空腹状態をつくらないのがダイエット成功の秘訣。ただし、糖質ひかえめを心がけて。

詳しくは48ページ

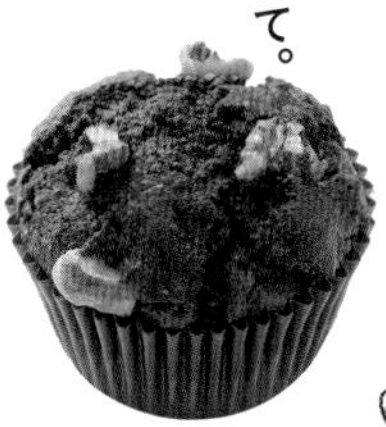

低糖質食の進め方を知りたい

ダイエットをしっかり進めるなら3食主食（炭水化物）抜きで、週2回ほどの運動の習慣をつけましょう。

詳しくは28ページ

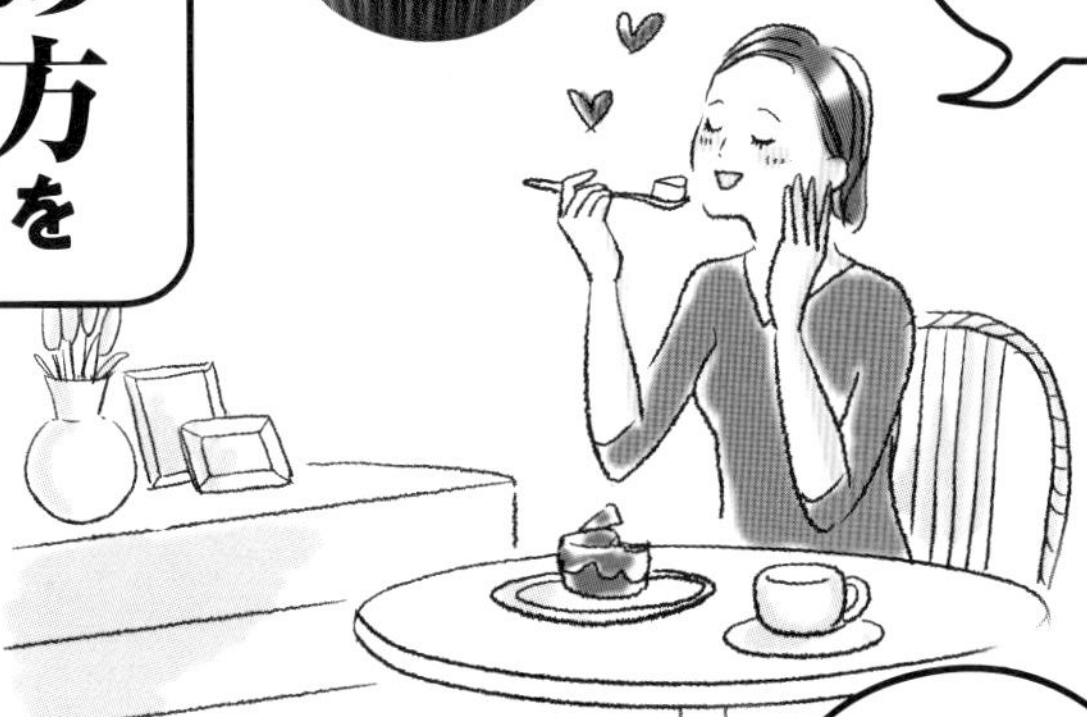

10年後もキレイでいたい

加齢は止められないけれど、老化を遅らせる工夫はできます。

詳しくは98ページ

タンパク質を摂ると代謝がアップするって本当？

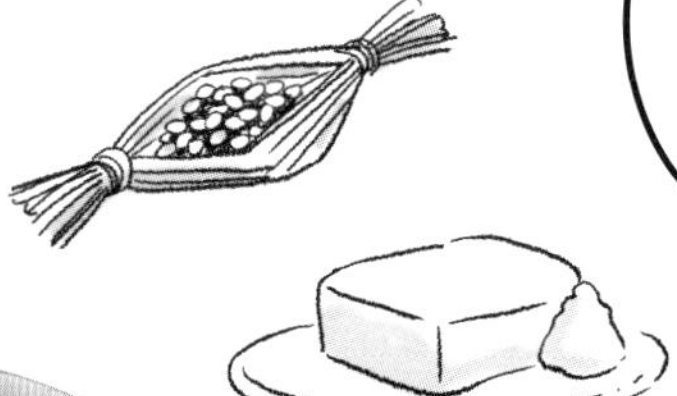

タンパク質は食べるだけでも代謝がアップ。消化・吸収するために消費するエネルギーが多いからです。

詳しくは32ページ

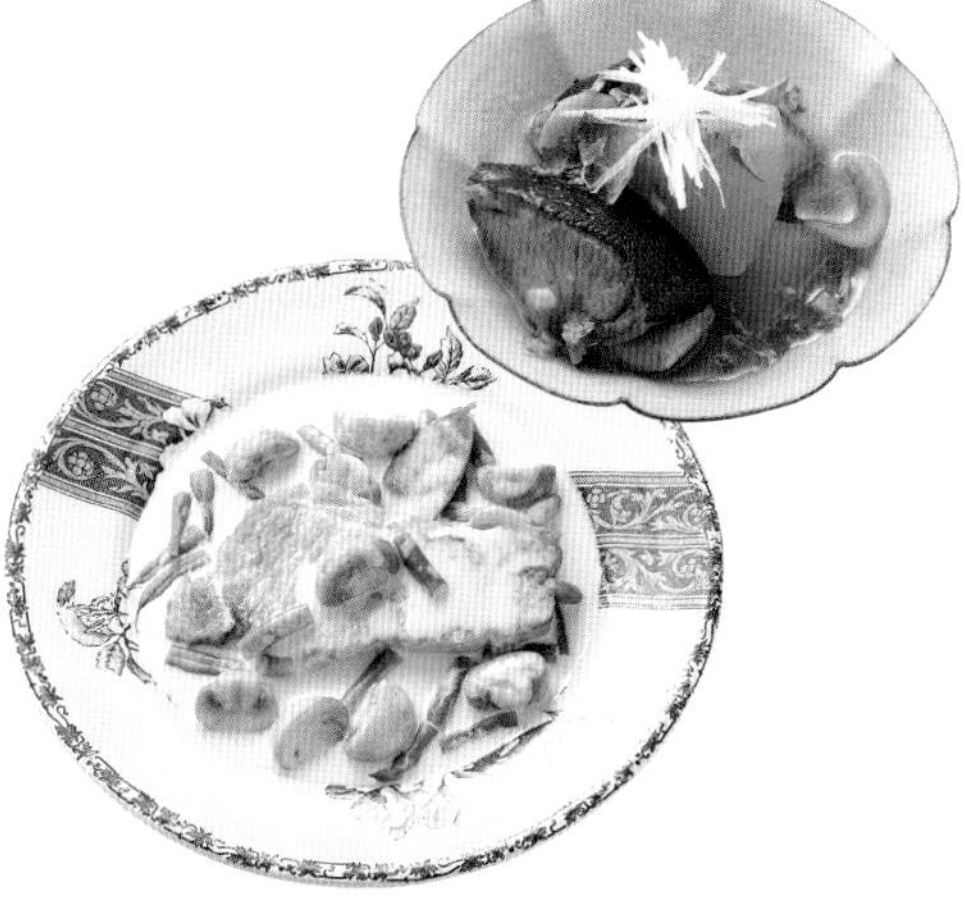

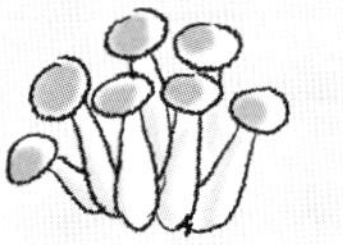

正しいダイエットで必要な栄養を摂ろう！

体は毎日の食事によってつくられています。好きなものばかり食べていたり、暴飲暴食をしていたり、不規則な食生活を送っていると、すぐに体調や体形に変化が出てきませんか？

いつまでも若々しく、キレイと健康を維持するためには、今すぐ食生活の見直しが必要です。

まず重要なのは、自分の体に本当に必要な栄養素をきちんと知ることです。食事は毎日のことなので、**正しい食生活の知識を身につければ、ダイエットをしてもリバウンドしたり、体調不良が続いたりすることは、なくなるでしょう。**体調がすぐれないときでも、摂ったほうがいい食材がわかれば、献立も立てやすくなります。自分のこれからを見つめる、いい機会にもなるでしょう。

健やかな体づくりのために、何よりも必要なのはタンパク質、そしてビタミンやミネラル、脂質です。タンパク質は、体のあらゆる部分の元となっている必要不可欠な栄養素。ビタミンやミネラル、脂質は健やかな体をキープするために大切な栄養素です。それらを多く含むものをバランスよくとり、スリムで健康な体づくりを目指しましょう。

この本では、**栄養価が高く低糖質のおすすめのレシピ**をはじめ、**食材の使い方**や**調理法のコツ**なども掲載しました。毎日の食生活が充実したものになるように、今すぐできるところから取り入れてみてください。

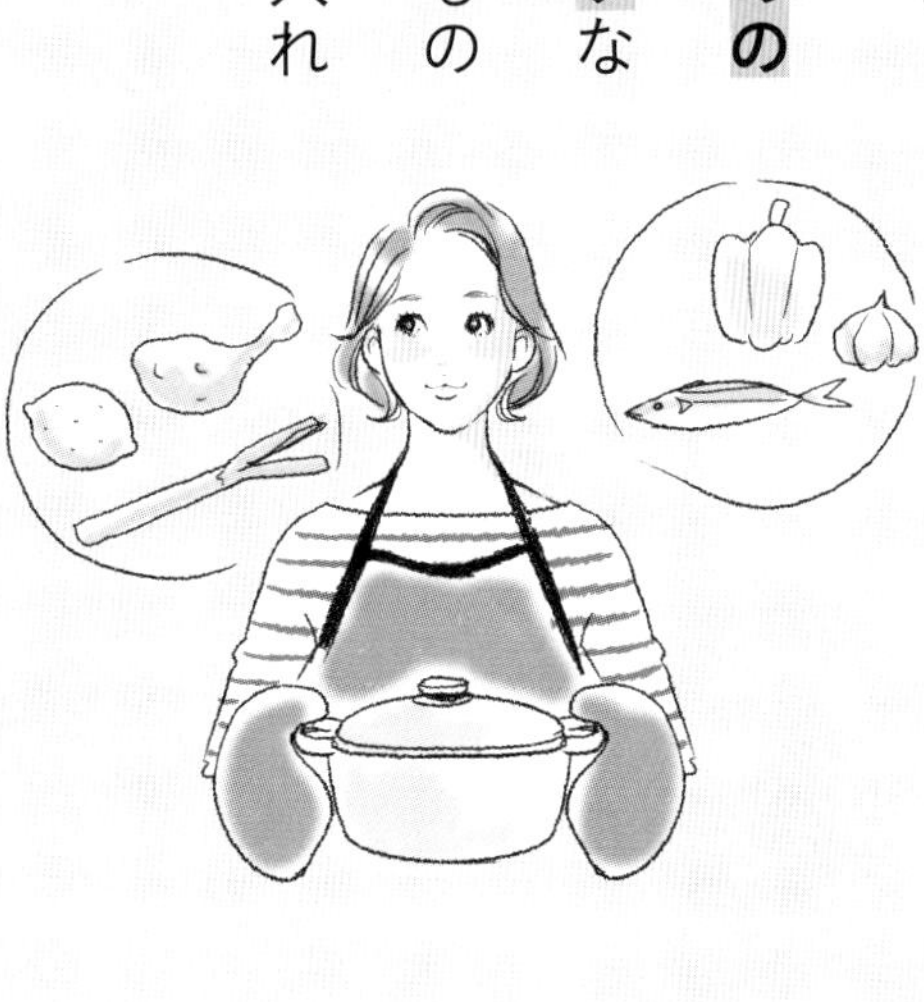

Contents

CHAPTER 1

食べながらやせて、今よりもっと健康になろう！

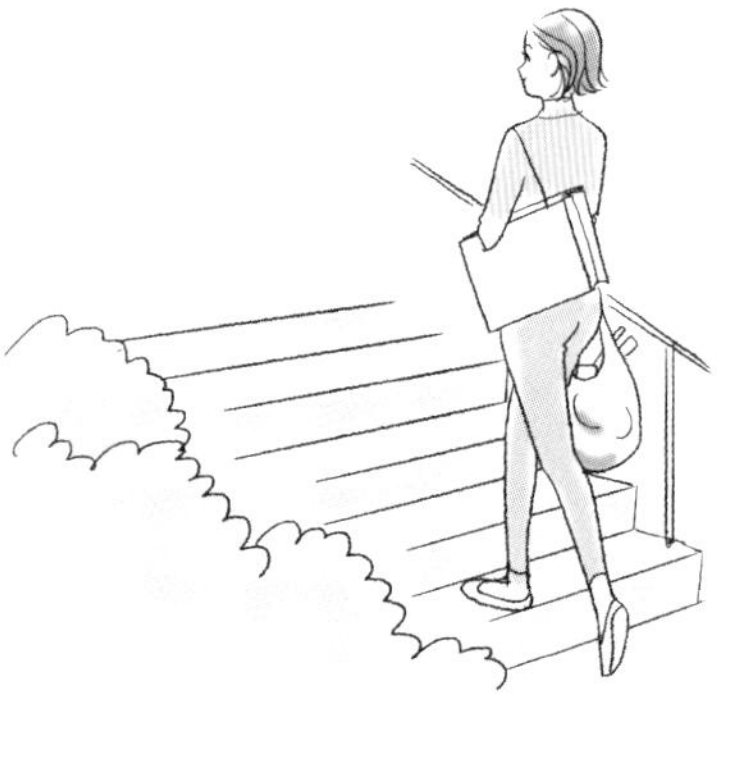

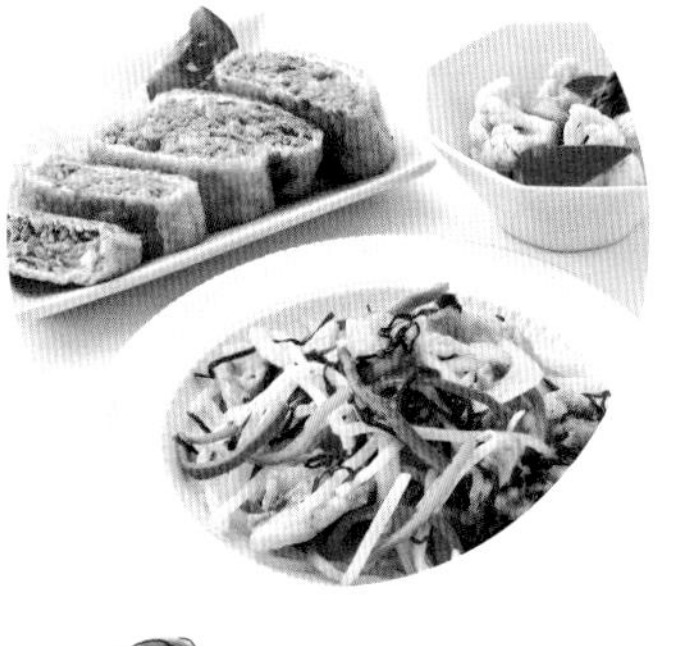

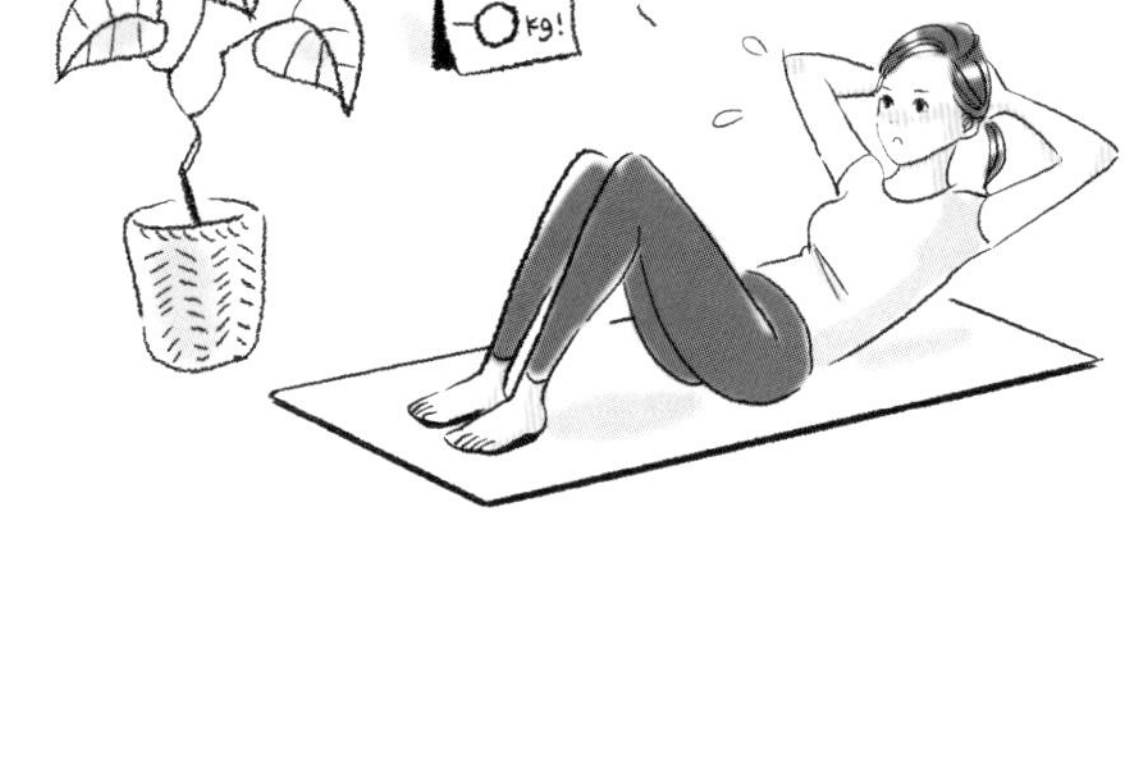

CHAPTER 2

食材別 ライザップ式 ダイエットレシピ

column

CHAPTER 3

ダイエット効果を上げる！ 自宅でできる簡単ボディメイク

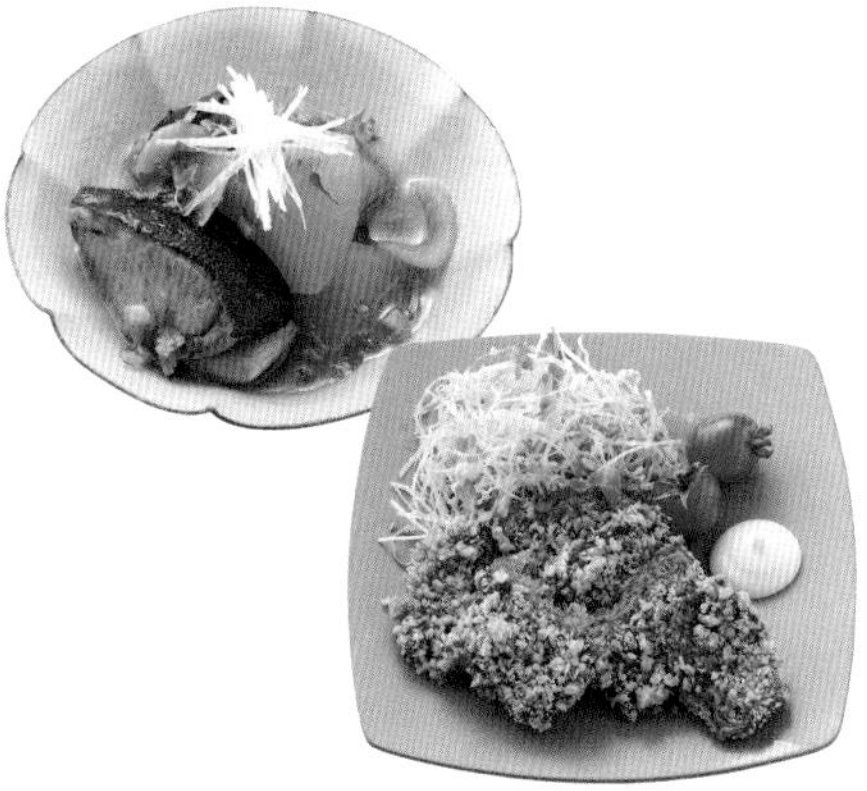

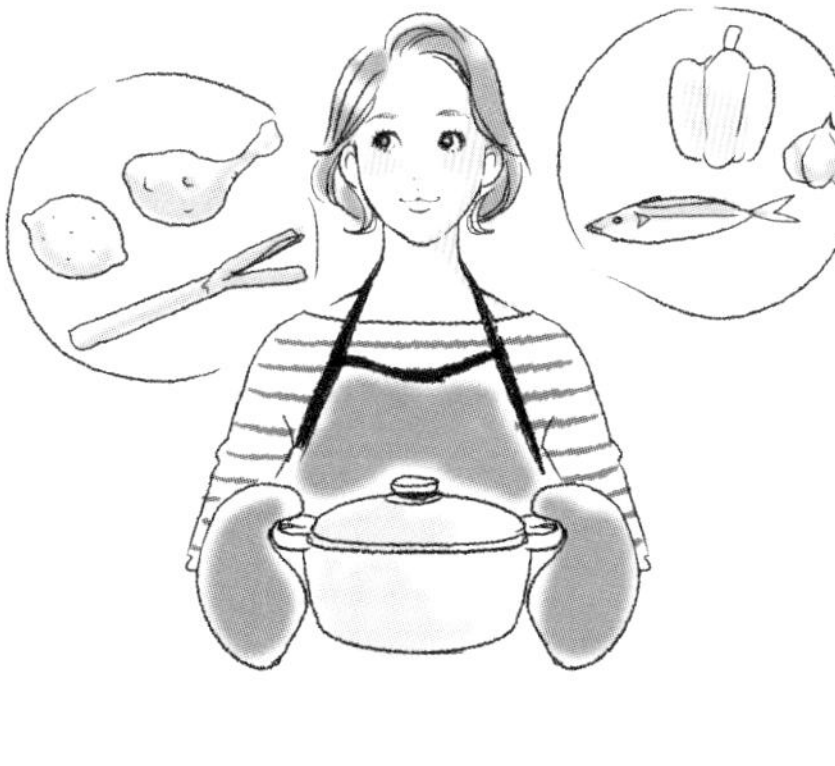

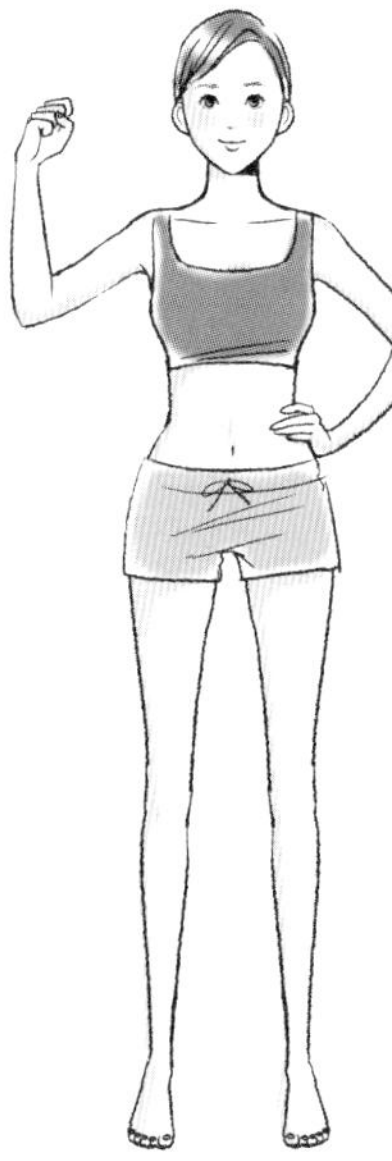

本書の見方

1食ごとの糖質、タンパク質、エネルギー、炭水化物、脂質、食物繊維量の表記です。献立として他のレシピと組み合わせる場合は、この数値を参考にして1食分を計算してください。糖質量は1日50g程度、タンパク質は1日30g程度になるように調節しましょう。

紹介のレシピはすべて、「主菜」、「副菜 タンパク質」、「副菜 野菜・海藻」に分けています。バランスよく組み合わせるようにしましょう。1日の献立をつくるコツはP.24をご参照ください。

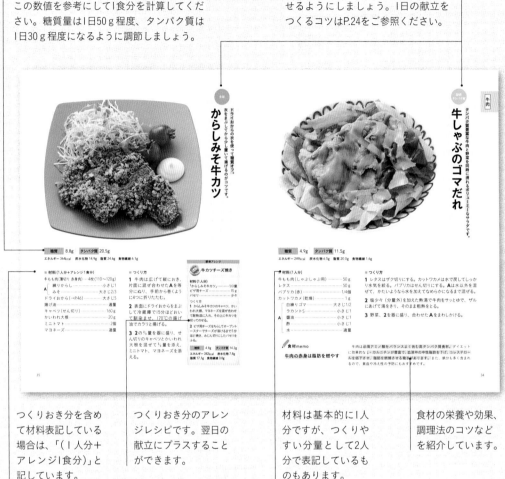

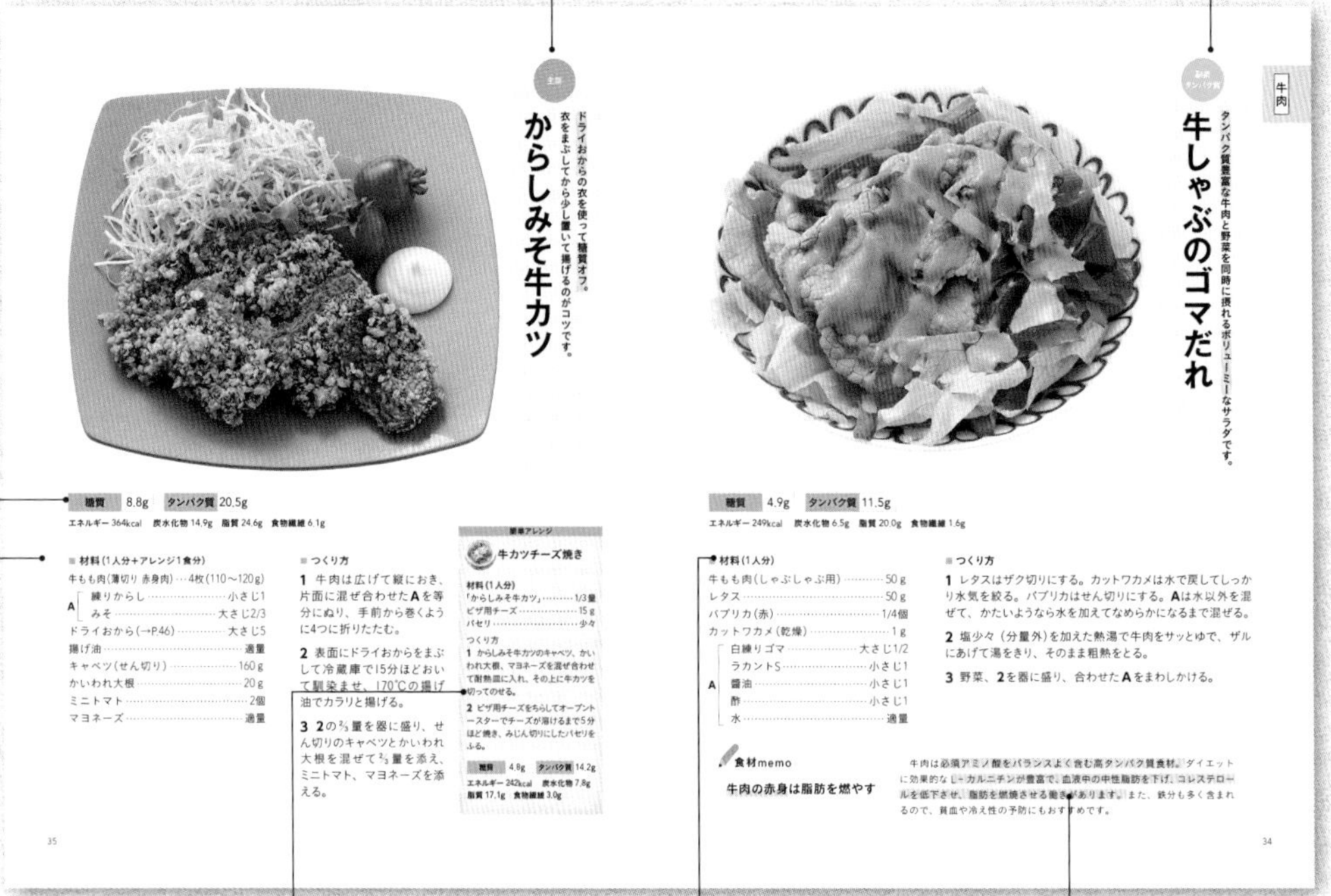

牛肉

副菜 タンパク質

牛しゃぶのゴマだれ

タンパク質豊富な牛肉と野菜を同時に摂れるボリューミーなサラダです。

糖質 4.9g タンパク質 11.5g

エネルギー 249kcal 炭水化物 6.5g 脂質 20.0g 食物繊維 1.6g

■ 材料(1人分)

牛もも肉(しゃぶしゃぶ用)……50g
レタス……50g
パプリカ(赤)……1/4個
カットワカメ(乾燥)……1g
A 白練りゴマ……大さじ1/2
A ラカントS……小さじ1
A 醤油……小さじ1
A 酢……小さじ1
A 水……適量

■ つくり方

1 レタスはザク切りにする。カットワカメは水で戻してしっかり水気を絞る。パプリカはせん切りにする。Aは水以外を混ぜて、かたいようなら水を加えてなめらかになるまで混ぜる。

2 塩少々(分量外)を加えた熱湯で牛肉をサッとゆで、ザルにあげて湯をきり、そのまま粗熱をとる。

3 野菜、2を器に盛り、合わせたAをまわしかける。

食材memo

牛肉の赤身は脂肪を燃やす

牛肉は必須アミノ酸をバランスよく含む高タンパク質食材。ダイエットに効果的なL-カルニチンが豊富で、血液中の中性脂肪を下げ、コレステロールを低下させ、脂肪を燃焼させる働きがあります。また、鉄分も多く含まれるので、貧血や冷え性の予防にもおすすめです。

34

主菜

からしみそ牛カツ

ドライおからの衣を使って糖質オフ。衣をまぶしてから少し置いて揚げるのがコツです。

糖質 8.8g タンパク質 20.5g

エネルギー 364kcal 炭水化物 14.9g 脂質 24.6g 食物繊維 6.1g

■ 材料(1人分+アレンジ1食分)

牛もも肉(薄切り 赤身肉)……4枚(110〜120g)
A 練りからし……小さじ1
A みそ……大さじ2/3
ドライおから(→P.46)……大さじ5
揚げ油……適量
キャベツ(せん切り)……160g
かいわれ大根……20g
ミニトマト……2個
マヨネーズ……適量

■ つくり方

1 牛肉は広げて縦におき、片面に混ぜ合わせたAを等分にぬり、手前から巻くように4つに折りたたむ。

2 表面にドライおからをまぶして冷蔵庫で15分ほどおいて馴染ませ、170℃の揚げ油でカラリと揚げる。

3 2の⅔量を器に盛り、せん切りのキャベツとかいわれ大根を混ぜて⅔量を添え、ミニトマト、マヨネーズを添える。

簡単アレンジ

牛カツチーズ焼き

材料(1人分)

「からしみそ牛カツ」……1/3量
ピザ用チーズ……15g
パセリ……少々

つくり方

1 からしみそ牛カツのキャベツ、かいわれ大根、マヨネーズを混ぜ合わせて耐熱皿に入れ、その上に牛カツを切ってのせる。

2 ピザ用チーズをちらしてオーブントースターでチーズが溶けるまで5分ほど焼き、みじん切りにしたパセリをふる。

糖質 4.8g タンパク質 14.2g

エネルギー 242kcal 炭水化物 7.8g 脂質 17.1g 食物繊維 3.0g

35

つくりおき分を含めて材料表記している場合は、「(1人分+アレンジ1食分)」と記しています。

つくりおき分のアレンジレシピです。翌日の献立にプラスすることができます。

材料は基本的に1人分ですが、つくりやすい分量として2人分で表記しているものもあります。

食材の栄養や効果、調理法のコツなどを紹介しています。

本書の決まり

- 本文に表記されている大さじ1は15mℓ、小さじ1は5mℓ、1カップは200mℓです。
- 甘味料はラカントS、料理酒は糖質ゼロ料理酒を使用しています。
- 特に記載の無い場合は、醤油は濃口醤油を、酢は穀物酢を使用しています。
- 電子レンジの加熱時間は600Wのものを使用した場合の目安です。機種によって多少異なる場合があります。その他の加熱時間や温度もあくまで目安ですので、様子を見ながら調整してください。
- 火力について、特に記載のない場合は中火です。
- 各レシピの分量、栄養価計算は1人分です。
- 材料の分量に幅があるものの栄養価計算は、下限値の分量を使用しています。
- メニューに記されている保存期間はあくまで目安です。

CHAPTER 1

食べながらやせて、今よりもっと健康になろう！

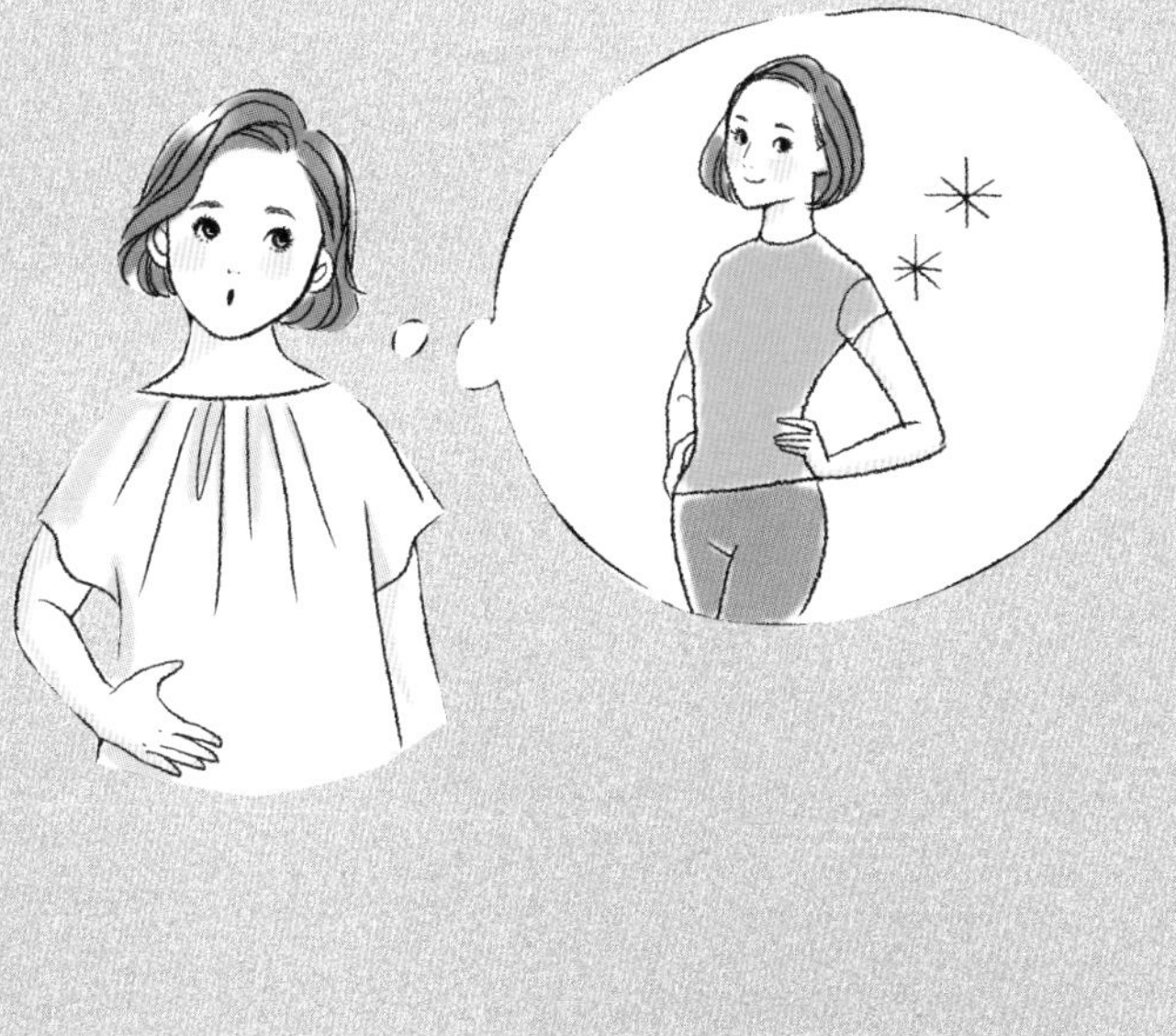

脂肪のつきにくい体に変える！

正しいダイエット方法を知ろう

自分のおなかの脂肪のタイプ、適正な体脂肪率を知って、正しいダイエットにとり組みましょう。

敵は内臓脂肪か皮下脂肪か！

体脂肪には内臓脂肪と皮下脂肪があり、どちらも余分なカロリーが体に蓄積されたものです。**内臓脂肪とは、肺や肝臓などの内臓、つまり体の内側についてしまった脂肪**です。手足は細いのに、おなかだけがポッコリ出ている、という方は内臓脂肪が蓄積しているケースが多く見られます。要注意なのは、内臓脂肪が多くなり過ぎる場合。糖尿病や高血圧症、高脂血症などの生活習慣病や動脈硬化など、病気へ直結するリスクが高くなっていることが考えられます。

皮下脂肪は皮ふの近いところに蓄積される脂肪で、ボディラインに影響が出やすく、「太っている」「たるんでいる」のが目に見えてわかりやすいのが特徴です。女性は下半身につきやすく、

内臓脂肪のチェック方法

おなかがポッコリしている割に、肉がつかみづらい場合は内臓脂肪がついている可能性が。

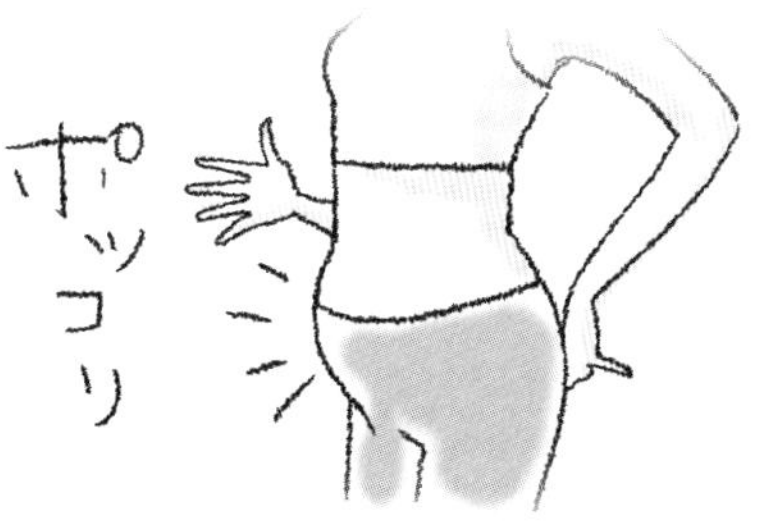

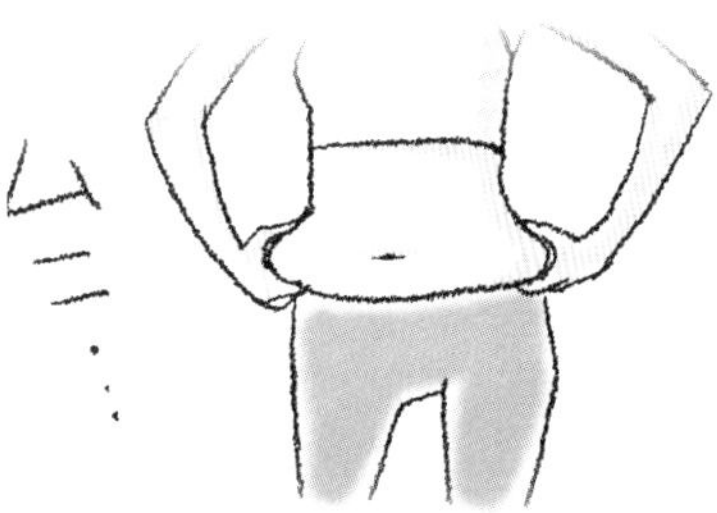

皮下脂肪のチェック方法

腕や太ももに比べて、明らかにおなかのお肉だけがつかみやすい場合、皮下脂肪の可能性が。

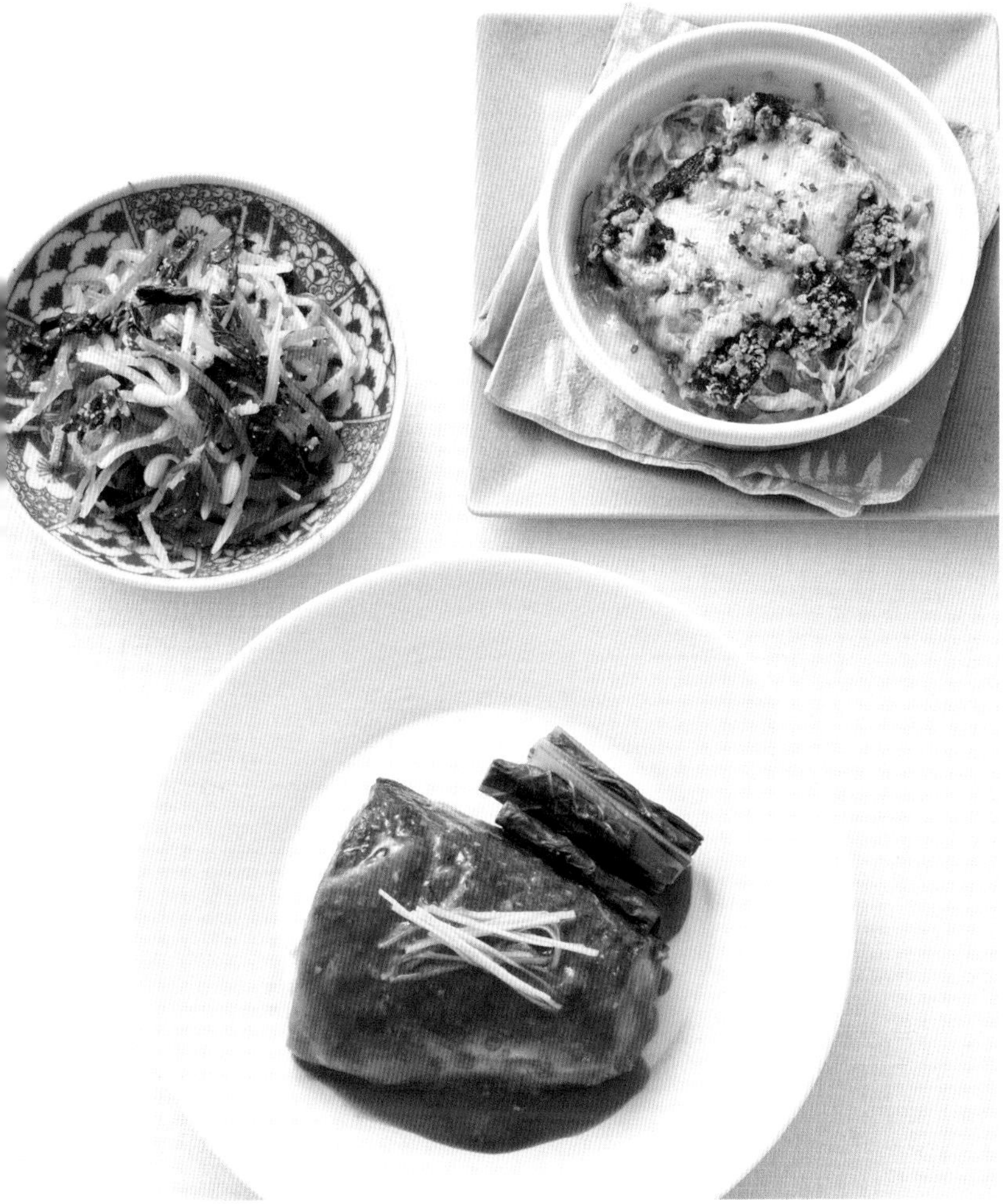

献立例❶

朝ごはんの献立例です。
「えっ！　こんなに食べて大丈夫？」
と思うかもしれませんが、
朝はしっかり食べてエネルギーを
蓄えることが大切です。

554kcal

糖質合計 12.2g
タンパク質合計 35.8g

サバのさっぱりみそ煮 ▶ P.63
牛カツチーズ焼き ▶ P.35
彩り野菜のゴマ酢和え ▶ P.90

落ちにくいのが、この皮下脂肪。病気のリスクはあまりありませんが、引き締まった体をつくるためには、皮下脂肪を落とすことも大切になります。

食生活を見直して内臓脂肪を減らす

体についてしまった脂肪を落とすためには食生活を改善しましょう。脂質の多い惣菜やジャンクフードを多く食べていると、内臓脂肪がつきやすくなるので要注意です。食べる量や購入回数を減らしたり、食べたら白湯を多めに飲んで、脂を流すようにするのがおすすめです。

またお酒が好きで毎日飲む人も注意。飲む量を減らし、休肝日をつくるようにしましょう。お酒が進むと、おつまみに脂質の多いものを食べたくなることもありますが、それもひかえてください。締めのラーメンなども避けるのがベター。

脂肪を蓄積させない体づくりを

食生活の見直しとともに行いたいのが、脂肪がつきにくい体にすることです。特に内臓脂肪は基礎代謝の低下で、消費できない余分なカロリーが内臓に蓄積されて増えていきます。**筋トレを行い筋肉の衰えを補って、基礎代謝を上げておくことも必要です。**

気にすべきは体重か体脂肪か？

基礎代謝を上げることも大切

美容と健康のために気にすべきは体脂肪率です。
日本人女性の理想の体脂肪率は20〜25％！

BMI指数

体重と身長から肥満度を割り出したもの

身長から見た体重の割合（肥満度）がわかります。自分の体重が標準なのか、
肥満気味なのかの目安もわかります。

< 計算式 > BMI 指数 = 体重（kg）÷ 身長（m）÷ 身長（m）

- ■モデル体型なら18.5
- ■ 22が平均で25 以上が肥満

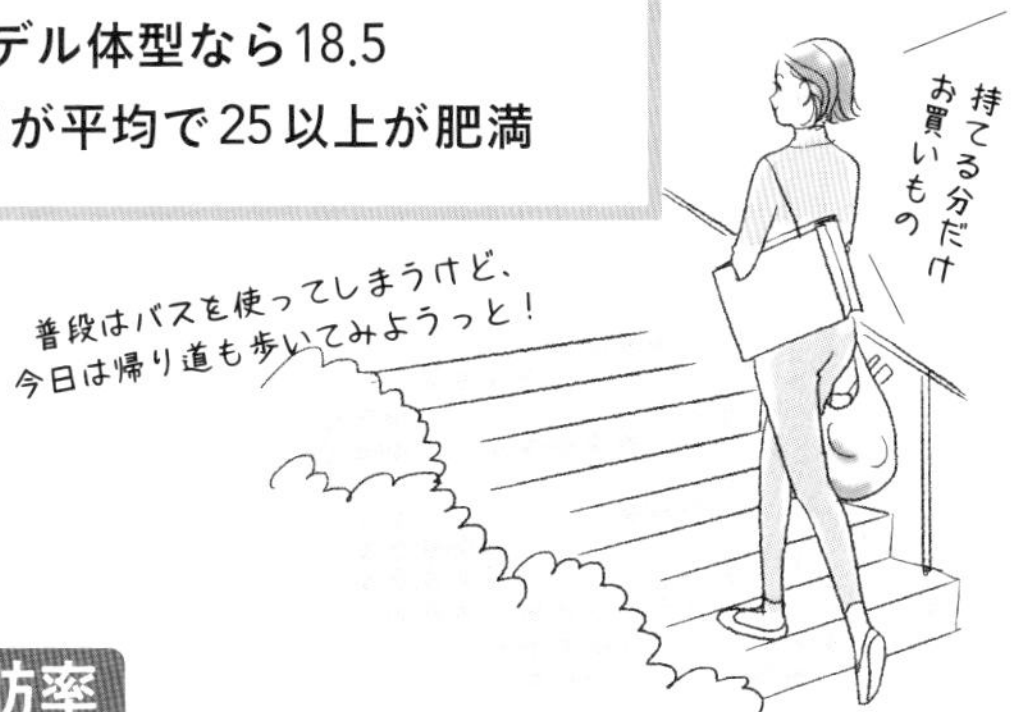
持てる分だけ
お買いもの
普段はバスを使ってしまうけど、
今日は帰り道も歩いてみようっと！

体脂肪率

体重に占める体脂肪の割合を表すもの

体脂肪率は家庭の体脂肪計でも測ることができます。

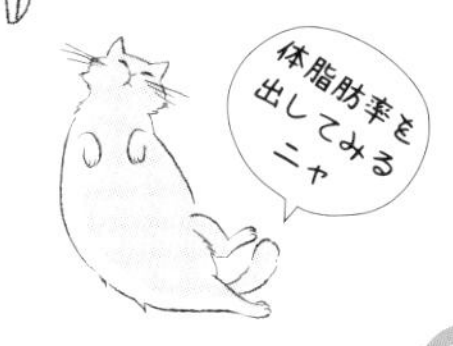
体脂肪率を
出してみる
ニャ

< 計算式 >

体脂肪率（%）＝体脂肪の重さ（kg）÷ 体重（kg）×100

- ■女性の理想の体脂肪率　20 〜 25%

体重よりも体脂肪率が重要

「太った」「やせた」がわかりやすいのは体重やＢＭＩ指数ですが、**女性の美や健康をリアルに表すのは体脂肪率です。**体脂肪率とは、体重の中の体脂肪の割合のこと。

なぜ大事かというと、一見やせて見えても（ＢＭＩ指数が25未満でも）、内臓脂肪がついていて体脂肪率が高い場合があるからです。この状態を生活習慣病になりやすい「かくれ肥満」と呼んでいます。**女性の理想の体脂肪率は20〜25%で、この範囲なら生活習慣病にもなりにくいとされています。**

体脂肪率は多少の誤差はでますが、家庭用の体脂肪計を使えば測ることができます。自分の体脂肪率を知り、目標とする体脂肪率を目指す

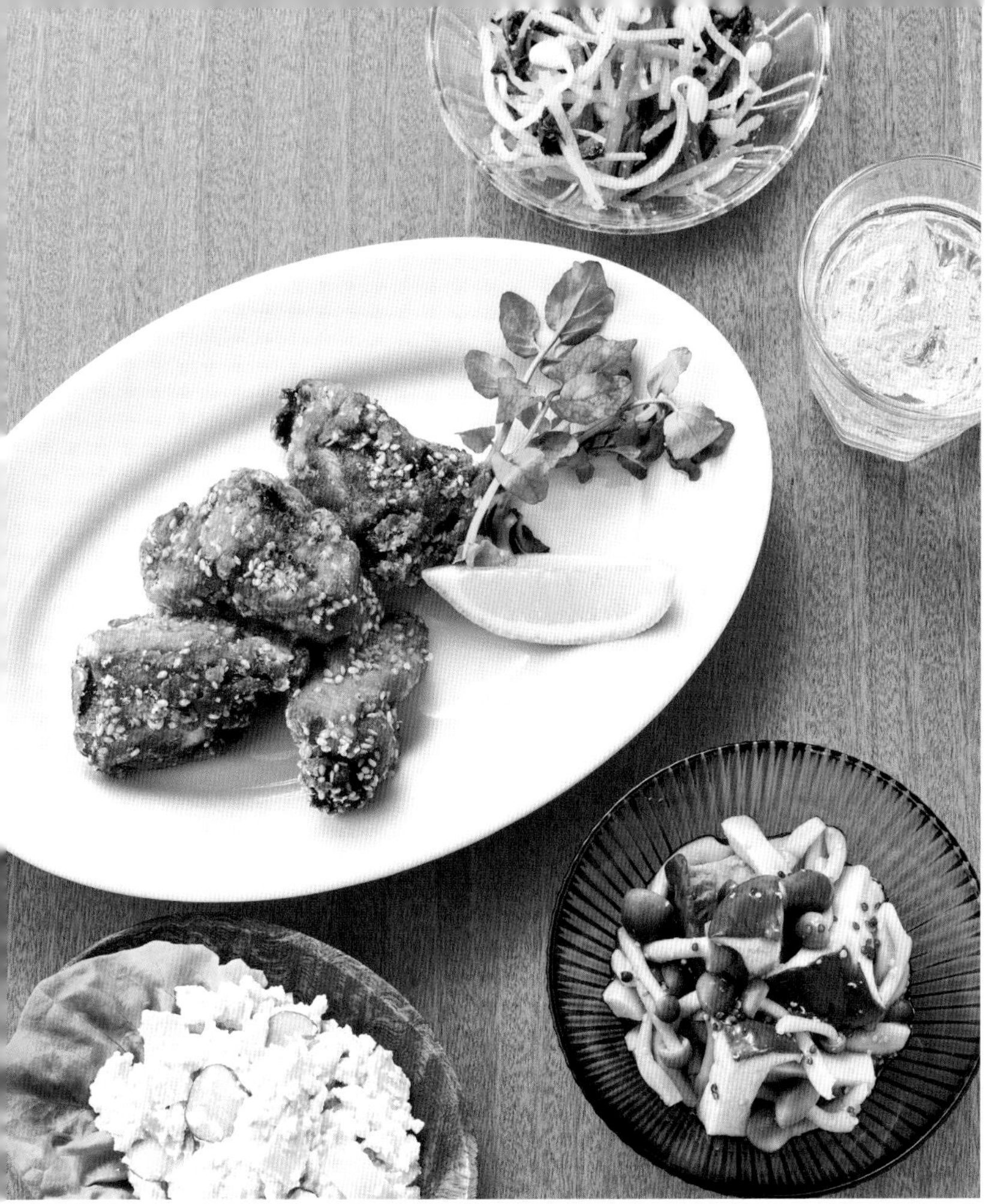

献立例❷

昼ごはんの例です。
副菜を増やしてさらに
ボリュームアップ。
食材のバリエーションを豊かにして
栄養バランスをとります。

867 kcal

糖質合計	タンパク質合計
10.2g	31.1g

スペアリブの香味揚げ ▶ P.53
豆腐とハムのポテトサラダ風 ▶ P.100
キノコのレンジマリネ ▶ P.74
彩り野菜のゴマ酢和え ▶ P.90

のもダイエットを頑張れるコツです。

リバウンドを防ぐために必要なこと

ダイエットの成功後にリバウンドをしないようにするには、**ダイエット後も食事内容を選択し、量をコントロールすることと、適度な運動の継続です。**ダイエット後に暴飲暴食をすれば当然リバウンドしてしまいます。

太りにくい体質とは、基礎代謝量が高く脂肪が燃焼しやすい体のことです。同じ体重でも基礎代謝量が違えば、必要なカロリーも大きく変わります。例えば、同じ体重の人が同じ量の食事を摂った場合、基礎代謝量が低い人のほうが、体内でエネルギーが余りやすく、蓄積されて太ってしまいます（P.116）。

食習慣と体質をしっかり改善して、ダイエットの繰り返しに終止符を打ちましょう。

RIZAP POINT!

食生活を改善し、
内臓脂肪を
減らすことで
健康で太りにくい
体になります！

やせるなら糖質を減らして、タンパク質をしっかり摂る！

理想のボディメイクを無理なく達成するには、毎日の食事の糖質量を減らしてタンパク質を摂ることです。

目標に合わせた摂取カロリーを設定

やせる食事法はズバリ、**糖質量をひかえ、1日に適切なエネルギー量を、3食に分けてバランスよく食べること。**

逆に朝食抜きや、過剰な食事コントロール、偏った食生活で、基礎代謝量を下回ってしまうと危険です。体は一種の飢餓状態になり筋肉量も減り、ますます基礎代謝量も低下するため、かえって太りやすい体になってしまうのです。

ダイエット中の1日に必要な適切な摂取カロリーは、性別や年齢、身体活動レベルによってかわります。まず基礎代謝量を確認し、推定消費カロリーを求め、推定消費カロリー以下で基礎代謝量を上回る範囲で、ダイエット目標に合わせた摂取カロリーを設定します。

食事内容のポイントは**糖質量をおさえて、筋**

体に最低限必要なエネルギー量って？

基礎代謝量を求める

基礎代謝量の求め方（ハリス・ベネディクト方程式）

女性 665 ＋（体重kg ×9.6）＋（身長cm ×1.7）－（年齢 ×7.0）

推定消費カロリーを求める

推定消費カロリー＝基礎代謝量 × 身体活動レベル

※身体活動レベルは以下の数値を参考にしてください。
低い（1.5）、普通（1.75）、高い（2.0）

推定消費カロリー ＞ ダイエット目標に合わせた摂取カロリー ＞ 基礎代謝量

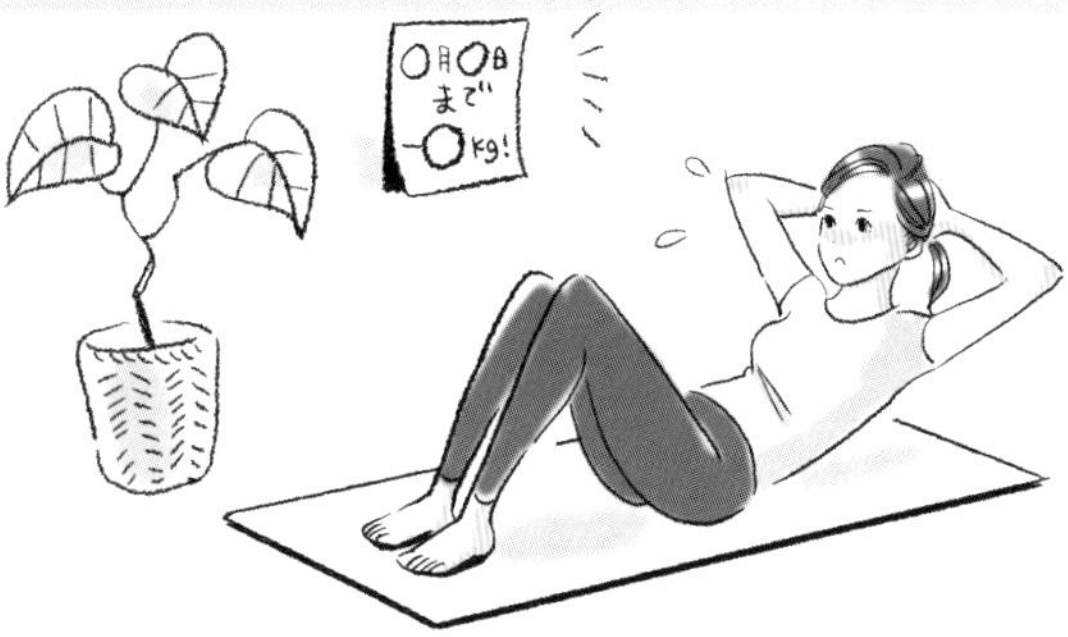

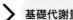

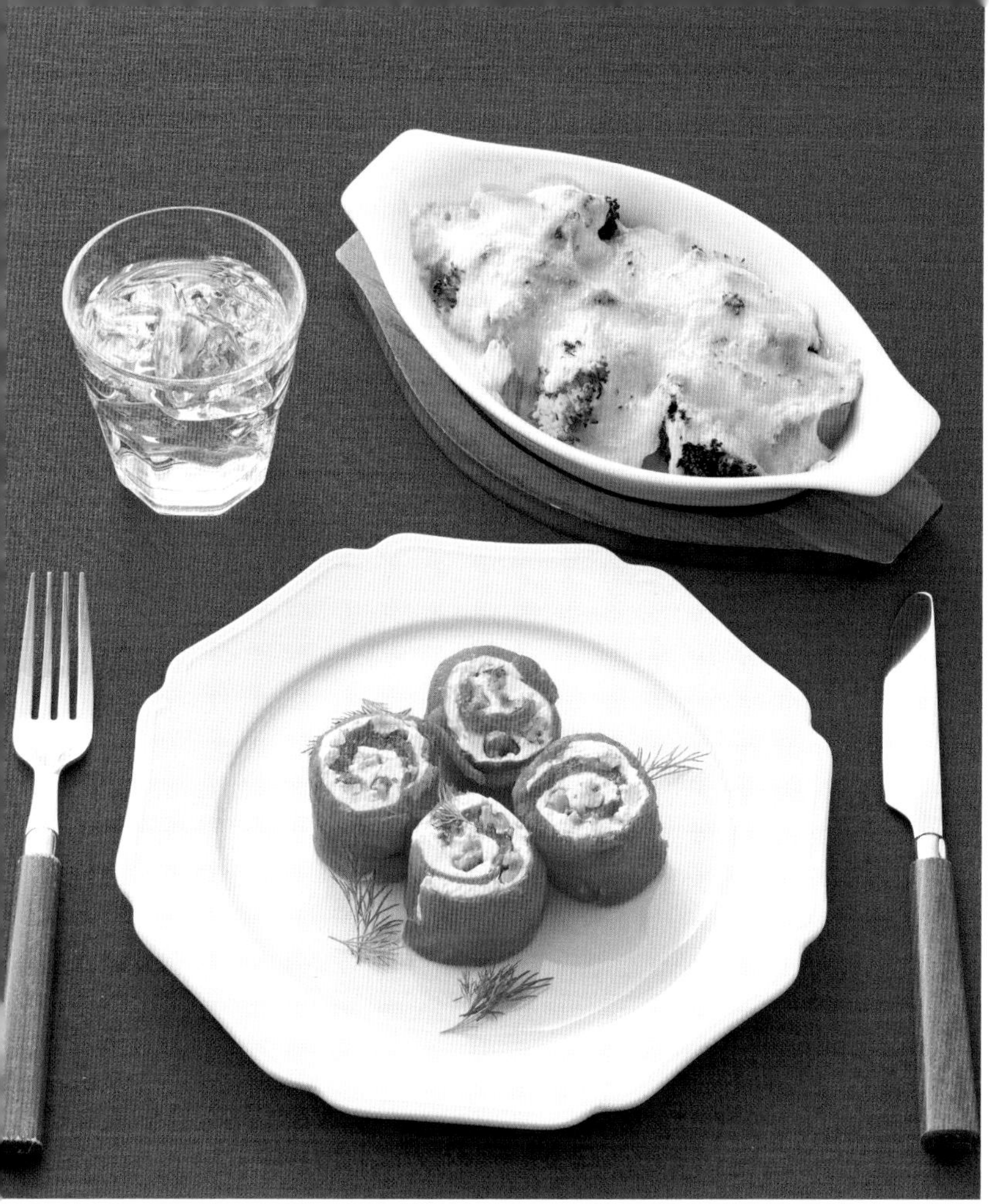

献立例③

夕食の例です。
朝、昼よりもボリュームは
ひかえめですが、
クリームチーズを使った主菜や
豆腐クリームのグラタンで
おなかは十分に満たされます。

501 kcal

糖質合計	タンパク質合計
5.4g	29.8g

サーモンロール ▶ P.59
ブロッコリーの豆腐クリームグラタン ▶ P.100

肉をつくるタンパク質をきちんと摂ること。「健康的に食べてやせる」を実現します。

そもそも糖質ってなに？

糖質はタンパク質、脂質と並ぶ栄養素の一つで、体内に入るとブドウ糖に分解され、体を動かすエネルギーとなります。使われなかった分はグリコーゲンにかわり、肝臓、筋肉に貯蔵され、余り過ぎると体脂肪となり蓄積されます。それが肥満の原因になります。エネルギーとなる糖質の摂取量を減らしても大丈夫なの？ と思いますが、実はここがポイントで、**糖質のかわりにタンパク質をしっかり摂ります。**タンパク質には蓄積されている脂肪からブドウ糖（エネルギー）をつくり出す「糖新生」（P.30）という機能があるため、糖が不足してもエネルギー不足にはなりません。**むしろ糖質をカットして体内のブドウ糖を不足させることで、体内の脂肪がどんどん使われ、しっかり食べても太らない体質になっていきます。**

本格的なダイエットなら、糖質量の目安は50g程度です。ただし、進め方（P.28）は、今までの食生活や自分の気持ちと相談し調整を。目標体重達成後の糖質量は、130g程度が目安です。

ライザップ式ダイエットレシピ
4つのポイント

正しいダイエットをすぐに始めるために、おさえておきたい4つのポイントを紹介します。

POINT! 1
主食はカットして糖質量をコントロール！

1日の糖質量は50g程度に

まずは、3食の主食をひかえましょう。甘いお菓子だけでなく、ごはんやパン、麺類などの主食には多くの糖質が含まれていて、この糖質が太る原因となりやすいからです。食事で摂取した糖質は体を動かすエネルギー源ですが、余って使われなかった分は脂肪にかえられ、体に蓄積されてしまいます。この太る流れを止め、本気でやせたい！と思うなら、**主食をひかえて糖質をおさえることが最大のポイント。特にダイエットスタート時は、1日の摂取糖質量を50g程度にすることが効果的です。**

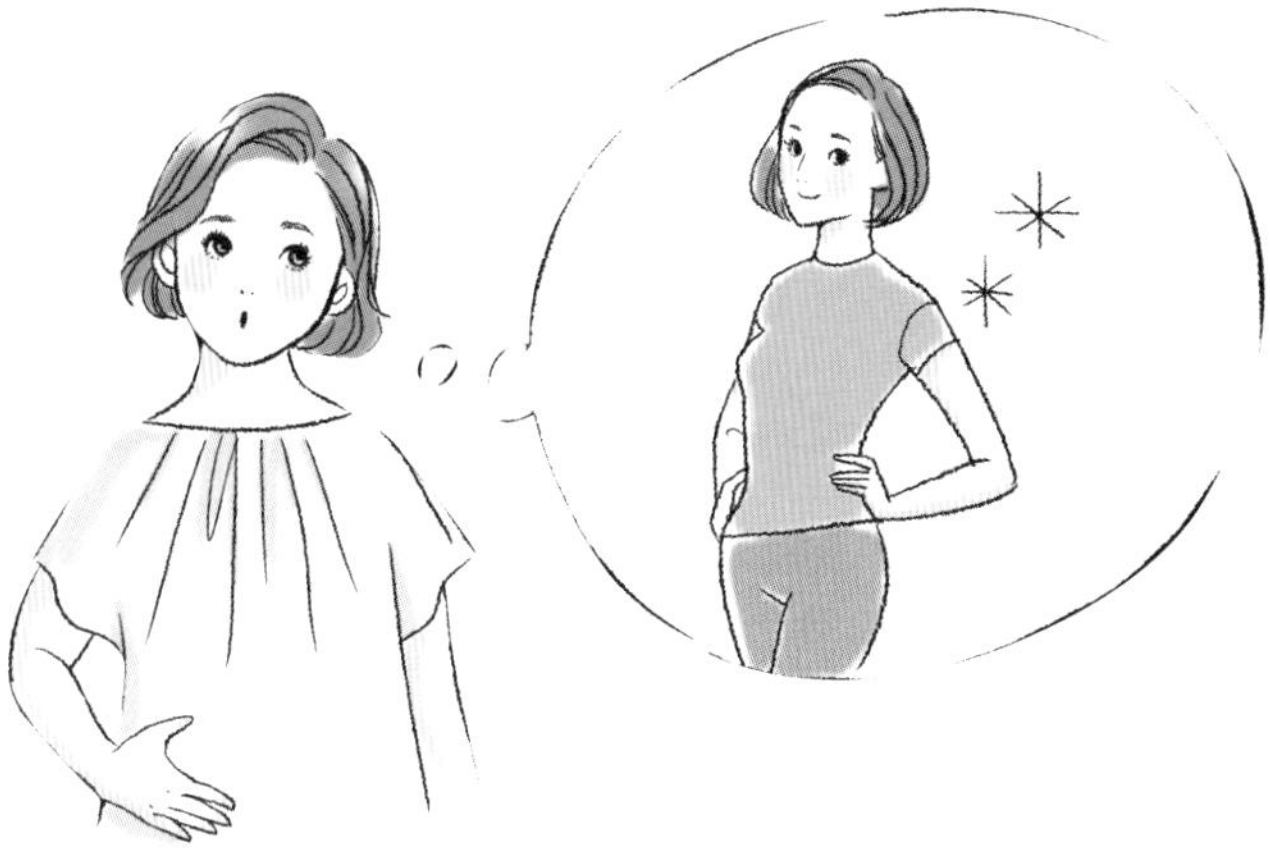

糖質50gってどれくらい？

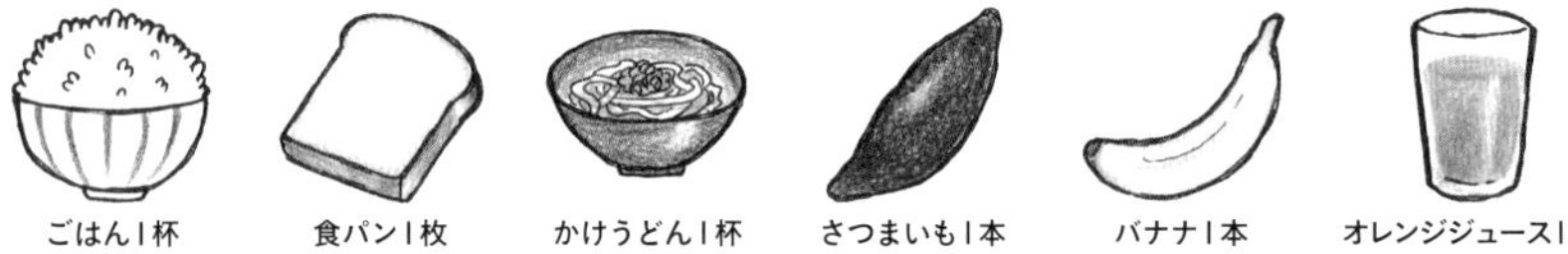

糖質	食品
糖質55.2g	ごはん1杯（150g）
糖質26.6g	食パン1枚（60g）
糖質63.1g	かけうどん1杯（240g）
糖質80.2g	さつまいも1本（270g）
糖質21.4g	バナナ1本（100g）
糖質21.4g	オレンジジュース1杯（200g）

あっという間に糖質50g到達！ ---> 主　食・高糖質食品 はカットしましょう！

POINT!

2 タンパク質をたっぷり摂って筋肉量を落とさない！

おかずを増やしてエネルギー補給&満足感UP

体は糖が不足すると、タンパク質を分解して糖新生（P.30）を行い、必要なエネルギーをつくり出します。つまり**健康な状態で低糖質ダイエットを続けるには、タンパク質が必要不可欠！**　しっかりとってエネルギー不足を防ぎ、主食を抜いた分の空腹感を埋めましょう。

タンパク質は糖質、脂質と並んで三大栄養素の一つであり、エネルギーや筋肉のもととなるだけでなく、体を美しく保つための大切な栄養素です。**肉や魚、卵や大豆製品など、さまざまな食品からできるだけ偏りが出ないように摂取しましょう。**　1日に必要な摂取量は体重や運動量によって異なります。

タンパク質のうれしい効果

メリハリのある美しい体に

美しい体とは、ほどよく筋肉のついたメリハリのある体。筋肉のもとになるタンパク質不足はNGです。また、筋肉が多いと基礎代謝量が上がり、やせやすく太りにくい体になります。

ダイエット効率UP

タンパク質の消費には、脂質や糖質の消費よりも大きなエネルギーが必要。つまり、タンパク質を多く摂取していると、それだけ多くのエネルギーを消費できるのです。

肌・髪を健康に保つ

皮膚を構成するコラーゲンや、髪・ツメの主成分であるケラチンも、タンパク質の一つ。健康な肌や髪には、タンパク質が必要不可欠なのです。

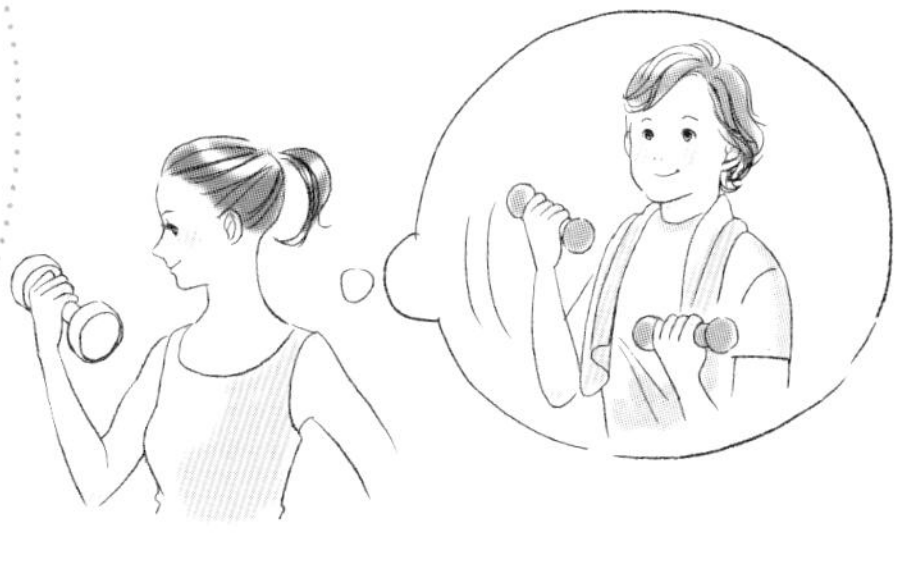

POINT! 3

3食しっかり食べる！ 間食もOK

ダイエットの基本は しっかり食べるところから

まず、1日3食食べるのが大前提。食べなければやせるかもしれませんが、それでは健康で美しい体に不可欠な筋肉まで落ちてしまいます。**筋肉が落ちると基礎代謝量も減ってやせづらくなるので、むしろ逆効果です。**

絶対ダメ、と思いがちな間食も禁止ではありません。むしろ空腹の時間をつくらないことが大切です。摂り方さえ間違えなければ、間食はおすすめ！ 詳しくは、P.48を参照してください。

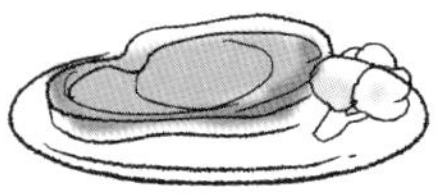

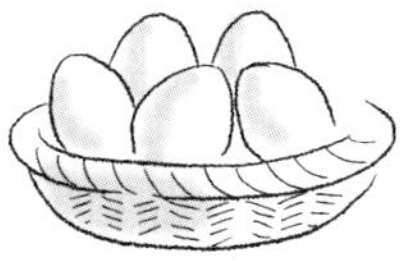

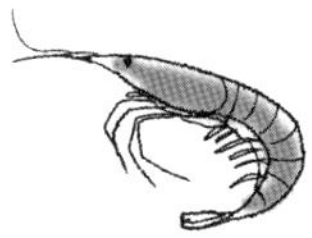

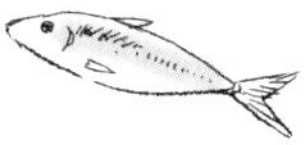

むしろ逆効果！ やってはいけない食事法

NG! 朝食抜き！ 1日2食で 食事量を減らす

不規則な食生活は肥満のもと

朝食を抜いて1日２食にするなど、食事の間隔があいて体内時計が乱れると、消化が悪くなったり、代謝が落ちて太りやすくなります。1日３食をなるべく決まった時間に食べることが大切です。

NG! 健康にいい？ サラダ オンリー食事

栄養バランスが乱れ、筋肉も落ちる

普段から、サラダなどで野菜をしっかり摂取することは大切です。しかし、サラダだけとなってしまうと話は別。栄養バランスが偏り、エネルギー不足や筋力の低下を招きます。

NG! おなかが空いても ひたすら我慢！

空腹時の食事は太りやすい

おやつは我慢！と思いがちですが、それは誤り。むしろ我慢したあと、空腹の状態でいきなり食事をすると、体は糖質を多く吸収し、太りやすくなります。

POINT!

4

3食の量のバランスは、昼→朝→夜の順

昼に一番ボリュームのある食事を

3食のなかで**一番ボリュームのある食事をしてもいいのは実は昼食。**エネルギーは、仕事や家事などの活動量が多い時間帯に使われるため、日中に食事量を多くするのがベストです。一般に、夕食にボリュームをおきがちですが、夕食後の活動は寝るだけという場合が多いので、ひかえめにするほうがいいでしょう。

3食のバランスは、ライフスタイルに合わせて調整しましょう。理想は1日の食事を10で考えると、(a)の朝食3、昼食4、間食1、夕食2、です。朝はそんなに食べる時間もないし、準備するのも大変という場合は、(b)のように昼にボリュームを置くなど調整もOK。また、夜に外食の予定がある日などは(d)のように朝、昼をひかえめにしたり、翌日の食事を全体的にひかえめにして、**3日以内に調整をしましょう。**

おすすめのバランス

理想のバランス(a)

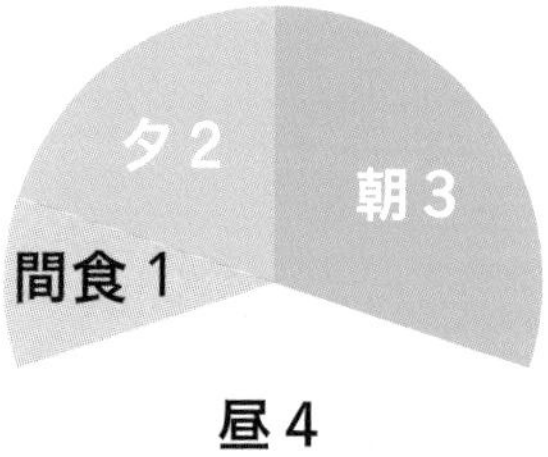

昼多めのバランス(b)

※間食を0.5、0.5にして午前と午後に入れるのもOK

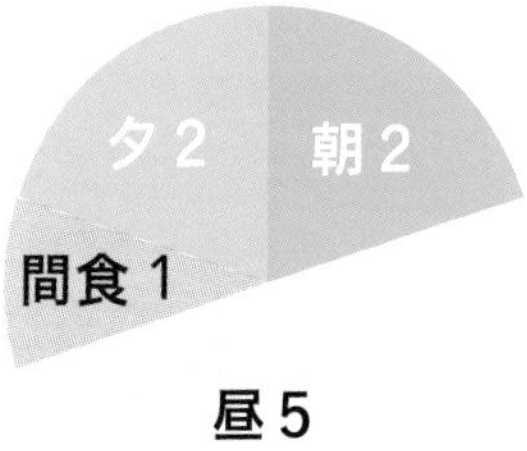

帳尻合わせのルール

間食を食べ過ぎてしまった！(c)

※夕食をひかえる。

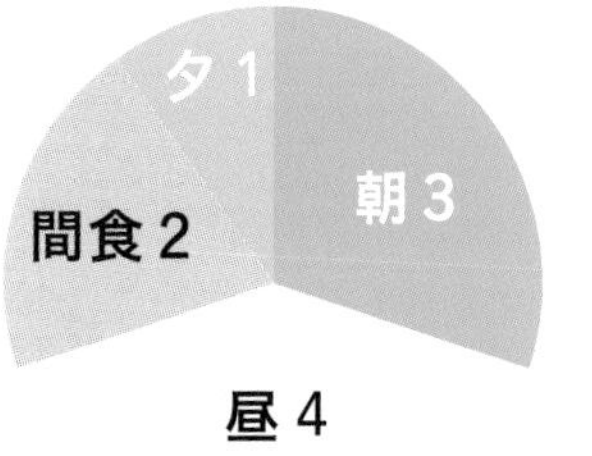

夜が外食！(d)

※朝と昼をひかえる。

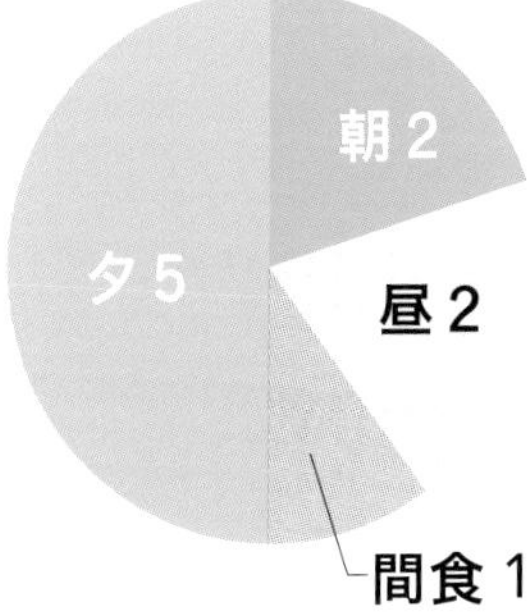

しっかり食べてキレイにやせる！

ライザップ式
ダイエット献立のコツ

1日の中でバランスよく栄養素を摂取する

1日の中でバランスよく栄養素を摂取するには、食材を「肉類・魚介類」「卵・豆類」「野菜」「海藻」の4つに分けて考えます。下記のグラフの割合を目安にして1日の献立を組んでいきましょう。

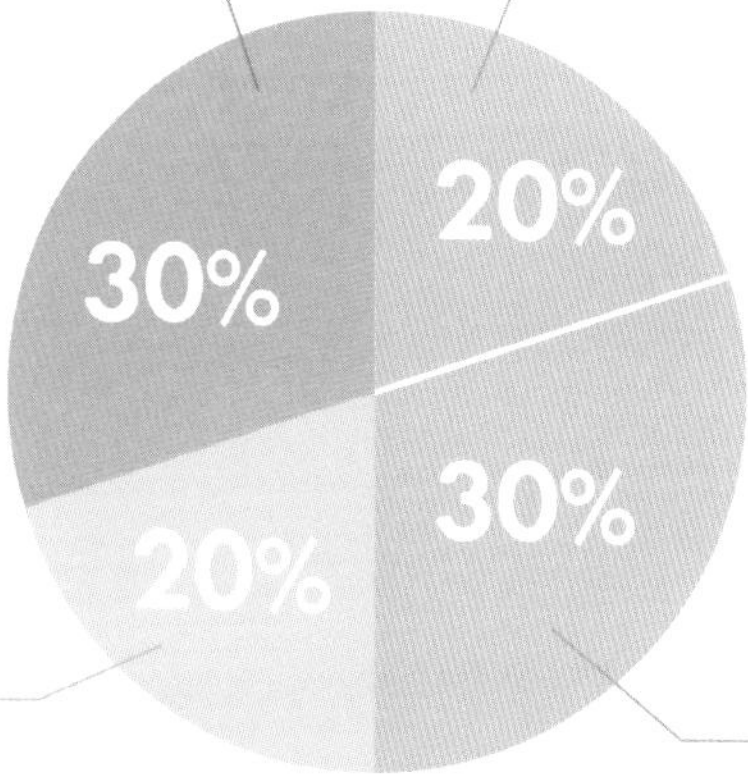

主菜

肉類・魚介類

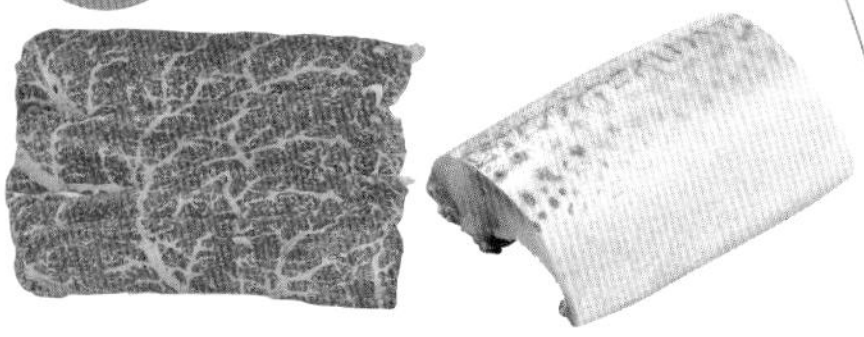

タンパク質が豊富な肉・魚は主菜として半々のバランスで食べます。鶏・豚・牛、全般OKです。鶏の皮はとり除いて使いましょう。脂肪分が少なめの白身魚はもちろん、栄養面を考え、赤身魚や青背魚もとり入れます。

副菜 野菜・海藻

海藻

海藻は食物繊維とミネラルが豊富。低糖質ダイエットを始めるとお通じが悪くなりがちなので、水溶性の食物繊維を含む海藻と、不溶性の食物繊維の多いキノコ類をバランスよく食べましょう。

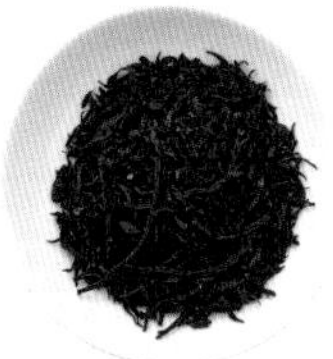

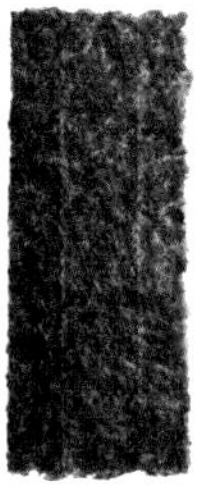

副菜 タンパク質

卵・豆類

卵や豆類も貴重なタンパク質源。卵にはビタミンやミネラルが含まれ、栄養抜群。大豆製品に含まれる大豆イソフラボンは、肌の調子を整える効果も。

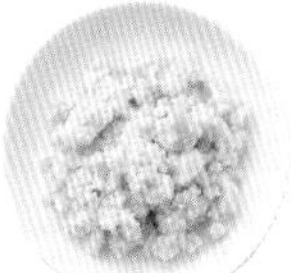

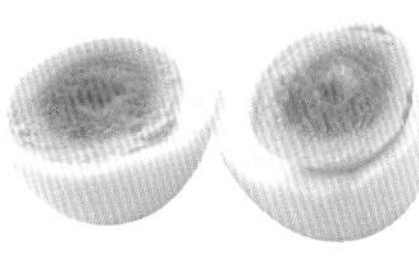

副菜 野菜・海藻

野菜

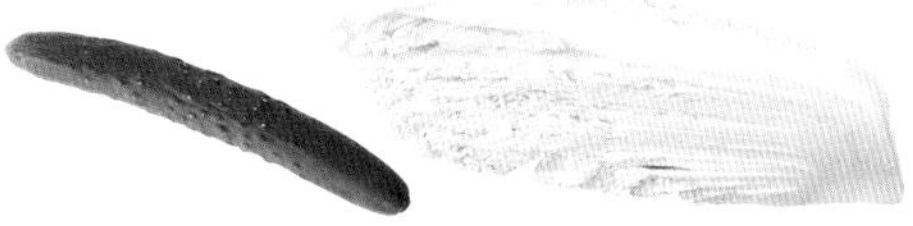

野菜やキノコからビタミン、ミネラル、食物繊維を補給します。葉物は低糖質ですが、根菜やトマト、パプリカなどは高糖質なので彩り程度に。寒色のものは低糖質、暖色のものは高糖質と覚えるとよいでしょう。

「副菜 タンパク質」では、主菜で補いきれない分のタンパク質を補給します。卵・豆類を中心に使用していますが、肉類・魚介類を使用してもOKです。

3食の量のバランスは昼＞朝＞夜

さらに3食の量のバランスが昼＞朝＞夜になるように調整します。忙しい朝は食事を抜いて昼も少なめ、夜は飲み会でたくさん食べる、というパターンはダイエットの大敵です。なるべく毎日同じ時間に食事をとって、体内時計を正しく働かせます。

朝の献立 Morning!!

1日の活動を始めるための大事なエネルギー源なので、タンパク質をしっかり摂ります。時間がなければ、夜のうちにまとめてつくっておくなど工夫を。

主菜 ＋ 副菜 タンパク質 ＋ 副菜 野菜・海藻

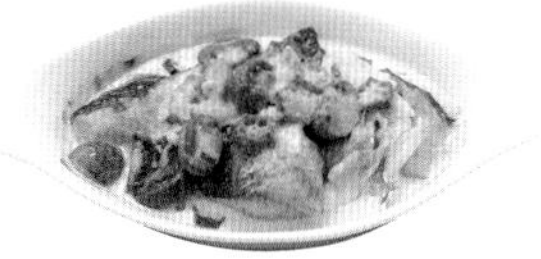

鮭のグラタン

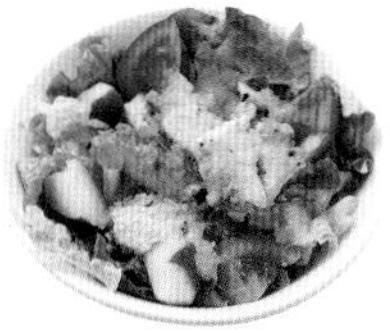

チキンの
オニオンドレッシング

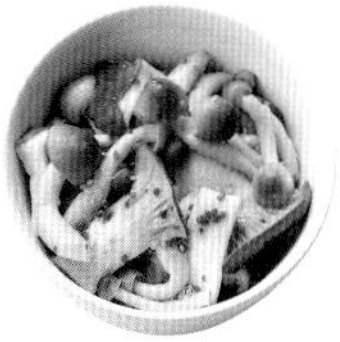

キノコの
レンジマリネ

昼の献立 Lunch!!

活動が多く、内臓の働きも活性化するので、食事のボリュームを増やします。野菜・海藻系の副菜も1品増やして、エネルギーを切らさないように。

主菜 ＋ 副菜 タンパク質 ＋ 副菜 野菜・海藻 ＋ 副菜 野菜・海藻

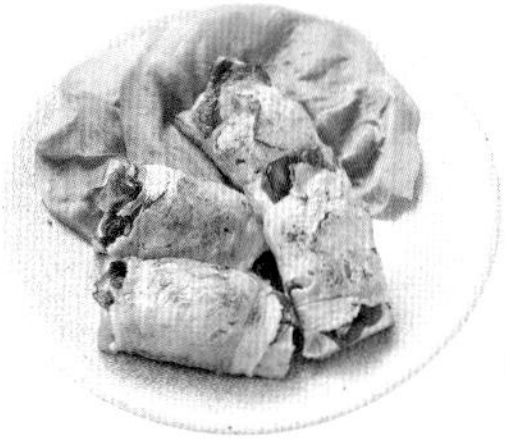

厚揚げとワカメの
豚巻き

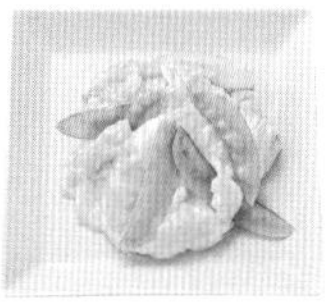

絹さやの卵炒め

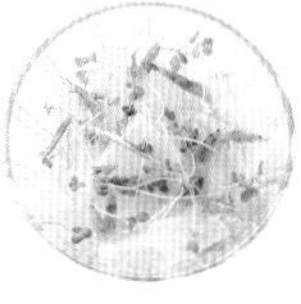

スプラウトと
桜エビのサラダ

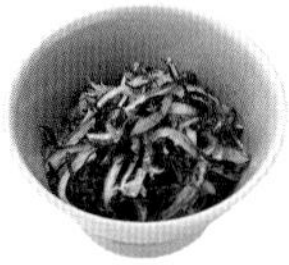

ひじきと紫玉ネギの
おかか和え

夜の献立 Dinner!!

体も内臓もお休みモード。食べすぎると内臓の負担になるので、ボリュームは一番少なくてOK。朝と昼で摂りきれなかった栄養素を補います。

主菜 ＋ 副菜 野菜・海藻

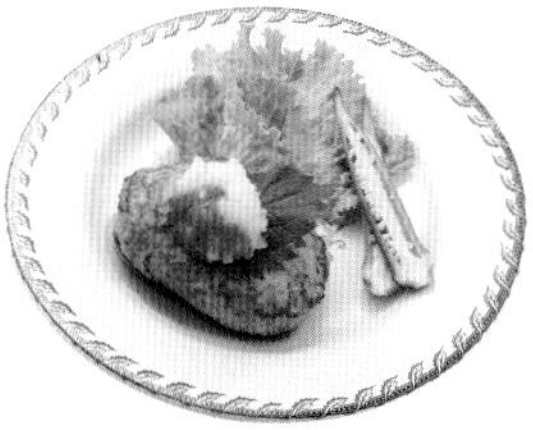

エノキの和風ハンバーグ

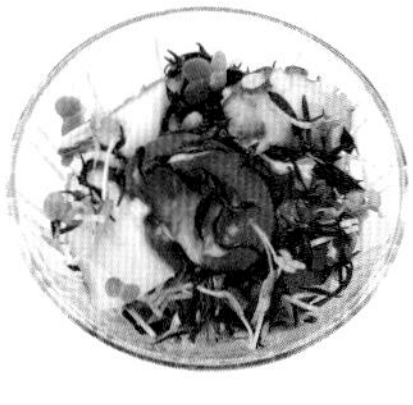

タコとひじきの
甘酢和え

糖質が少ないのはどっち？
おすすめ食材VSひかえる食材

同じ野菜でも糖質が多いものと少ないものがあります。また、似ている食材でも糖質量は意外に違う場合があります。

簡単チェック！

タンパク質であってもひかえたい食材、野菜でも糖質が多いものなどがあります。チェックしましょう。

OK!　　**ひかえる**

●肉類・魚介類・卵

OK! 全般OK！

肉は全般OK。特に鶏ささみや鶏むね肉がおすすめ。魚も全般OKで、脂肪が気になる人は白身魚が◎。

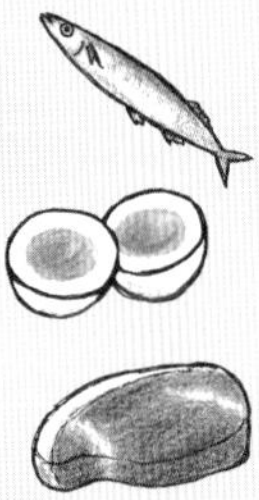

ひかえる 加工品に注意！

練り物は高糖質。佃煮も糖質の高い調味料が使われています。ロースハムや明太子なども食べすぎはNG。

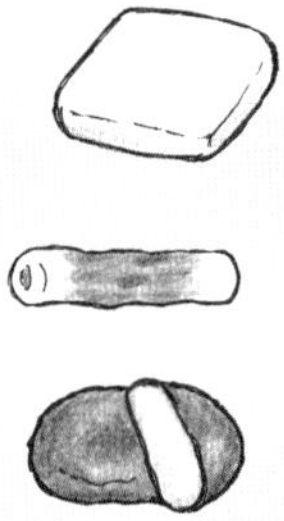

●豆類・豆加工品

OK! 大豆製品が低糖質

豆腐や納豆のほか、油揚げや厚揚げもOK。枝豆は低糖質なので、おつまみにぴったりです。

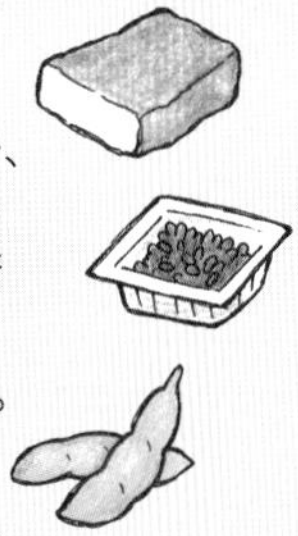

ひかえる 意外な高糖質食品も

グリンピースやひよこ豆、そら豆は食べすぎに注意。つぶあんはNGです。はるさめは高糖質なので注意。

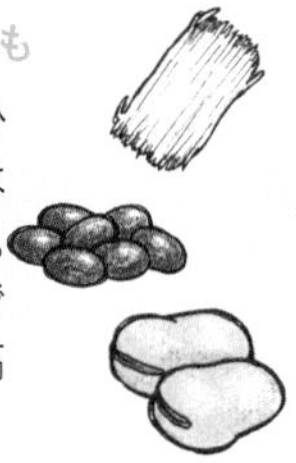

●野菜・果物・海藻

OK! 葉物・寒色系

葉物など寒色系のものが低糖質。アボカド、ホウレン草、キュウリ、シイタケなど。海藻類もおすすめです。

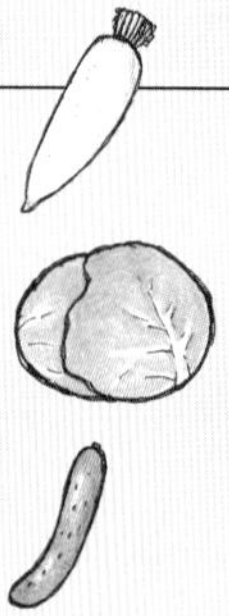

ひかえる 根菜・暖色系

トマトやパプリカ、カボチャなどの暖色系の野菜や、根菜類は糖質が高め。フルーツはひかえて。

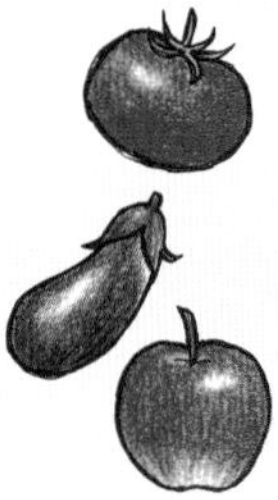

●その他

OK! 無加工のものが◎

チーズやプレーンヨーグルトは間食にもおすすめ。飲料はお茶、無調整豆乳、無糖のコーヒー、紅茶などが◎。

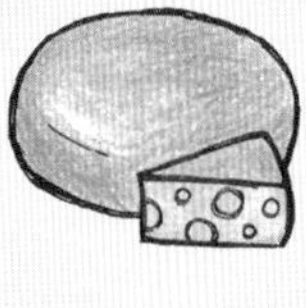

ひかえる 砂糖・粉物に注意！

野菜ジュースは砂糖が多いので注意。小麦粉やパン粉などの粉物は高糖質です。

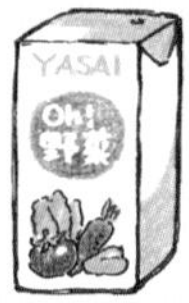

似ている食材の○×判断

似ている食材でも、糖質量や栄養価に意外と違いがあるものもあります。
ダイエットを妨げてしまう食材に気をつけましょう。

○木綿豆腐 VS 絹豆腐×
絹豆腐のほうが糖質は多い

○無調整豆乳 VS 調整豆乳×
調整豆乳のほうが糖質は多い

○厚揚げ豆腐 VS かまぼこ×
練りものは糖質が多い

○枝豆 VS そら豆×
そら豆のほうが糖質は多い

○キュウリ VS トマト×
トマトは糖質が多い

○バター VS マーガリン×
マーガリンはトランス脂肪酸が含まれているため NG

○アボカド VS バナナ×
バナナは糖質が多い

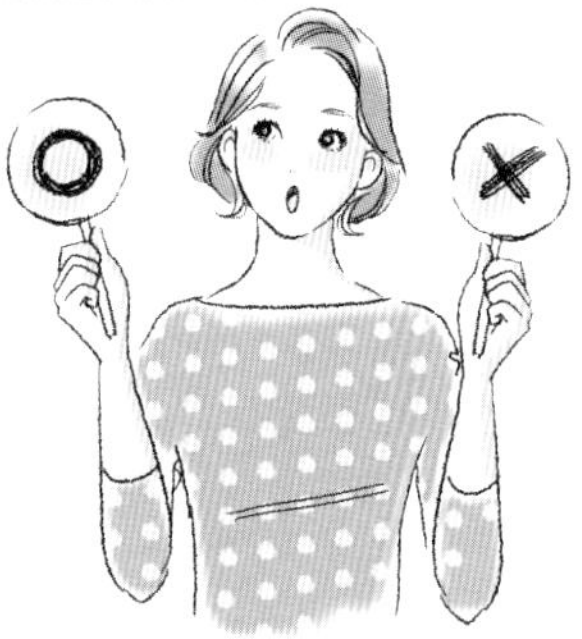

○ナチュラルチーズ VS プロセスチーズ×
塩分が多いものは避けたい

○マヨネーズ VS 低カロリーマヨネーズ×
低カロリーのものは脂質を減らし糖質を増やしていることがある

○辛口みそ VS 白みそ×
白みそは糖質が多い

○穀物酢 VS 米酢×
米酢は原料が米、穀物酢は小麦胚芽やハトムギ。醸造しても糖質は米酢のほうが多い

○赤ワイン VS 白ワイン×
赤ワインのほうが糖質は低め

調理法の○×判断

衣に糖質の高い小麦粉やパン粉が使う揚げ物は要注意です。油そのものはOKですが、
油の種類や量を工夫したりしましょう。

○

ゆでる、蒸す、網で焼く
シンプルで、不要な脂も落とせます。

生
ドレッシングなどでの味つけに注意。

煮る
高糖質な調味料に気をつけて。

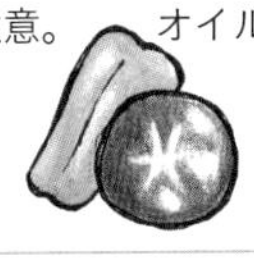

揚げる
小麦粉やパン粉を使わなければ OK。

フライパンで焼く、炒める
オイルの使用も OK。

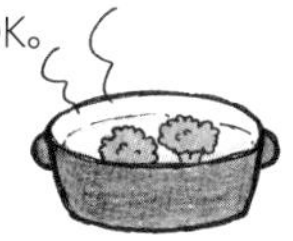

×

天ぷら、フライ
衣が高糖質。
揚げるなら素揚げに。

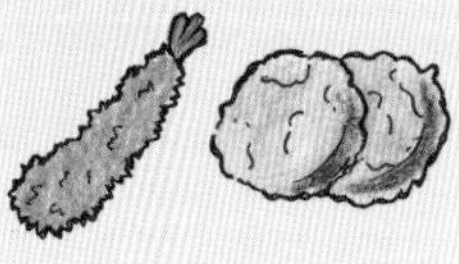

ライザップの理想の体づくり

やせる体をつくるのは「食事」＋「運動」＋「睡眠」

ライザップが提案する理想の体とは、やせやすく、太りにくい、基礎代謝の高い体です。基礎代謝が高いと、同じものを食べても太りづらく、リバウンドもしにくくなります。本書では食事について紹介していますが、**理想の体づくりに大切なのは、「食事」「運動」「睡眠」のバランスです。**基礎代謝量を上げるには、筋肉量を増やす運動や、内臓の働きを正す規則正しい生活が大切。そこに糖質のコントロールされた食事が加わることで、大きな効果が発揮されるのです。思うように体重が落ちないときは、この3つの中のどれかが崩れていないか、自分の生活を見直してみましょう。

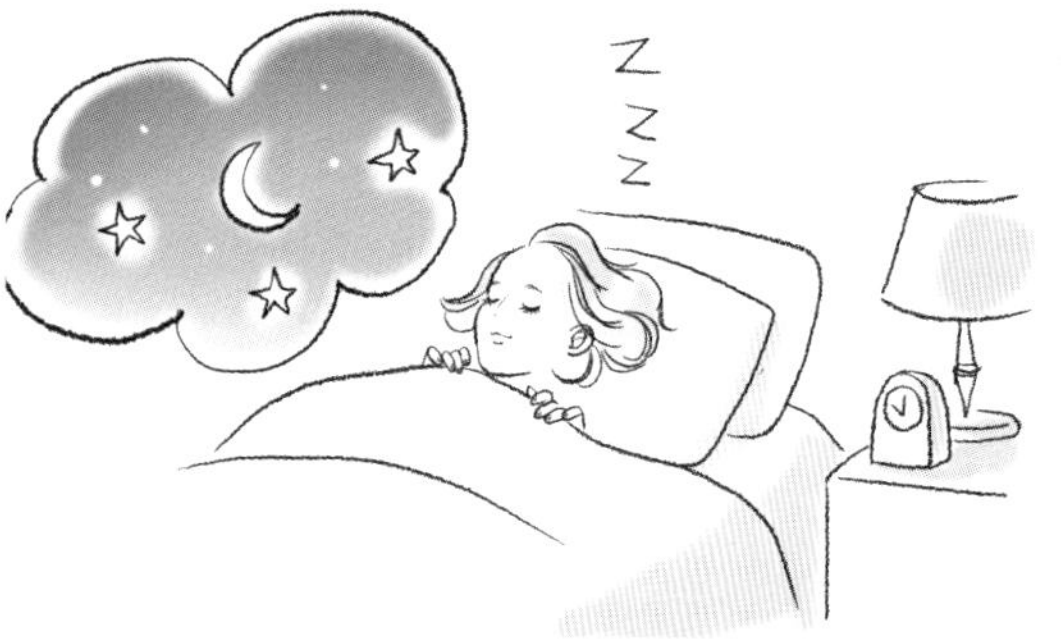

理想の体を実現する3つのステージ

シェイプアップ期

糖質徹底カットで脂肪燃焼

最初の期間は徹底して糖質を制限し、脂肪を燃焼させます。1日の糖質量の摂取目安は50g 程度。３食の主食の他、イモ類などの高糖質な食品や、野菜、調味料に含まれている糖質にも注意。タンパク質をしっかり摂って食事のボリュームを確保します。筋肉を落とさないために、週２回ほどの運動の習慣をつけましょう。

糖質
1日あたり
50g 程度

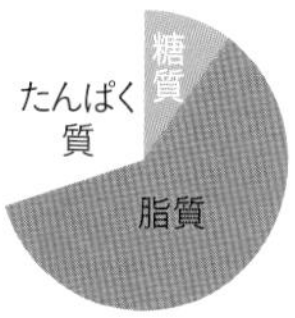

▼

スタイルデザイン期

少しずつ糖質もOKに

目標体重まで落ちたら、徐々に糖質を摂っていきます。ただし、徹底的に糖質を抜いたあとなので、一気に摂取するとリバウンドの危険も。夜は変わらず糖質は少なめに、朝と昼、または運動後に、1食あたり体重(kg) ×1.0〜1.2g を目安に摂取しましょう。タンパク質は引き続きしっかり摂り、筋肉量を増やして基礎代謝を上げます。

糖質
朝と昼に
体重(kg)
×1〜1.2 g

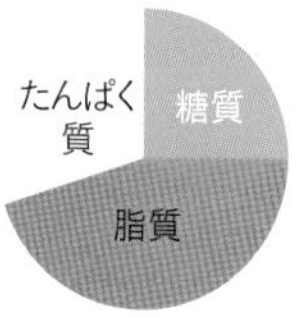

▼

ボディマネジメント期

筋肉量を落とさずリバウンド知らず

引き締まった理想の体を手に入れたら、それを維持していく時期になります。糖質の摂取量は1食40g、1日120g 程度にし、ストレスにならない範囲で調整します。筋肉維持のため、代謝を助けるビタミン B_1 などの栄養素がおすすめ。糖質、脂質、タンパク質をバランスよく摂取して、効率よくエネルギーに変換しましょう。

糖質
1日あたり
120g 程度

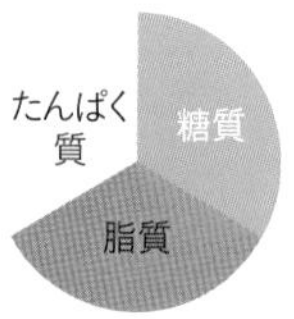

CHAPTER 2

食材別 ライザップ式 ダイエットレシピ

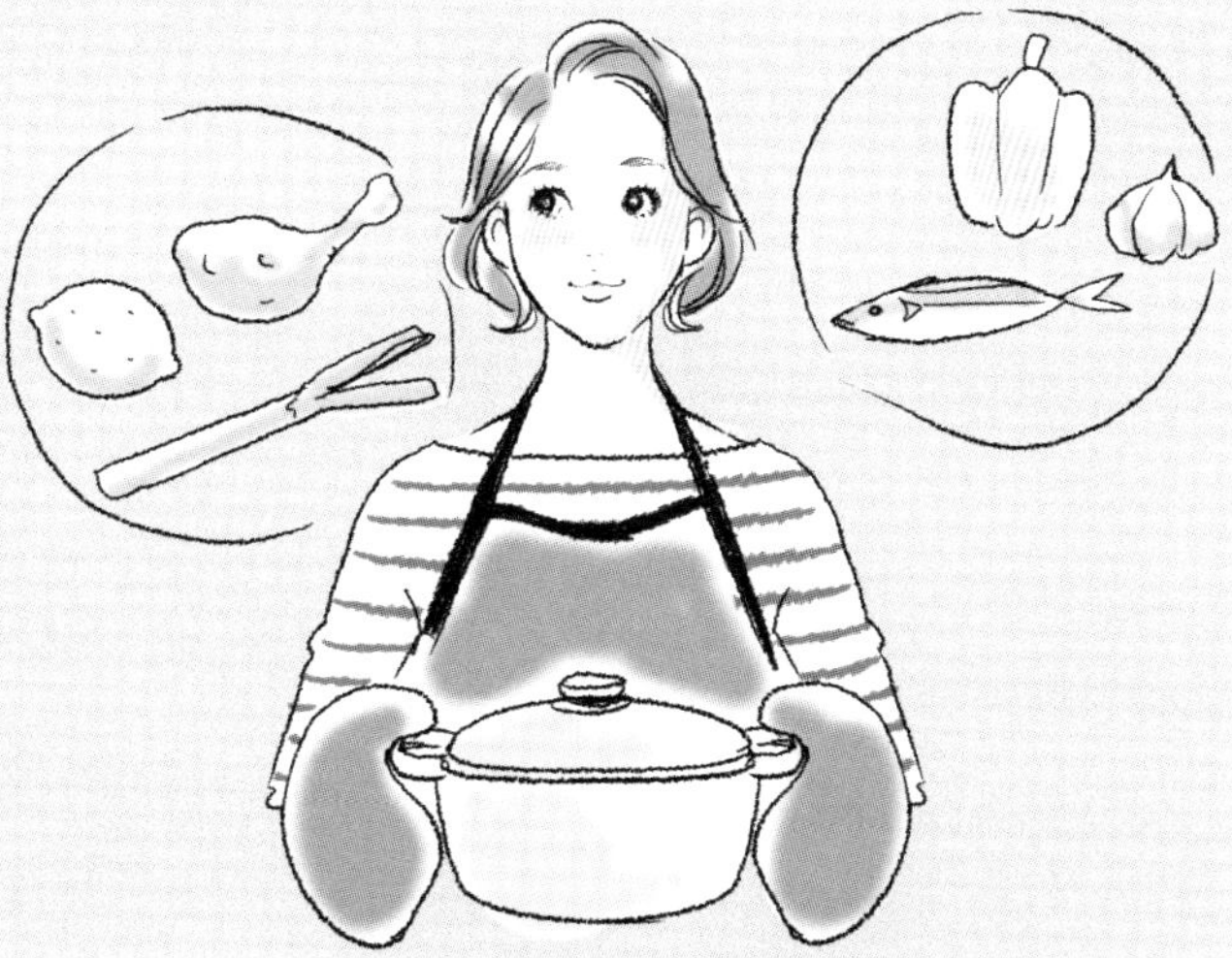

キレイにやせるには

「タンパク質」が何より重要！

タンパク質が体の多くを構成しています。「タンパク質＝太る」ではなく、「タンパク質＝美ボディをつくる」と覚えておきましょう！

成人女性の体の20％はタンパク質でできている

成人の体で約60％を占めるのは水ですが、次に多いのはタンパク質で、約20％を占めるといわれています。具体的には筋肉、皮ふ、臓器、血管、髪の毛、骨、爪などあらゆる体の部分を構成。さらに食べものの消化や皮ふの新陳代謝を助ける働きをする酵素、体の機能維持に必要なホルモンなどもタンパク質からつくられます。

人間のタンパク質には約10万もの種類があり、これらは20種類のアミノ酸の組み合わせによりできています。そのうち9種類は人間の体内ではつくられない「必須アミノ酸」であるため、いろいろなアミノ酸を含んだタンパク質を摂ることはとても重要になるのです。

体重に合わせたタンパク質摂取を

1日に必要なタンパク質は体重によって変わるので、まずは計算式で自分に必要なタンパク質量を出してみましょう。そして肉や魚、卵などの「動物性タンパク質」と、大豆や大豆製品などの「植物性タンパク質」をバランスよく摂るように意識しましょう。

タンパク質は、さまざまな体の部分をつくっていますが、エネルギーもつくり出すことができます。低糖質食を続けた場合、タンパク質からエネルギーをつくり出す「糖新生」という仕組みが働くようになります。**「糖新生」とは、肝臓が「糖が足りない」と判断するとタンパク質に含まれるアミノ酸を材料に、体内の中性脂肪を燃焼させ、エネルギーとなるブドウ糖とケトン体を生み出すこと。**

低糖質ダイエットを行う人はこの仕組みを有効に利用し、タンパク質をしっかり摂って、脂肪をエネルギーにかえていくことが大切です。

RIZAP POINT!

左ページの計算式で
体重から必要な
タンパク質量を
計算してみましょう！
例えば体重60kgなら
タンパク質量は
90gです。

タンパク質でできているもの

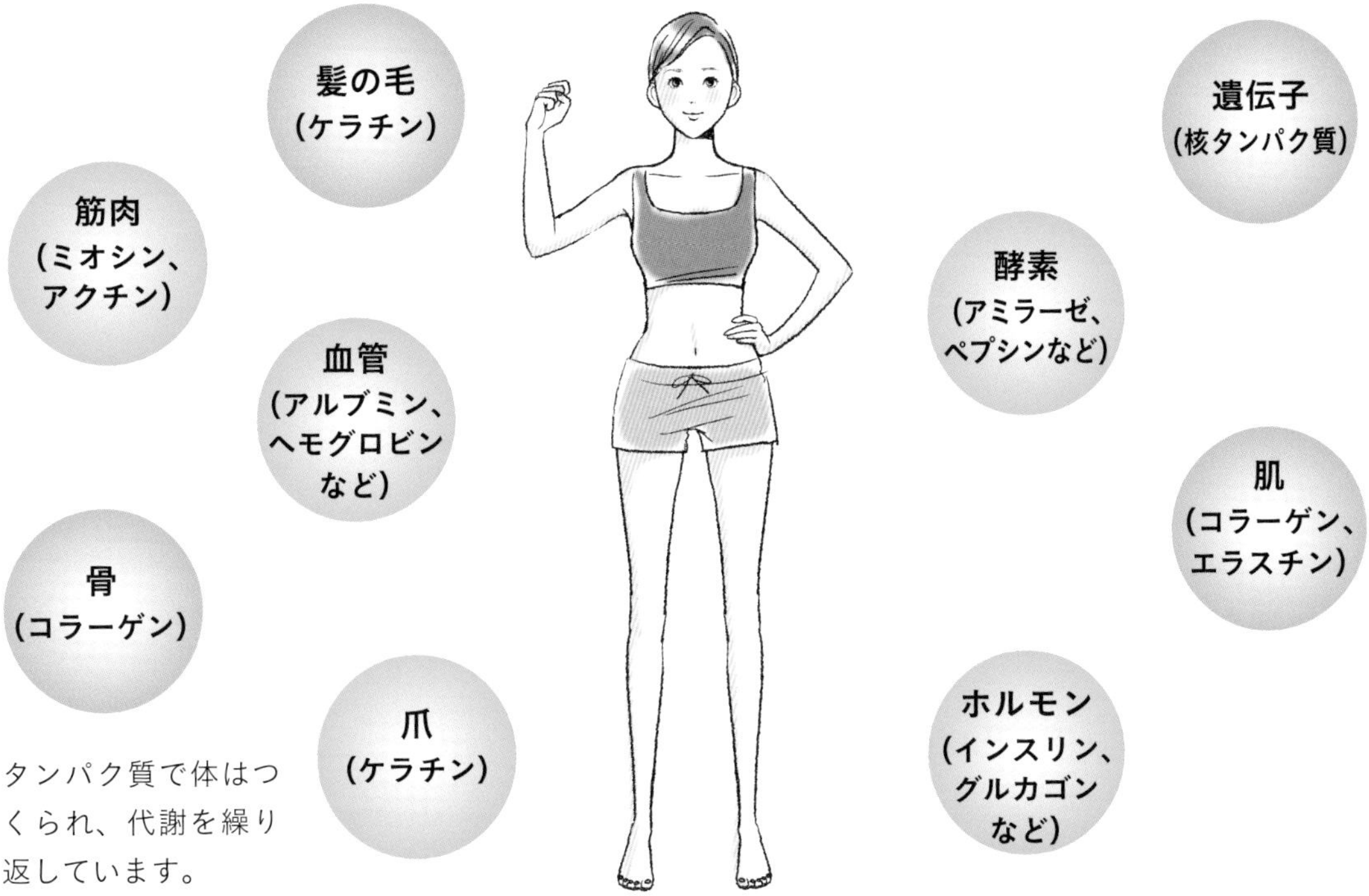

タンパク質で体はつくられ、代謝を繰り返しています。

タンパク質摂取目安量の出し方

体重(kg)×1.0〜2.0(g)* ＝1日あたりのタンパク質摂取目安量

＊特に運動をしていない人なら1.0を、トレーニングを始めた人は1.5を、激しいトレーニングをしている人は2.0をかける。

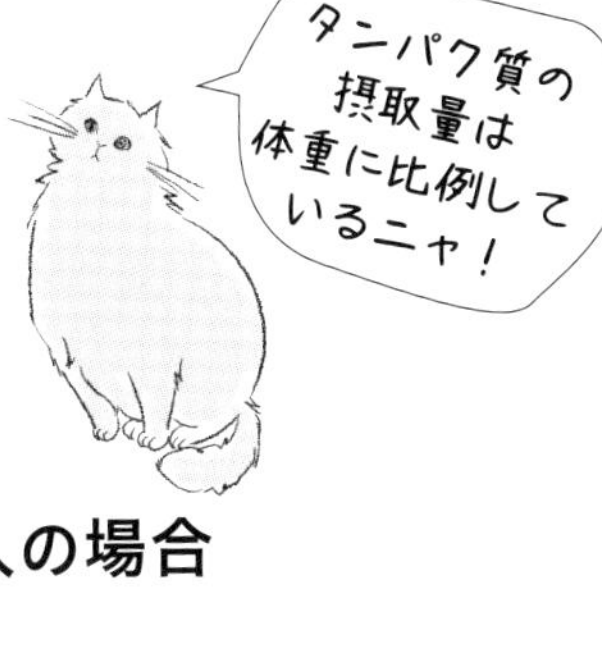
タンパク質の
摂取量は
体重に比例して
いるニャ！

あなたのタンパク質摂取目安量

□kg × □g ＝□g

例）体重が60kgで、トレーニングを始めた人の場合

60kg ×1.5g ＝ 90g

タンパク質90gが1日(3食分)の摂取目安量になります。

＊1食あたりの摂取量は25gを上限の目安にしましょう。

「代謝をアップ」して食べながらやせ体質になる

タンパク質は食べるだけでも代謝がアップします。消化・吸収するために消費するエネルギーが多いからです。タンパク質をしっかり摂ってやせやすい体の基礎をつくりましょう。

代謝アップのポイントはタンパク質

体は食後、食べたものを消化・吸収するためにエネルギーを消費しています。それを「食事誘導性熱生産（DIT）」といいますが、実はタンパク質は、糖質や脂質に比べるとDITが大きいのです。

つまり**タンパク質を、多く摂るだけで消費エネルギーが増え、基礎代謝アップにつながります。**

さらに**タンパク質は、基礎代謝アップには欠かせない筋肉をつくる材料にもなっています。**タンパク質を十分に摂っていなければ、筋トレをしても筋肉を増やすことはできません。**つまり、やせやすい体の基礎は、タンパク質を摂ることでつくられていくのです。**

代謝を助けるビタミンB_1も摂ろう

代謝を助けるといわれている栄養素ビタミンB_1も、意識的に摂ることをおすすめします。**ビタミンB_1は、糖質を消費してエネルギーにかえ、体内に蓄積されないように働きます。**豚肉、焼きのり、大豆に多く含まれます。

女性の場合、水分を1日1.5ℓ飲みましょう

基礎代謝を上げるのに必要なのは筋肉ですが、その筋肉のために必要なのがタンパク質。そして**タンパク質の働きを助け、脂肪を燃焼しやすい体にしてくれるのは、水や白湯（P.111）です。女性は1日1.5ℓ程度の水分を摂ったほうがよいといわれています。**むくみや便秘にも効くので、ダイエットをしていない人も、健康法としておすすめです。

人の老廃物は1日に2ℓたまるといわれ、体内を浄化するためにも、水分は必要です。まずは朝起きたときの1杯と、こま

RIZAP POINT!

たくさんの水や白湯を飲む、タンパク質を中心にした温かいものを食べることで、代謝がアップします。

まんべんなく摂りたい４種のタンパク質の特徴

肉

必須アミノ酸も多く含む動物性タンパク質。特に鶏ささみ肉や豚や牛の赤身もも肉などは、高タンパク質、低カロリーの部位。鶏の皮や脂身を取りのぞいたり、脂が落ちるように網で焼くなどの調理法の工夫を。

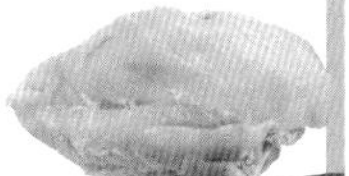

- 鶏むね肉（皮なし・生 200 g）…46.6 g
- 豚ロース肉（生 100 g）…19.3 g
- 和牛もも肉（生 100 g）…19.2 g

魚

魚からは良質な脂が摂れます。特にアジ、サンマ、イワシなどの青魚は、EPA、DHAといった不飽和脂肪酸も豊富。

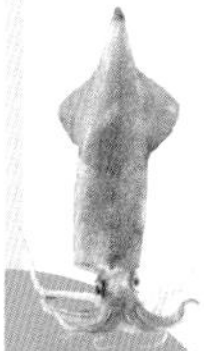

サケのアスタキサンチンには抗酸化作用があります。新鮮な魚介なら生食で摂るのがベスト。

- スルメイカ（生 1 杯 210 g）…37.6 g
- メカジキ（生 1 切れ 100 g）…19.2 g
- マダラ（生 1 切れ 100 g）…17.6 g

卵

必須アミノ酸やカルシウム、多数のビタミン類を含みます。さらに悪玉コレステロールをおさえて善玉コレステロールを増やす働きがあるレシチンやオレイン酸も含み、「完全食品」といわれています。

- ゆで卵（1 個 50 g）…6.5 g

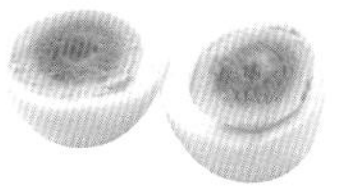

豆類

植物性タンパク質は納豆、豆腐、おから、枝豆、モヤシ、厚揚げなどの豆や大豆製品から摂れます。ビタミン E、レシチン、イソフラボンなど、女性の美容と健康に役立つ成分が豊富。

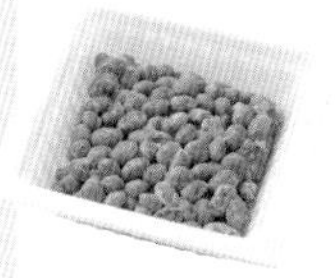

- 木綿豆腐（1 丁 300 g）…19.8 g
- 納豆（1 パック 50 g）…8.3 g
- おから（70 g）…4.3 g

※数字は食材ごとのタンパク質量

めな水分補給を習慣にしましょう。

温かい食べものを中心に食べよう

食事によって体が温まると基礎代謝が上がります。**特におすすめなのは、体を内側から温めてくれる鍋ものなどの温かいメニュー。**肉や魚、豆腐などのタンパク質と、葉野菜を一緒にたっぷり摂れるのもポイント。ただし、雑炊や麺類で締めるのはひかえましょう。

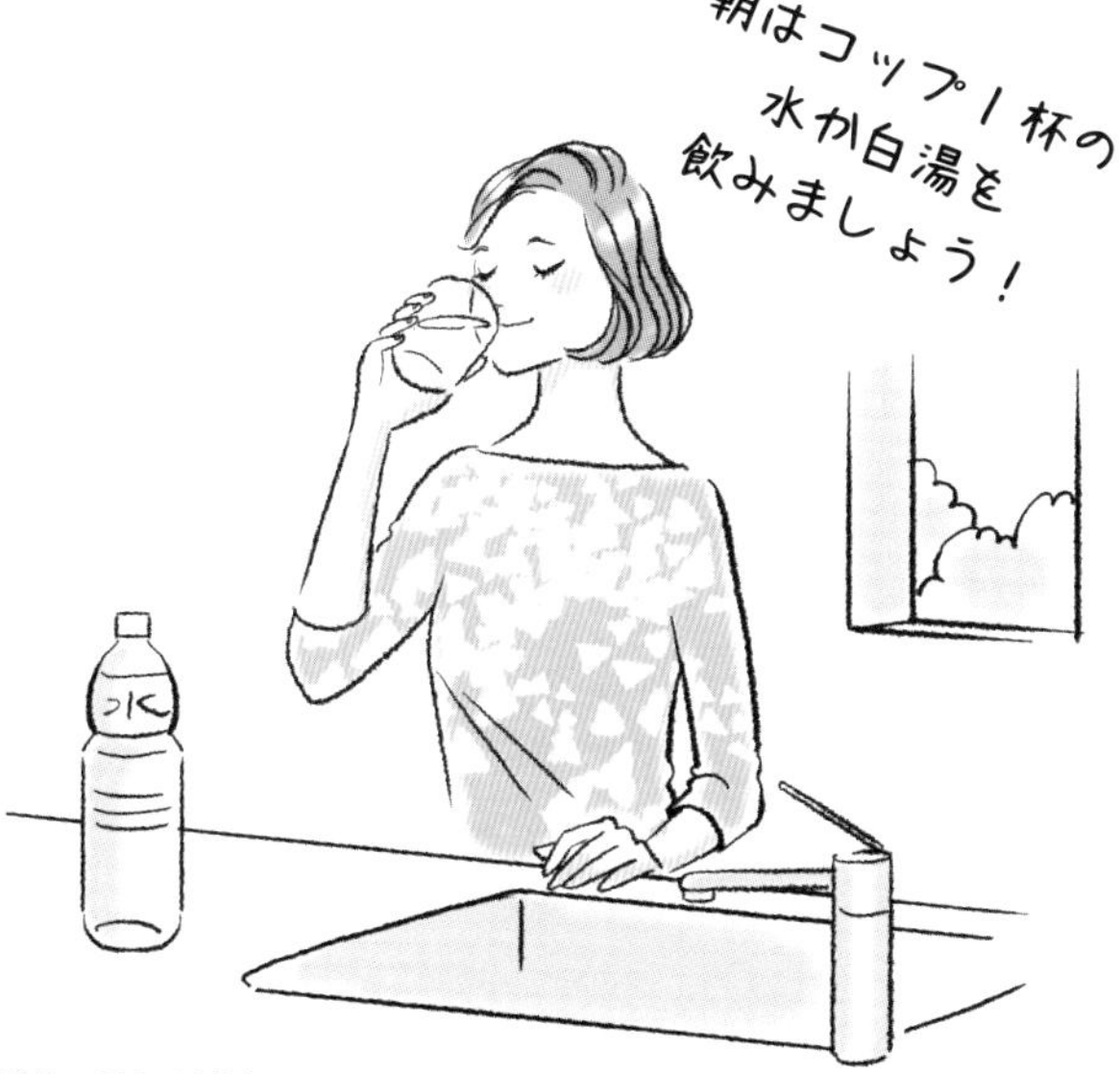
朝はコップ1杯の
水か白湯を
飲みましょう！
水

1日の水分補給の目安は1.5ℓ。
健康法としてもおすすめ！

副菜
タンパク質

牛しゃぶのゴマだれ

タンパク質豊富な牛肉と野菜を同時に摂れるボリューミーなサラダです。

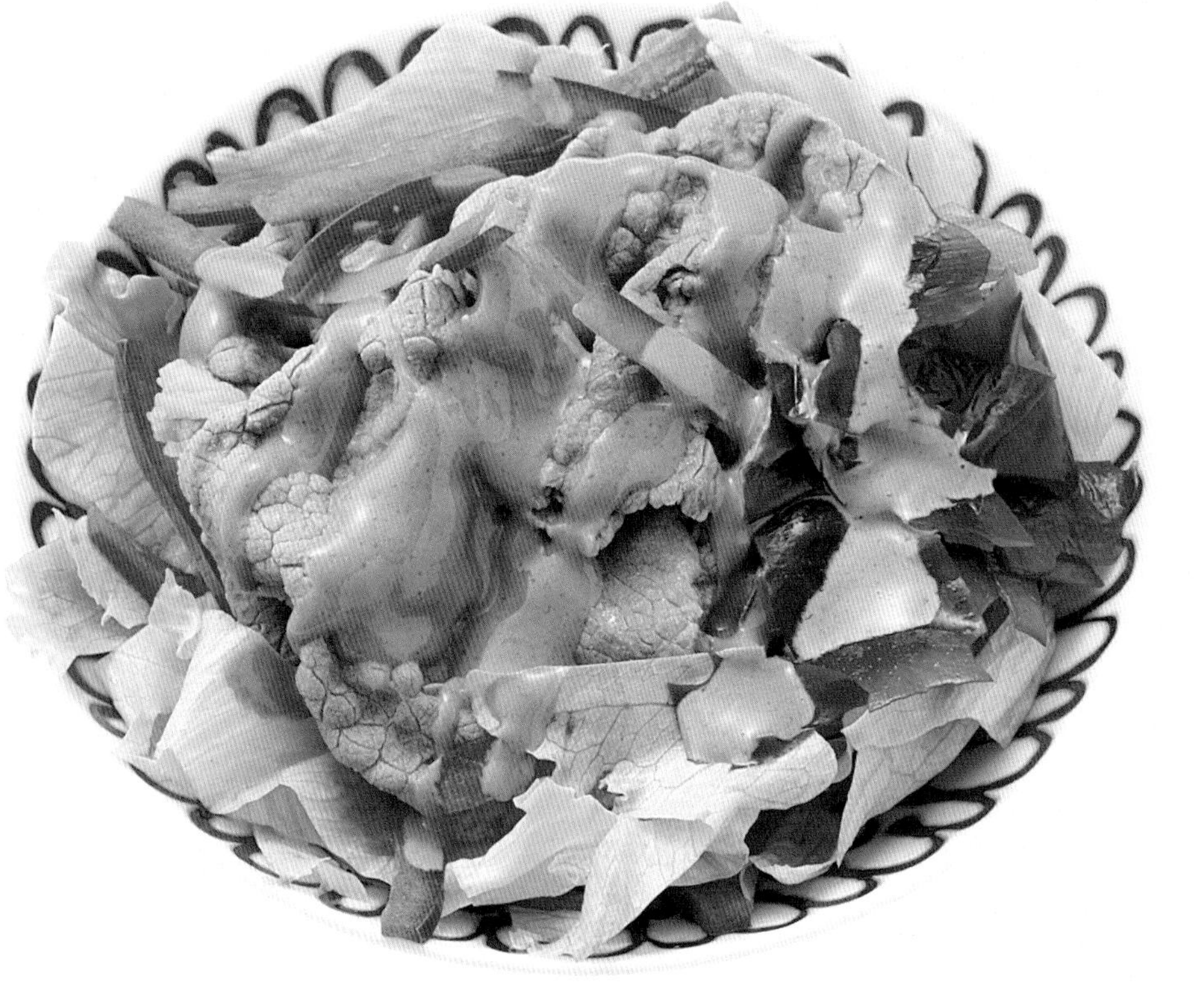

糖質	4.9g	タンパク質	11.5g

エネルギー 249kcal　炭水化物 6.5g　脂質 20.0g　食物繊維 1.6g

材料（1人分）

牛もも肉（しゃぶしゃぶ用）…………50g
レタス……………………………………50g
パプリカ（赤）…………………………1/4個
カットワカメ（乾燥）…………………1g

A
- 白練りゴマ………………大さじ1/2
- ラカントS…………………小さじ1
- 醤油…………………………小さじ1
- 酢……………………………小さじ1
- 水……………………………適量

つくり方

1 レタスはザク切りにする。カットワカメは水で戻してしっかり水気を絞る。パプリカはせん切りにする。**A**は水以外を混ぜて、かたいようなら水を加えてなめらかになるまで混ぜる。

2 塩少々（分量外）を加えた熱湯で牛肉をサッとゆで、ザルにあげて湯をきり、そのまま粗熱をとる。

3 野菜、**2**を器に盛り、合わせた**A**をまわしかける。

食材memo

牛肉の赤身は脂肪を燃やす

牛肉は必須アミノ酸をバランスよく含む高タンパク質食材。ダイエットに効果的なL-カルニチンが豊富で、血液中の中性脂肪を下げ、コレステロールを低下させ、脂肪を燃焼させる働きがあります。また、鉄分も多く含まれるので、貧血や冷え性の予防にもおすすめです。

主菜

からしみそ牛カツ

ドライおからの衣を使って糖質オフ。
衣をまぶしてから少しおいて揚げるのがコツです。

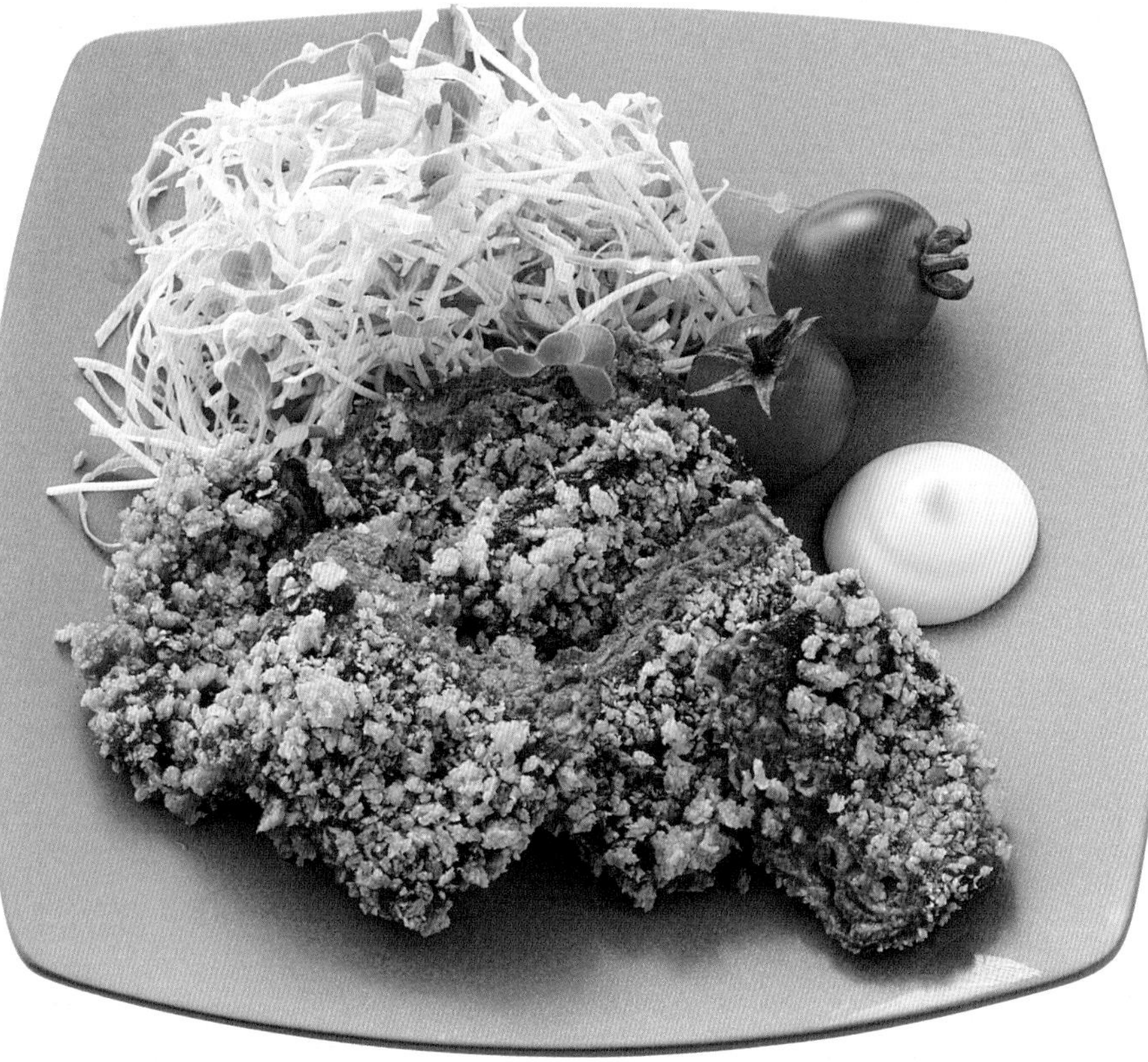

糖質	8.8g	タンパク質	20.5g

エネルギー 364kcal　炭水化物 14.9g　脂質 24.6g　食物繊維 6.1g

■ 材料（1人分＋アレンジ1食分）

牛もも肉（薄切り 赤身肉）…4枚（110〜120g）

A
- 練りからし……………………小さじ1
- みそ…………………………大さじ2/3

ドライおから（→P.46）…………大さじ5

揚げ油……………………………………適量

キャベツ（せん切り）………………160g

かいわれ大根…………………………20g

ミニトマト……………………………2個

マヨネーズ……………………………適量

■ つくり方

1 牛肉は広げて縦におき、片面に混ぜ合わせた**A**を等分にぬり、手前から巻くように4つに折りたたむ。

2 表面にドライおからをまぶして冷蔵庫で15分ほどおいて馴染ませ、170℃の揚げ油でカラリと揚げる。

3 **2**の⅔量を器に盛り、せん切りのキャベツとかいわれ大根を混ぜて⅔量を添え、ミニトマト、マヨネーズを添える。

簡単アレンジ

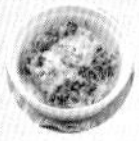

牛カツチーズ焼き

材料（1人分）

「からしみそ牛カツ」………1/3量

ピザ用チーズ………………15g

パセリ…………………………少々

つくり方

1 からしみそ牛カツのキャベツ、かいわれ大根、マヨネーズを混ぜ合わせて耐熱皿に入れ、その上に牛カツを切ってのせる。

2 ピザ用チーズをちらしてオーブントースターでチーズが溶けるまで5分ほど焼き、みじん切りにしたパセリをふる。

糖質	4.8g	タンパク質	14.2g

エネルギー 242kcal　炭水化物 7.8g

脂質 17.1g　食物繊維 3.0g

主菜

牛ステーキキノコソース

食べごたえ抜群のステーキ肉！うまみたっぷりのソースと合わせます。

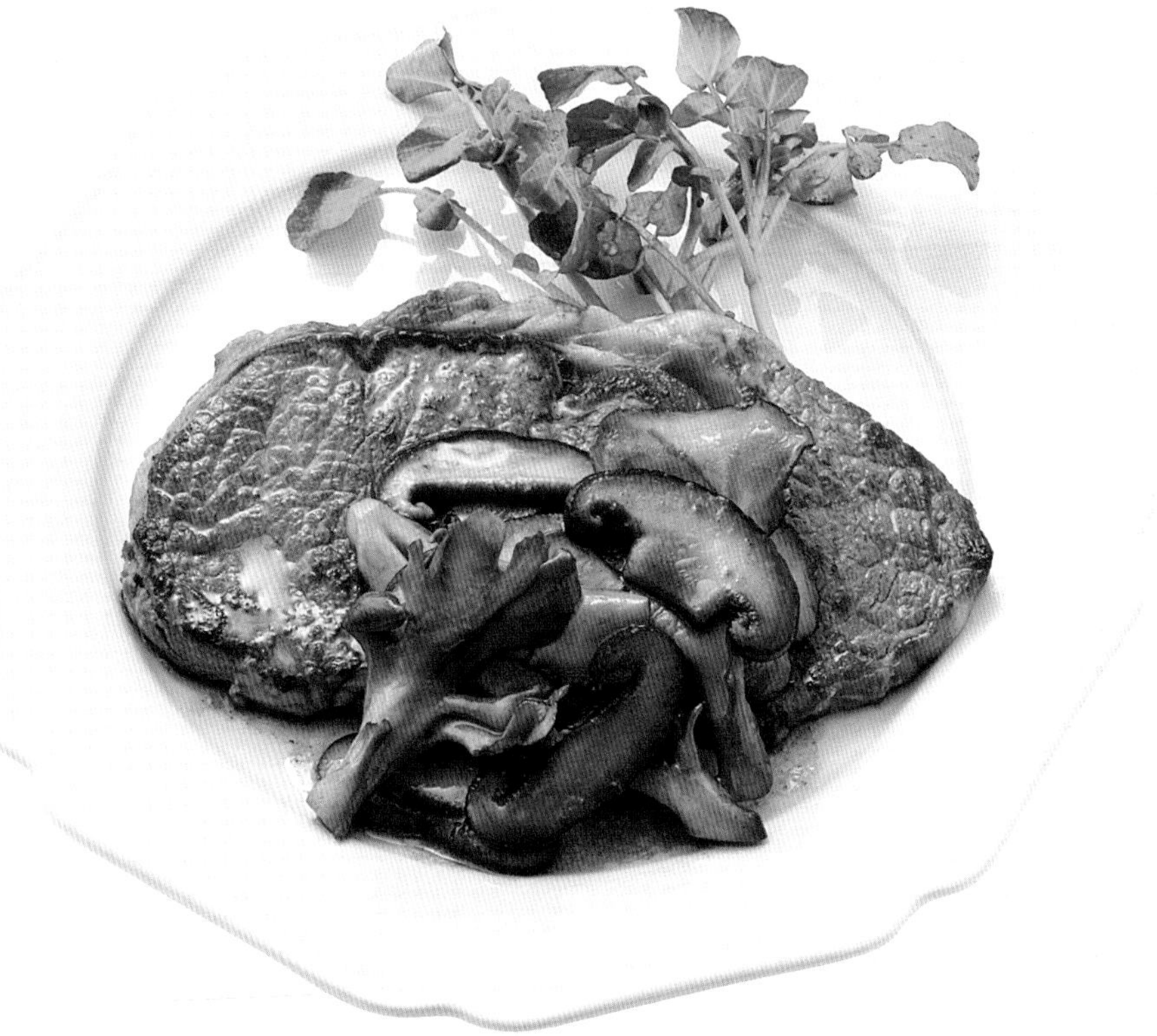

糖質	1.9g	タンパク質	21.4g

エネルギー 317kcal　炭水化物 3.8g　脂質 22.1g　食物繊維 1.9g

■ 材料（1人分＋アレンジ1食分）

牛ステーキ肉（赤身肉）……………150g
塩……………………………………小さじ1/4
粗挽き黒こしょう……………………少々
マイタケ……………………………40g
シイタケ……………………………3枚
オリーブオイル………………大さじ1/2
A
- 赤ワイン…………………大さじ2
- 醤油………………………大さじ1/2
- 塩、こしょう………………各少々

クレソン……………………………15g

■ 下準備

牛肉に塩、粗挽き黒こしょうをふる。マイタケはほぐし、シイタケは縦に薄切りにする。クレソンは1枝ずつに分ける。

■ つくり方

1 フライパンにオリーブオイルを強めの中火で熱し、牛肉を入れて1分焼く。裏返して同様に1分焼き、2/3量を器に盛る。残りは取り分けておく。

2 同じフライパンに、マイタケ、シイタケを入れて炒める。**A**を加え、しんなりするまで1～2分煮る。

3 **1**の上に**2**を2/3量かけ、クレソンを添える。

簡単アレンジ

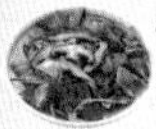

牛ステーキのクレソンサラダ仕立て

材料（1人分）

「牛ステーキキノコソース」…⅓量
A
- ベビーリーフ…………20g
- クレソン………………10g
- ミニトマト……………1個
- オリーブオイル……小さじ1
- 塩、こしょう………各少々

つくり方

1 クレソンと牛ステーキは食べやすく切る。ミニトマトは4等分にする。

2 **A**を合わせて和えて器に盛る。

3 牛ステーキをのせ、キノコソースをかける。

糖質	2.4g	タンパク質	11.7g

エネルギー 208kcal　炭水化物 4.7g
脂質 15.2g　食物繊維 2.3g

主菜

牛すき煮

ダイエットの味方牛肉を
野菜や低糖質なしらたきと一緒に。

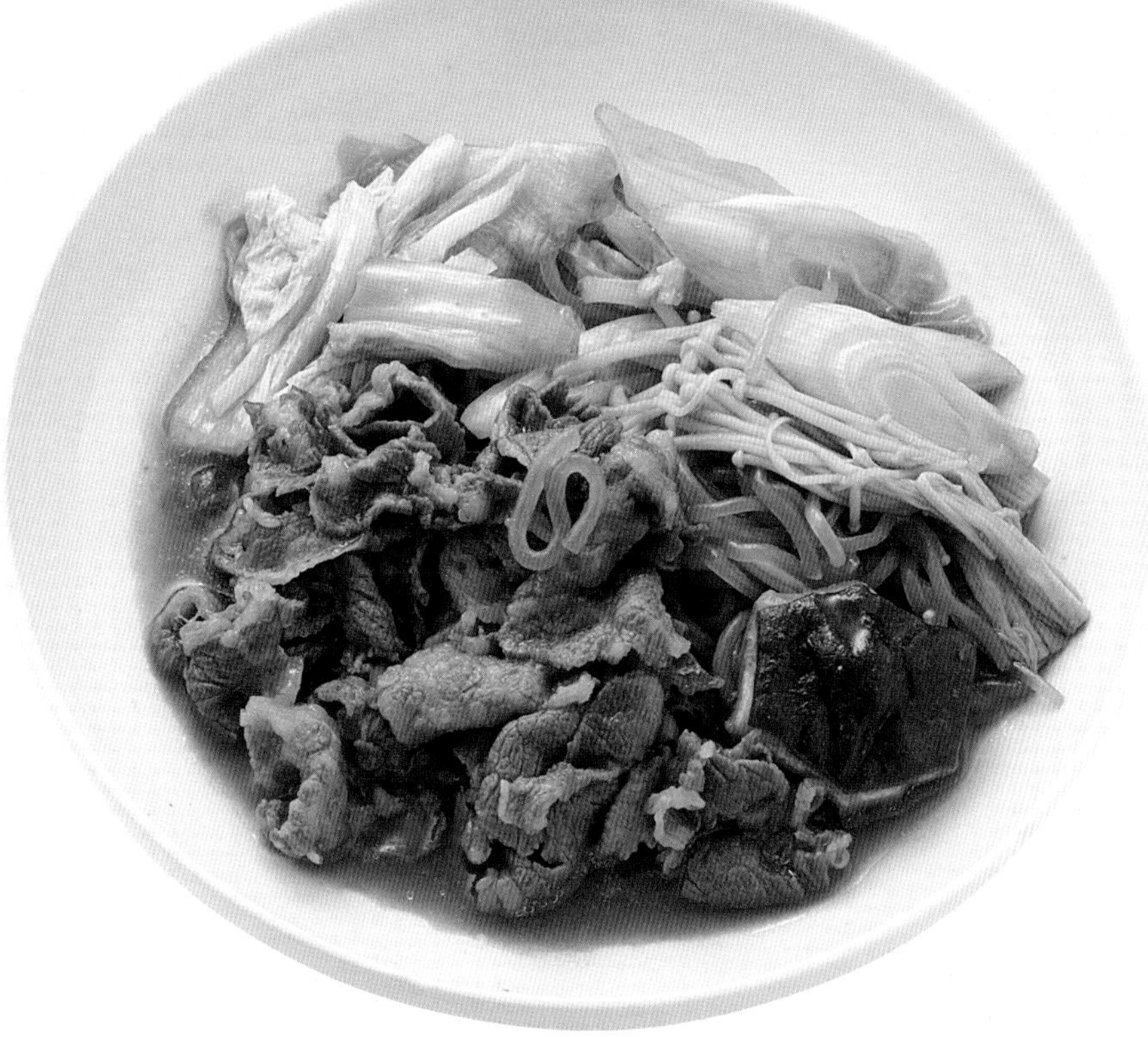

糖質	8.6g	タンパク質	18.1g

エネルギー 351kcal　**炭水化物** 13.0g　**脂質** 22.9g　**食物繊維** 4.3g

■ 材料（1人分＋アレンジ1食分）

牛肉（切り落とし）……………………130g
白菜……………………………………60g
長ネギ（春菊でも可）………………1/2本
シイタケ………………………………2枚
エノキ茸………………………………30g
しらたき………………………………60g

A
糖質ゼロ料理酒
……………………………大さじ2と1/2
みりん……………………………大さじ1/2
醤油………………………………大さじ1と1/2
ラカントS…………………………大さじ1
昆布……………………………………4㎝

■ つくり方

1 白菜は軸を2㎝幅のそぎ切りにし、葉はザク切りにする。長ネギは1㎝幅の斜め切りにする。エノキは根元を落としてほぐす。シイタケは石づきをとり、食べやすい大きさに切る。らたきは食べやすい長さに切り、熱湯でゆでてアク抜きし、ザルにあげる。

2 鍋に**A**を入れ、火にかける。

3 ラカントSが溶けて煮立ったら、白菜の菜、エノキ以外の**1**を入れてふたをし、弱火で10分煮る。

4 白菜がクタッとしたら、白菜の葉、エノキを加え、中央に牛肉を入れ、ふたをして5分ほど煮る。2/3量を器に盛る。

簡単アレンジ

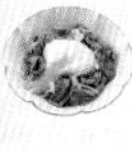

牛すき煮温玉のせ

材料（1人分）
「牛すき煮」……………………⅓量
温泉卵……………………………1個

作り方
牛すき煮を温め、温泉卵をのせる。

糖質	4.4g	タンパク質	15.3g

エネルギー 252kcal　**炭水化物** 6.6g
脂質 16.7g　**食物繊維** 2.2g

コンビニ商品を活用しよう！

忙しくて料理をつくっている時間がない、お昼はいつも市販のもので済ませている、という人も多いでしょう。でも、自炊できないからといって低糖質食を諦める必要はありません。上手に活用すれば、コンビニやスーパーはダイエットの強い味方になってくれます。

単品を組み合わせる

ポイントは、主食のおにぎりやサンドイッチ、お弁当ではなく、単品のおかずやサラダを組み合わせること。サラダチキンやゆで卵、おでん(練り物製品以外)などはそのまま食べられるので特に手軽です。焼き魚やみそ汁など、温めるだけで食べられるものも豊富なので、P.24の摂取品目の目安を参考に、バランスよく栄養素が摂れるように選びましょう。

必ず商品ラベルをチェック

市販品は自分で料理をつくるときよりも糖質量を想定しづらいもの。そのため、パッケージについている、栄養成分や原材料が記された商品ラベルをチェックし、低糖質の食品を選ぶくせをつけましょう。

ラベルの見方

栄養成分表示では、食品に含まれている糖質量をチェックすることができます。糖質量が表示されていない場合は、炭水化物量をチェック。**炭水化物量−食物繊維量＝糖質量**です。食物繊維量も記載されていない場合は、炭水化物量を糖質の最大量として参考にしましょう。

● 栄養成分表示例

栄養成分表示(1袋あたり)			
エネルギー(kcal)	162	ナトリウム(g)	1.3
タンパク質(g)	3.8	食物繊維(g)	1.6
脂質(g)	6.2	食塩相当量(g)	3.5
炭水化物(g)	22.3		

この場合の糖質量は22.3g(炭水化物)−1.6g(食物繊維)=20.7g！

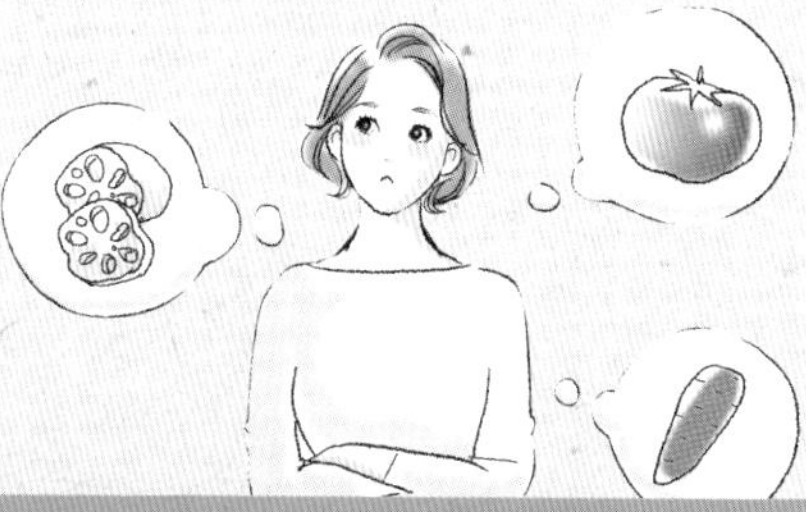

● 原材料表示例

●名称　総菜盛り合わせ

●原材料名　鶏のから揚げ(鶏肉、卵白、小麦粉、醤油、食塩)、かき揚げ(玉ネギ、ゴボウ、ニンジン、小麦粉、砂糖)、ポテトサラダ(ジャガイモ、ニンジン、マヨネーズ)、香辛料、調味料(アミノ酸)、着色料(カラメル、クチナシ)、乳化剤(レシチン)、保存料(ソルビン酸 K)、甘味料(ステビア)

ここでは小麦粉やゴボウ、ジャガイモが高糖質！

原材料表示では、使用量の多いものから記載されています。糖質の高い食材が使われていないかをチェックしてみましょう。

低糖質ダイエットおすすめコンビニ商品

OK!

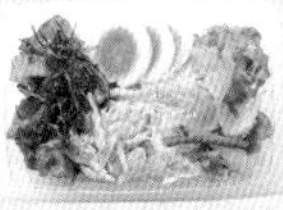

グリーンサラダ
ツナや卵、肉、豆腐ののったサラダも◎。

サラダチキン
蒸した鶏むね肉。味つきもあります。

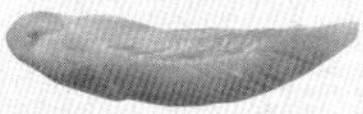

スモークチキン（ささみ）
ささみの燻製。低糖質、低カロリー、高タンパク。

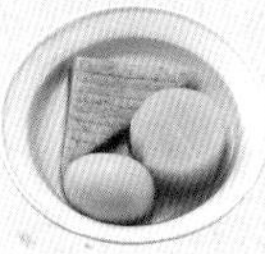

おでん
牛スジ、卵、大根、こんにゃく、しらたきなどを。練り物は高糖質です。

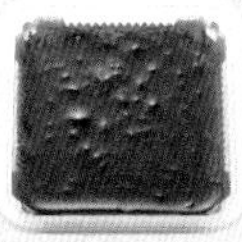

もずく
砂糖や、みりんなどで味つけされているものは避けて。

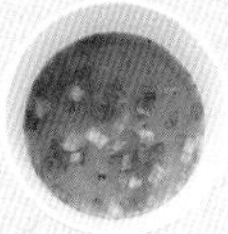

みそ汁
タンパク質やミネラルを補給し、体を温めましょう。

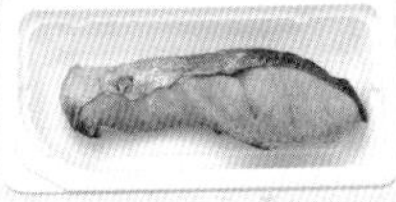

焼き魚
温めて食べるだけでタンパク質を摂取できて便利です。

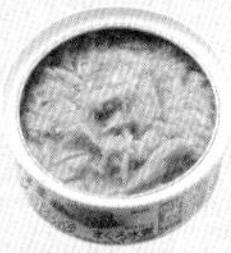

魚の水煮缶
ツナやサバなどの缶詰。シンプルな水煮を選びましょう。

卵製品
ゆで卵や卵焼き、燻製卵など。卵焼きは調味料をチェック。

NG!

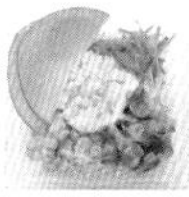

ハムポテトサラダ
ハムやポテト、コーン、クルトンなどは高糖質。

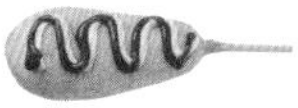

アメリカンドッグ
衣やケチャップが高糖質。肉まんやから揚げ、フライドチキンも避けましょう。

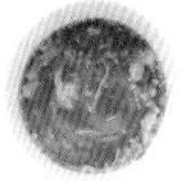

はるさめ食品
カロリーが低い半面、高糖質です。

コンビニ商品のお昼ごはん組み合わせ例

サラダチキン
＋
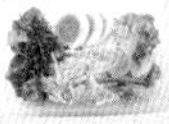
グリーンサラダ
＋

もずく

魚の水煮缶
＋

６Pチーズ
＋
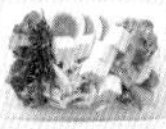
豆腐グリーンサラダ
＋

みそ汁

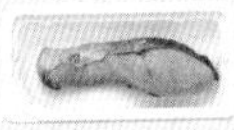
鮭の塩焼き
＋

ゆで卵
＋
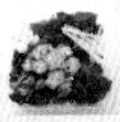
海鮮ねばねばサラダ
＋

無糖
プレーンヨーグルト

物足りないときは…

なかなか満足感を得られないときは、同じくコンビニで買える「ふすまパン（ブランロール）（→P.110）」をプラスしてもＯＫ。

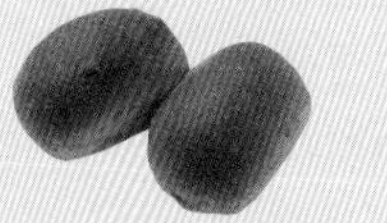

主菜

鶏とゴーヤーのみそ炒め

鶏もも肉とゴーヤーをうまみたっぷりの調味みそで炒めました。

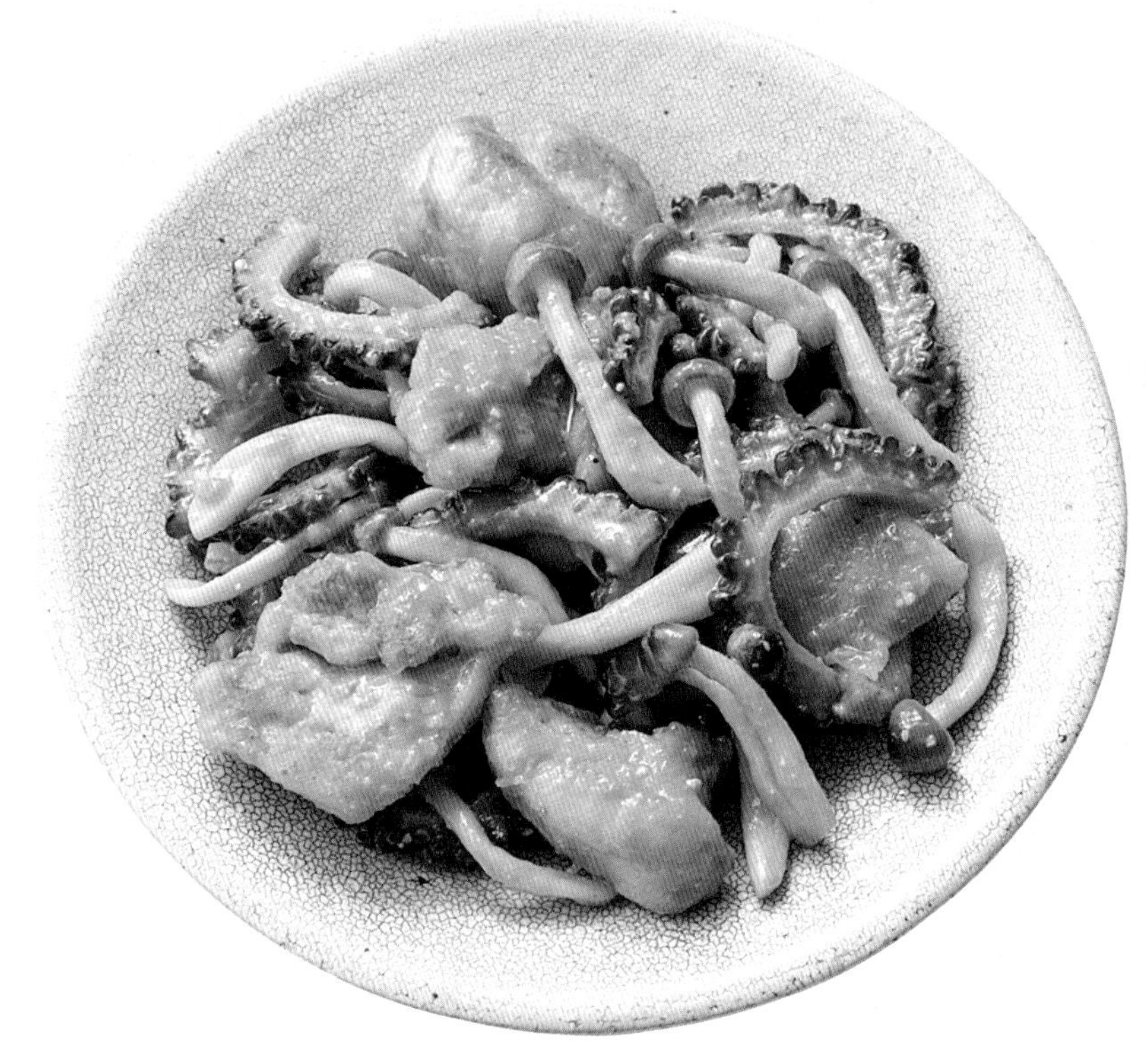

糖質	8.2g	タンパク質	19.4g

エネルギー 276kcal　炭水化物 12.5g　脂質 16.6g　食物繊維 4.3g

■ 材料(1人分)

鶏もも肉(皮なし) ……………… 70 ～ 80g
塩、こしょう ……………………… 各少々
ゴーヤー ……………………………… 90g
シメジ …………………………… ½パック
ゴマ油 ……………………………… 大さじ1
片栗粉 ……………………………… 大さじ½

A
- みそ ……………………… 大さじ1弱
- 醤油、糖質ゼロ料理酒 ……………………… 各小さじ½
- ラカントS …………………… 小さじ1

■ つくり方

1 鶏肉はひと口大に切って塩、こしょうをふる。ゴーヤーは縦半分に切って種とワタを取り、薄切りにする。シメジは石づきを落としてほぐす。

2 フライパンに半量のゴマ油を熱し、ゴーヤーを炒めて、しんなりしてきたらシメジを加えて炒め、一度取り出す。

3 鶏肉に片栗粉をまぶして、残りのゴマ油を熱したフライパンに入れて焼き、焼き色がついたら裏返して火を通す。

4 **2**を戻し入れて、混ぜ合わせた**A**を加え、炒め合わせる。

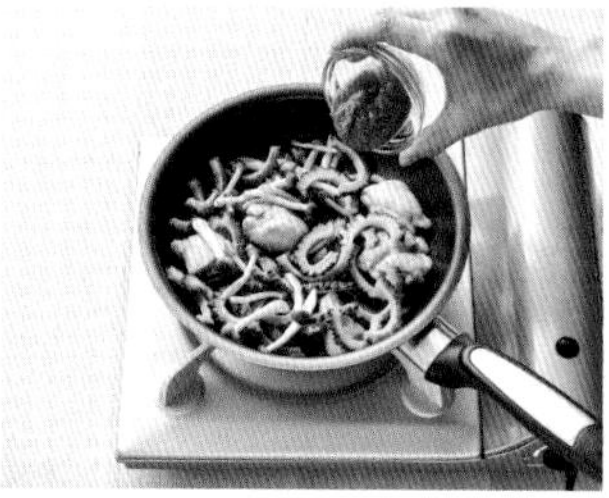

Point

調味料はよく混ぜ合わせてから、サッと肉と野菜に絡めましょう。肉に片栗粉を少量まぶして焼くと、調味料がよく絡みます。

主菜

ドライおからのチキンカツ

ドライおからで糖質オフ。鶏むね肉は高栄養の良質なタンパク質源。

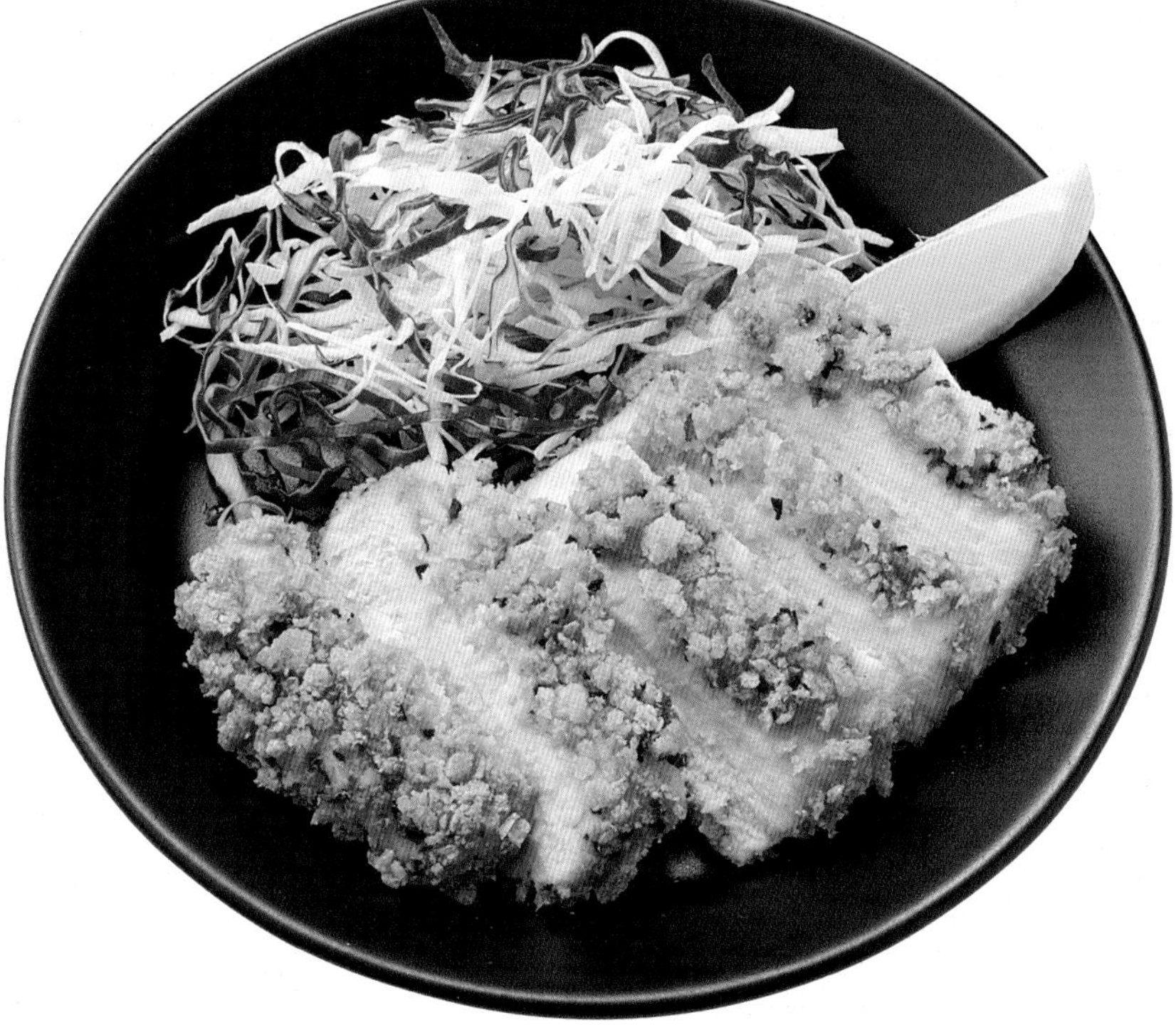

糖質	3.5g	タンパク質	22.8g

エネルギー 287kcal　炭水化物 6.5g　脂質 18.3g　食物繊維 3g

材料（1人分＋アレンジ1食分）

鶏むね肉（皮なし）…………… 135 ～ 150ｇ
マヨネーズ………………………… 小さじ2
ドライおから（→P.46）………………… 適量
オリーブオイル……………………… 適量

A
- 塩、こしょう………………… 各少々
- 粉チーズ…………………… 小さじ1
- 乾燥バジル……………… 小さじ1/2
- にんにく（すりおろし）………… 小さじ1/2

キャベツ、紫キャベツ（せん切り）……… 各適量
レモン（くし切り）……………………… 適量

つくり方

1 鶏むね肉は、厚い部分を観音開きにして**A**をもみ込む。マヨネーズも加えてもみ込んだら、ドライおからを押さえるようにして全体にまぶす。

2 フライパンに1㎝ほどオリーブオイルを入れて熱し、**1**を焼くように揚げる。2/3量をそぎ切りにして、残りは翌日用にとり分ける。

3 **2**を器に盛り、キャベツ、紫キャベツ、レモンを添える。

簡単アレンジ

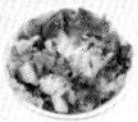

チキンのオニオンドレッシング

材料（1人分）
「ドライおからのチキンカツ」… 1/3量
サニーレタス……………… 60g
トマト…………………… 1/6個
キュウリ………………… 1/2本

A
- 酢……………… 小さじ1
- オリーブオイル…… 大さじ1/2
- 塩……………… 小さじ1/6
- こしょう…………… 少々
- 玉ネギ（すりおろし）……… 小さじ1

つくり方

1 サニーレタスは食べやすく切る。キュウリは皮を縞目にむいて、トマトと一緒に乱切りにする。

2 **1**を器に盛り、ひと口大に切ったチキンカツをのせて、合わせた**A**をまわしかける。

糖質	3.6g	タンパク質	11.1g

エネルギー 232kcal　炭水化物 6.4g
脂質 17.5g　食物繊維 2.8g

主菜

から揚げ

高糖質なから揚げの衣を高野豆腐で揚げ物も低糖質料理に変身。

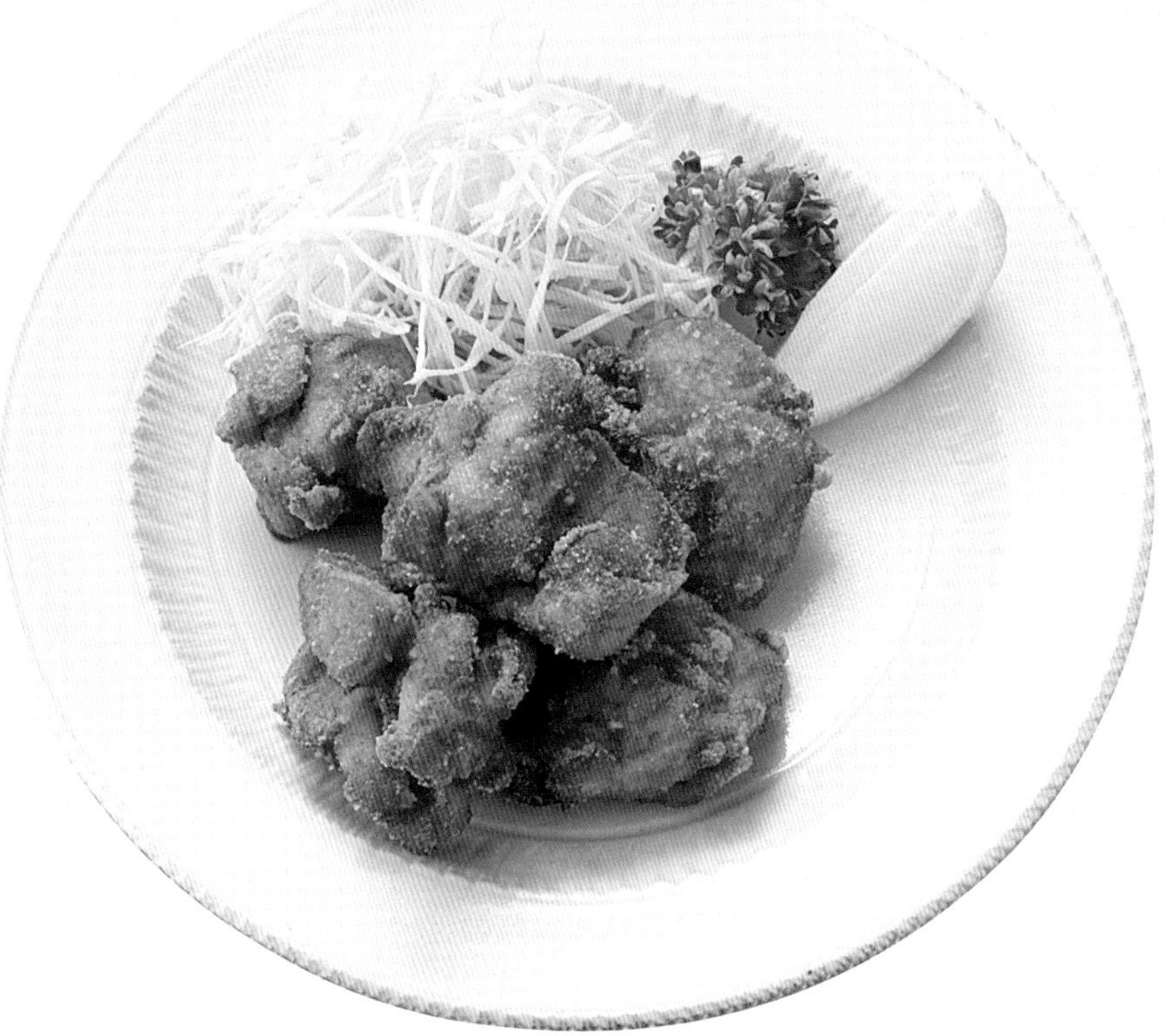

糖質	3.4g	タンパク質	21.4g

エネルギー 305kcal　**炭水化物** 4.4g　**脂質** 21.8g　**食物繊維** 1g

材料（1人分）

鶏もも肉（皮なし）…………1/2枚（100ｇ）
塩、こしょう…………………………各少々
A
- しょうが汁…………………小さじ1/4
- にんにく（すりおろし）……………………………小さじ1/4
- 豆板醤…………………………小さじ1/4
- 醤油……………………………小さじ1

高野豆腐……………………………1/2個
揚げ油………………………………適量
パセリ………………………………適量
レモン（くし切り）…………………1/8個分
キャベツ（せん切り）………………適宜

つくり方

1 鶏肉は大きめのひと口大に切り、塩、こしょうをふってから**A**に15分ほどつける。

2 高野豆腐はすりおろしてバットに入れ、**1**を1切れずつ入れてまぶす。

3 150～160℃の揚げ油に**2**を入れてこんがりと色づくまで5分ほど揚げる。とり出して油をきる。

4 器に盛り、パセリ、レモンを添える。好みでキャベツを添えても。

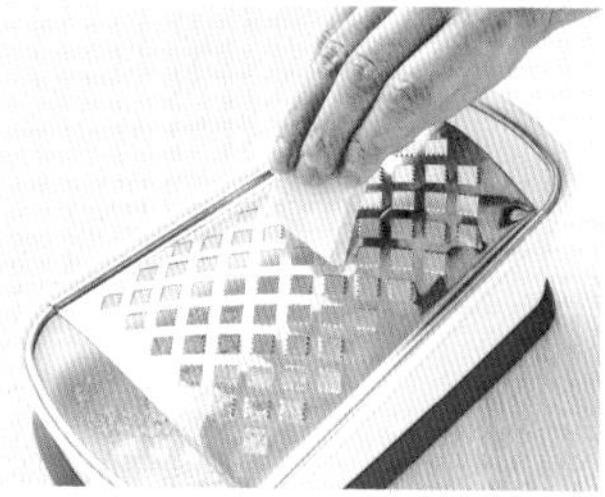

Point

高野豆腐をすりおろして粉末状にすることで、衣になります。衣がNGなのは小麦粉が高糖質なためなので、これで一気に低糖質に。

主菜

鶏の粒マスタード炒め

低糖質な鶏むね肉に、相性のよい粒マスタードを合わせました。

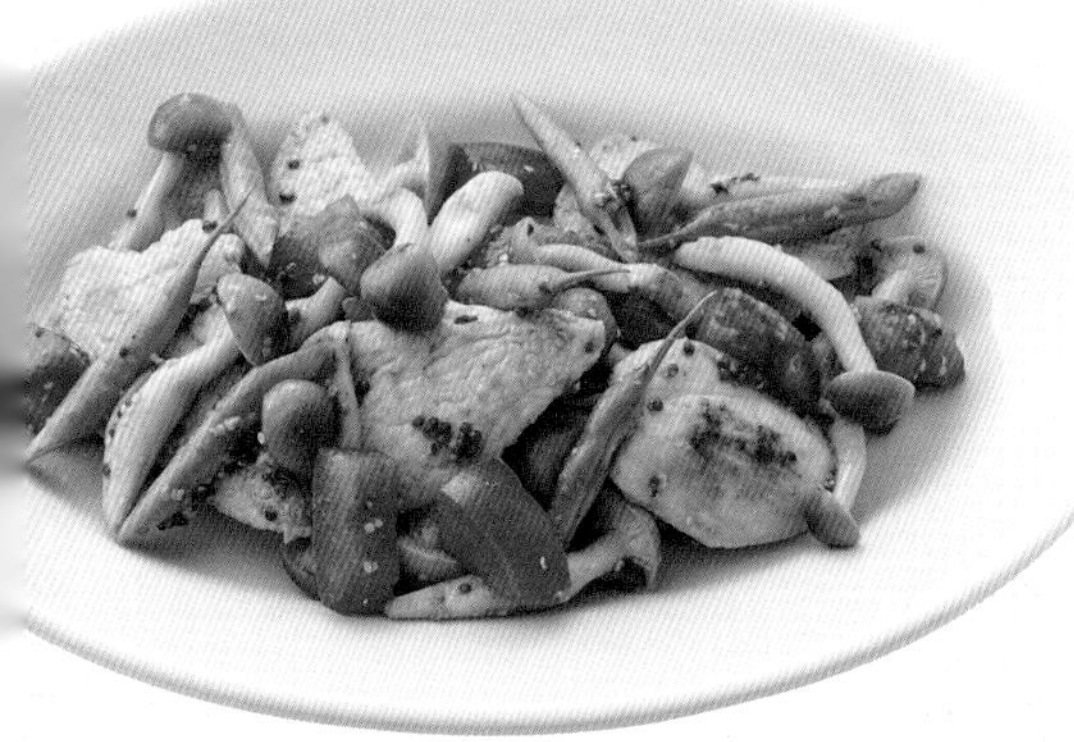

糖質	4.4g	タンパク質	19.8g

エネルギー 207kcal　炭水化物 6.8g
脂質 11.6g　食物繊維 2.4g

■ 材料（1人分）

鶏むね肉（皮なし）……70～80g
シメジ……1/2パック
サヤインゲン……3本
トマト……1/4個
バター……10g
にんにく（すりおろし）……小さじ1/4
A
- 粒マスタード……小さじ2
- 塩、こしょう……各少々

■ つくり方

1 鶏むね肉はそぎ切りにする。

2 シメジは石づきを落としてほぐす。サヤインゲンは斜め切りにする。トマトはざく切りにする。

3 フライパンにバターとにんにくを入れて熱し、1を両面焼き色がつくまで焼く。

4 2を順に加えて炒め、Aを加えて炒め合わせる。

主菜

鶏肉のサテ

東南アジアの串料理サテ。焦げやすいので2回に分けて焼くのがコツ。

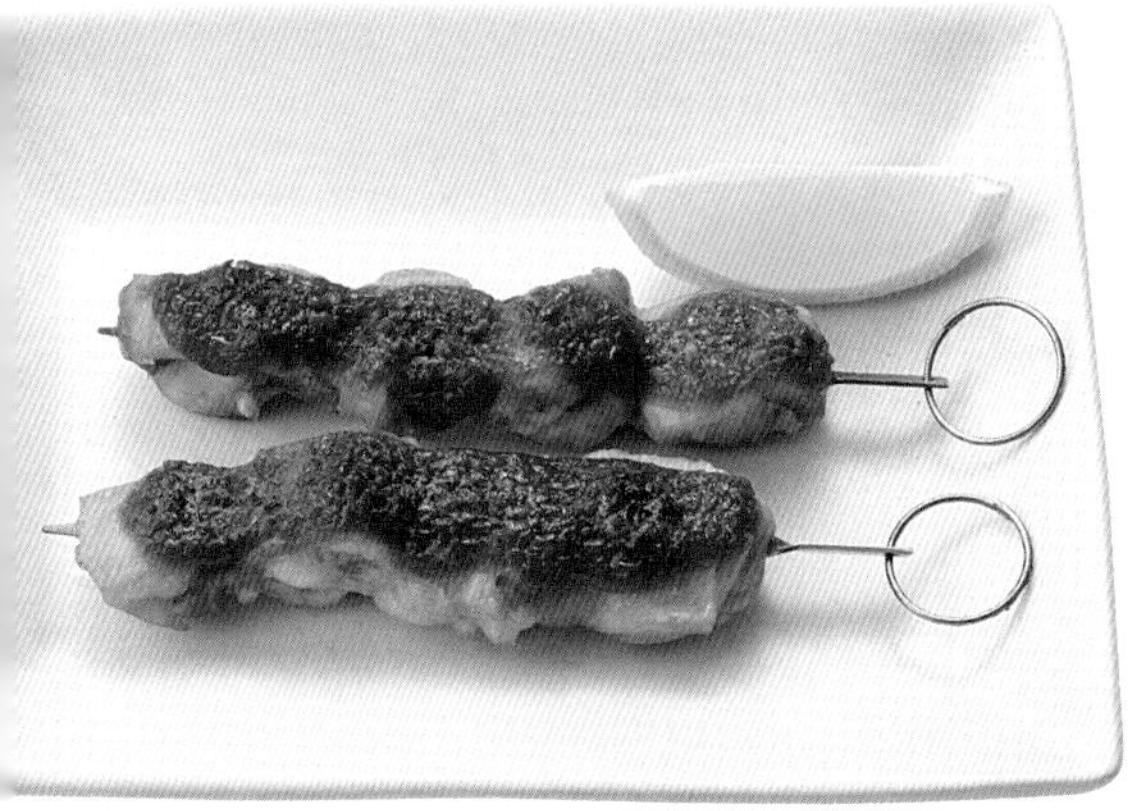

糖質	2.2g	タンパク質	15.5g

エネルギー 164kcal　炭水化物 2.8g
脂質 9.4g　食物繊維 0.6g

■ 材料（1人分）

鶏もも肉(皮なし)……70～80g
塩……少々
A
- ピーナッツバター（無糖）……大さじ1/2
- ラカントS……小さじ1/2
- 醤油……小さじ2/3
- 豆板醤……小さじ1/8
- ゴマ油……小さじ2/3
- 糖質ゼロ料理酒……小さじ1/2
- にんにく（すりおろし）……少々

レモン（くし切り）……適量

■ つくり方

1 鶏肉はひと口大に切って塩をもみ込み、串2本に均等に刺す。

2 予熱したオーブントースターで鶏肉に8割ほど火を入れ、合わせたAをぬって焼き色がつくまで再度焼く。

3 器に盛り、レモンを添える。

主菜

エノキの和風ハンバーグ

パン粉をエノキ茸で代用。お弁当にも。

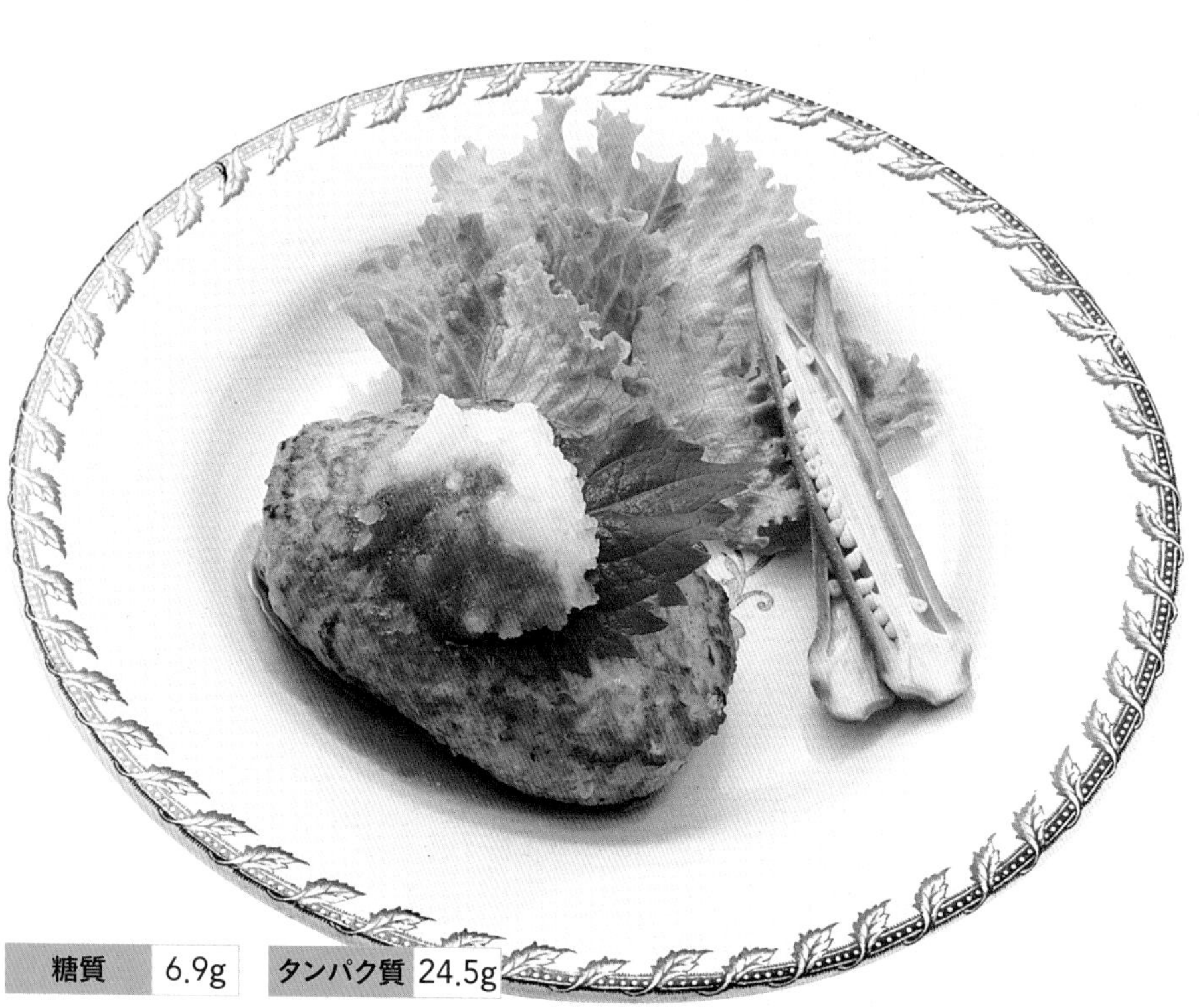

糖質	6.9g	タンパク質	24.5g

エネルギー 281kcal　**炭水化物** 11.3g　**脂質** 14.4g　**食物繊維** 4.4g

材料（1人分＋アレンジ1食分）

A
- 鶏挽き肉……90g
- 豚挽き肉……50g
- 塩、こしょう……各少々
- 卵　1/2個

エノキ茸……90g
長ネギ……5cm
ゴマ油……小さじ1
水……大さじ1

B
- 醤油……大さじ1
- ラカントS……大さじ1
- 糖質ゼロ料理酒……大さじ1
- 水……小さじ1

C
- 青じそ……1枚
- 大根おろし……3cm分（100g）

リーフレタス……適量
オクラ……1本

下準備

エノキ茸は1cm長さに切る。長ネギはみじん切りにする。

つくり方

1 ボウルに**A**と下準備した野菜を加えてよく混ぜる。1/3量はとり分けてひと口大のつみれ状に丸める。残りは楕円に成形する。

2 フライパンにゴマ油を熱し、**1**を並べて焼き色をつける。裏返して、水を加えてふたをし、5分蒸し焼きにする。楕円形のハンバーグはとり出し、つみれ状のハンバーグ（つくね）は翌日用にとり分ける。

3 フライパンの余分な脂をふき、**B**を加えて煮立てる。

4 器にハンバーグを盛り、**C**をのせて、**3**をかける。リーフレタス、塩ゆでして縦半分に切ったオクラを添える。

簡単アレンジ

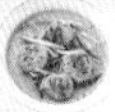

つくねの和風スープ

材料（1人分）

つくね
（「エノキの和風ハンバーグ」より）……1/3量
もやし……30g
パプリカ（赤）……10g
鶏がらだし……150mℓ

A
- 塩、こしょう……各少々
- 醤油……小さじ1/2

あさつき……1/5本（1g）

つくり方

1 パプリカはせん切りにする。あさつきは小口切りにする。

2 鍋に鶏がらだしとつくねを加えて煮立てる。

3 もやし、パプリカを加えて**A**で調味する。器に盛り、あさつきをふる。

糖質	3.5g	タンパク質	13.5g

エネルギー 132kcal　**炭水化物** 5.4g
脂質 6.5g　**食物繊維** 1.9g

主菜

鶏のしょうがみそ照り焼き

高タンパクな赤みそはうまみが強く、食べごたえのある仕上がりに。

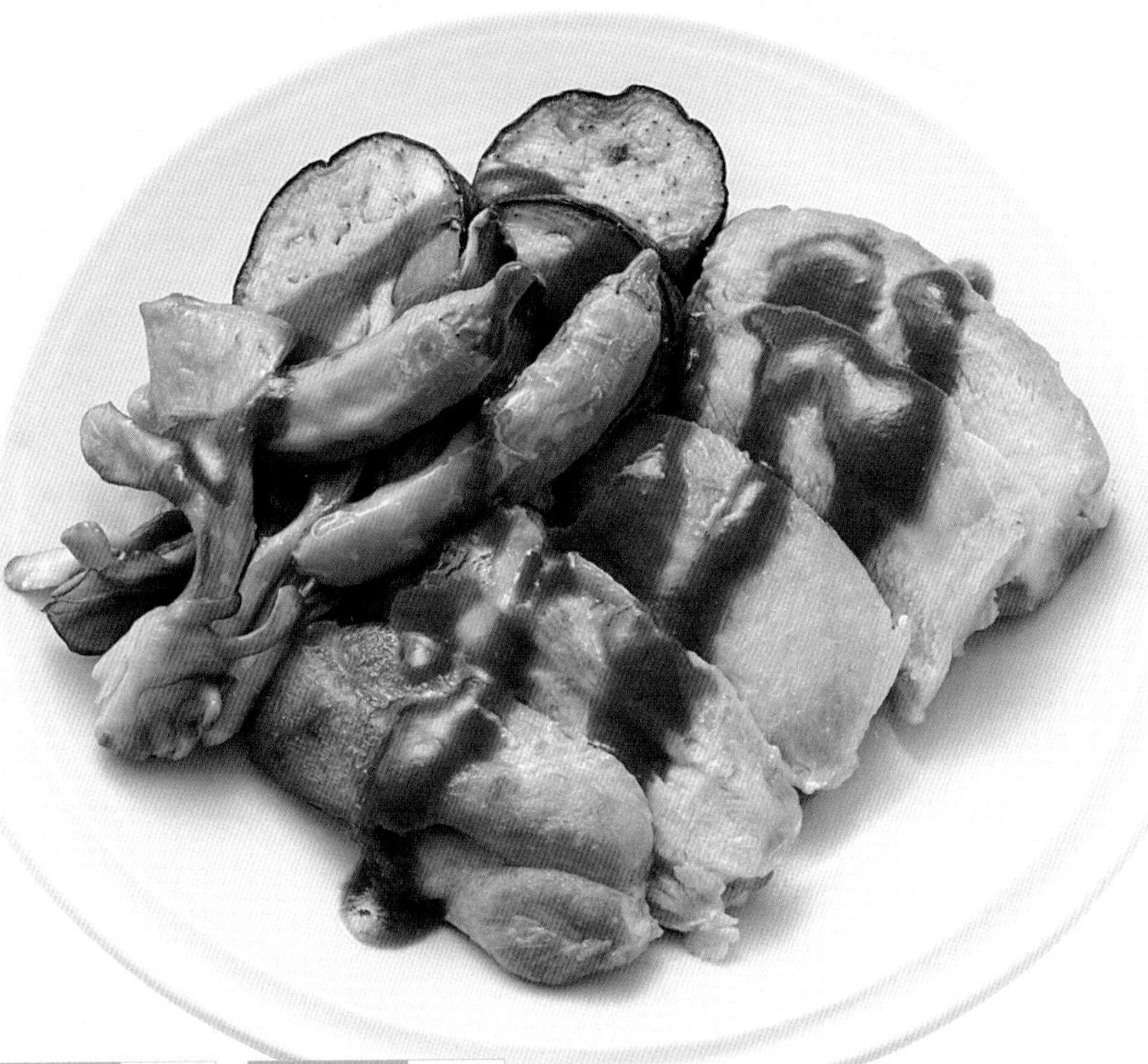

糖質	3.5g	タンパク質	20.8g

エネルギー 212kcal　炭水化物 6.8g　脂質 10.4g　食物繊維 3.3g

■ 材料（2人分：つくりやすい分量）

鶏もも肉（皮なし）……180g
マイタケ……100g
ししとう……4本
ナス……1本
ゴマ油……大さじ1
塩、こしょう……各少々
水……大さじ1
A
- 赤みそ……大さじ1
- しょうがの絞り汁……大さじ1
- 糖質ゼロ料理酒……大さじ2
- 醤油……小さじ1/2
- ラカントS……大さじ1/2

■ つくり方

1 鶏肉はフォークで数カ所刺して、半分に切る。マイタケは食べやすくほぐす。ししとうは包丁で穴をあけておく。ナスは輪切りにしておく。

2 フライパンにゴマ油の半量を熱し、マイタケ、ししとう、ナスをこんがりと焼いて、塩、こしょうをふって器に盛る。

3 ゴマ油の残りを加えて鶏肉を両面こんがりと焼く。水を加え、ふたをして5分ほど蒸し焼きにする。鶏肉をとり出し、食べやすく切って器に盛る。

4 同じフライパンに**A**を加えてサッと煮立て、野菜と鶏肉にまわしかける。

食材memo

赤みそで満足感UP！

こんがりと焼いた鶏もも肉と野菜に、うまみの強い赤みそのタレで食べごたえをUPさせます。赤みそはタンパク質も豊富。調味料を工夫して満足感を上げることは、低糖質食をストレスなく続けていくためのコツです。ただし、食べすぎないよう、分量は守りましょう。

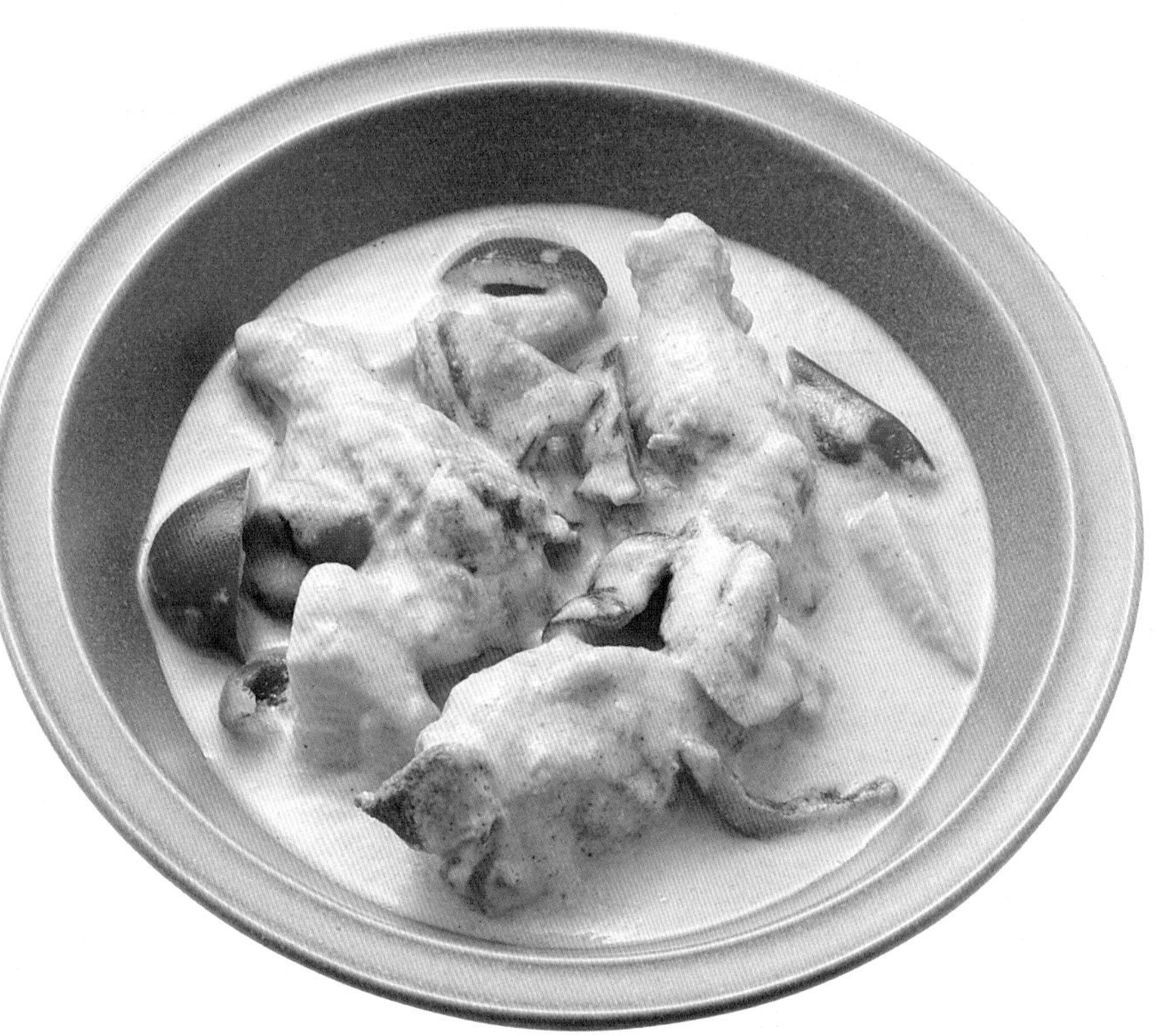

主菜

鶏手羽元のココナッツカレー

ココナッツ×カレー粉とシンプルな材料なのに本格的な仕上がりです。

糖質	10.4g	タンパク質	22.5g

エネルギー 535kcal　炭水化物 14.6g　脂質 45.6g　食物繊維 4.2g

■ 材料（1人分）

鶏手羽元……………………3本（正味90g）
A
- カレー粉…………………………小さじ1
- 塩…………………………………小さじ1/3
- こしょう……………………………適量

パプリカ（赤）……………………………1/4個
ピーマン…………………………………1個
タケノコ（水煮）…………………………50g
ココナッツミルク…………………1カップ
玉ネギ（すりおろし）………………大さじ1

■ つくり方

1 鶏手羽元は骨に沿って切り込みを入れて**A**を絡める。パプリカ、ピーマン、タケノコはひと口大の乱切りにする。

2 鍋に、ココナッツミルク、鶏手羽元、タケノコ、玉ネギを加えて強火で煮立て、ふたをして弱火で5分ほど煮る。

3 パプリカ、ピーマンを加えて2分ほど煮る。

ドライおからのつくり方

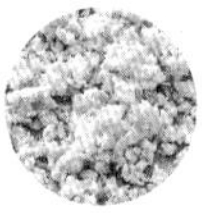

オーブンで焼く →

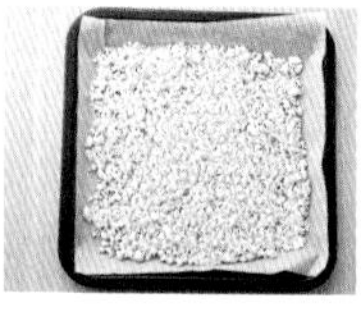

天板にクッキングシートを広げ、生おから200gを広げる。150℃に予熱したオーブンで15分ほど焼く。

混ぜる →

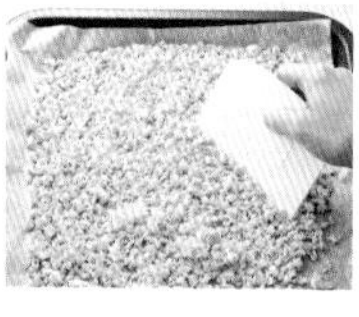

一度オーブンからとり出し、スケッパーなどで2回ほど切るように混ぜる。同じ温度のオーブンでさらに15〜20分焼く。

焼き上がり

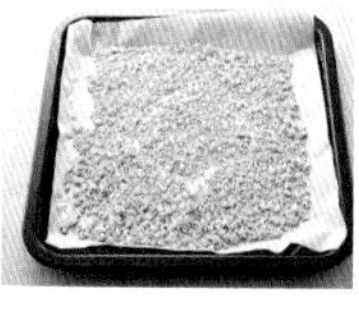

焼き上がり。熱いうちにスケッパーなどで切るように混ぜ、冷めたら保存袋に入れる。

Column
appetite

空腹感がおさまる“ツボ”で食欲をコントロール！

無性にいっぱい食べたくなるときにおすすめなのが、空腹感がおさまる“ツボ押し”です。
食欲をコントロールするためにも試してみてください。

地倉
（ちそう）

胃のトラブルに強いといわれているツボです。食欲をコントロールしたり、食前に押すと食べすぎ防止に効果があります。

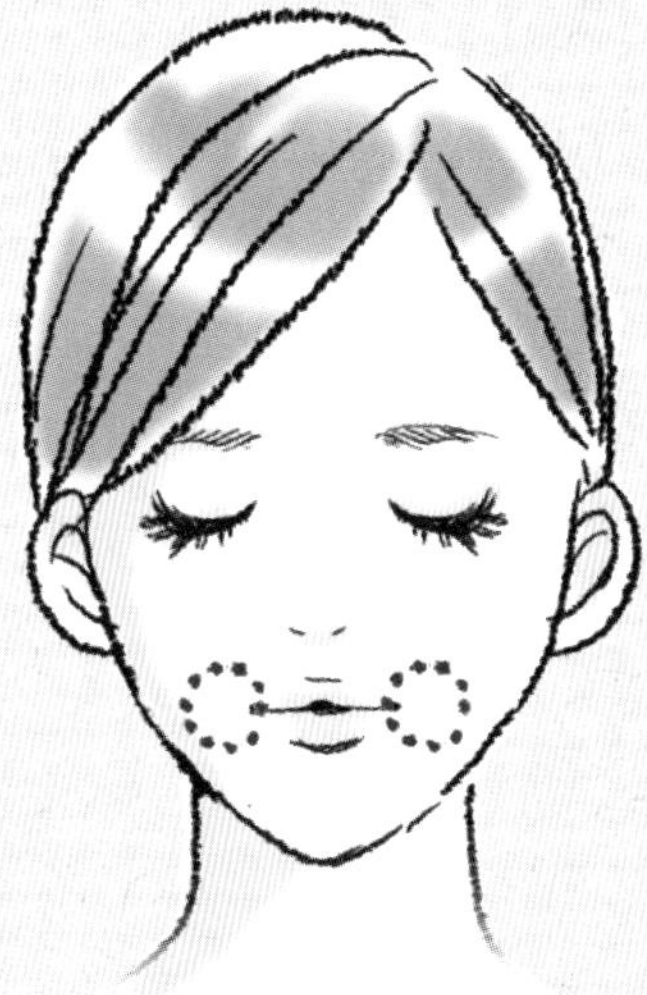

◎ツボの見つけ方と押し方

口の両端（外側）にあるくぼみがツボの位置になります。
くちびるを閉じて、両手の人差し指をそれぞれくぼみにあてて、左右同時に３～５回押しましょう。

◎他にもこんな効果が！

顔のむくみやくすみの解消に効果的です。口周辺のたるみや、ほうれい線予防の効果もあるといわれています。

百会
（ひゃくえ）

「百」はたくさんの効果があることを示し、“万能ツボ”といわれています。自律神経をコントロールし、安定させることができるので、「おなかが空いた」と感じたときに押すと、食欲をおさえる効果が期待できます。

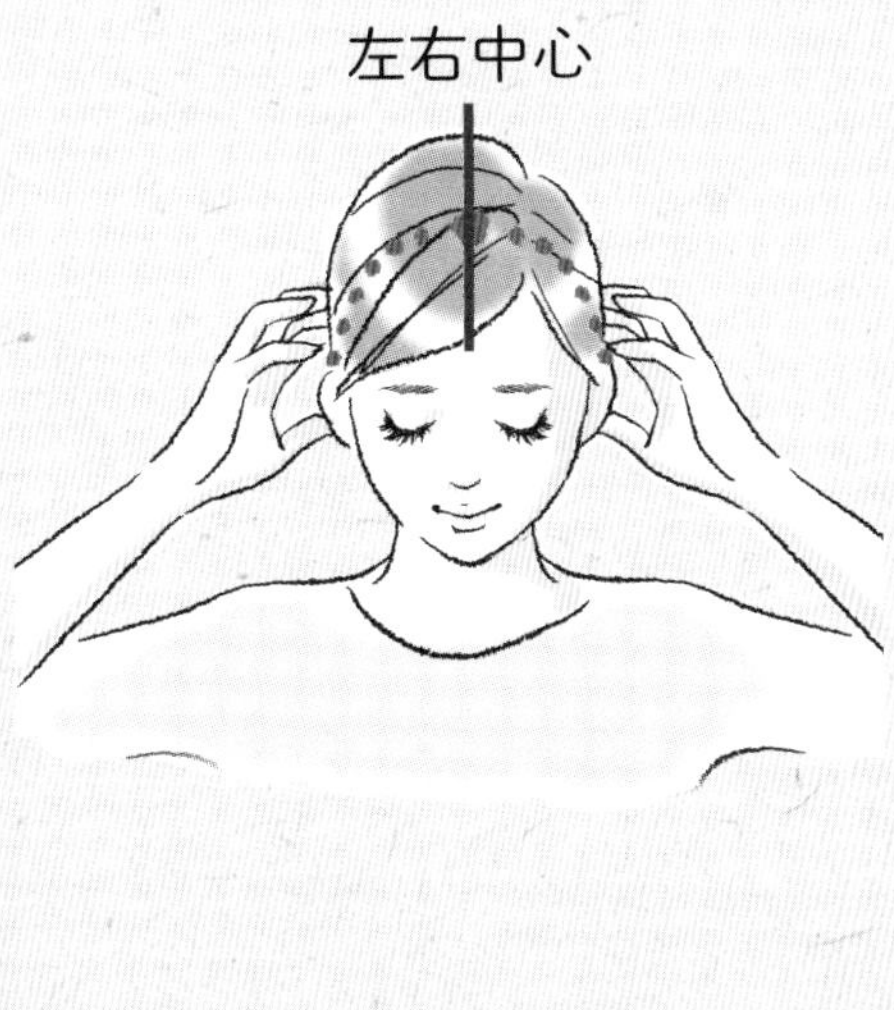

◎ツボの見つけ方と押し方

頭を上から見たときに、頭の左右中心と左右の耳の上端をつないだ線が交わる場所（イラスト参照）がツボの位置になります。両手中指をツボにあて、上から内側に向かってゆっくりと３～５回押しましょう。

◎他にもこんな効果が！

百会は自律神経をコントロールする働きがあるので、精神的なストレスを緩和します。さらに刺激によって頭の血流がよくなり、頭痛、耳鳴り、めまい、立ちくらみ、二日酔いの症状などにも効果があります。

それでもすぐに小腹が空いてしまう……そんなときは

ダイエットの成功の秘訣は、日中はなるべく空腹状態をつくらないことです。
決まった時間に間食を摂って食欲を上手にコントロールしましょう。

空腹は基礎代謝低下の原因に

体が空腹状態に慣れてしまうと「省エネモード」に入るため、基礎代謝が落ちてしまうことにつながります。さらに空腹状態で食事をすると、血糖値が急上昇し、インスリンの分泌が増え、体内の脂肪を増やす原因をつくりだしてしまうのです。

大切なのは空腹状態の時間をつくらず「小腹が空いた」と感じたら賢い間食をすること。この「賢い」というのがポイントで、何を食べてもいいわけではなく**「何を食べるか」が重要なのです。**

間食は栄養補給の機会と考えて

間食は、1日3食の食事で不足しがちな栄養素を補う機会と考えましょう。具体的にはミネラルや食物繊維が豊富な小魚や茎わかめ、するめイカ、さらに脂質の吸収をおさえるビタミンEを含むナッツ類がおすすめです。

ナッツを選ぶときは素焼きの無塩タイプ、コーティングなしのものを選びます。腸内環境を整える乳酸菌が豊富なチーズや、無糖のヨーグルトなどもいいでしょう。

RIZAP POINT!

おやつはやめないでOK！むしろ、空腹状態をつくらないのがダイエット成功の秘訣。ただし、糖質ひかえめを心がけて。

食事の時間は決めておこう

まずは食事時間を決めましょう。食欲があってもなくても決めた時間に少しでも食べるようにします。食事の間隔が規則正しくなれば、おなかが空きすぎることもなくなるので、食べる量もコントロールしやすくなるはずです。

また食べる順番や速さにも注意を。野菜やキノコ類、海そう類→汁もの→主菜→主食（食べなくてもOK）の順番にすると食べすぎを防げます。ゆっくり食べることで満腹感が得やすく、血糖値の急上昇もなくなります。

おすすめおやつ

食事と食事の間に1回、小腹が空いたら糖質をひかえた間食を摂りましょう。
もちろん、無理に食べる必要はありません。

チョコレート（カカオ70%）
カカオ豆にはポリフェノールが豊富。カカオ含有率70％以上のものを選んで。

チーズ
カルシウムが豊富。ナッツやレーズンなどが入ったものではなく、プレーンのものを。

ゆで卵
1日のタンパク質摂取量が足りていないときに、間食としてとり入れるのもおすすめ。

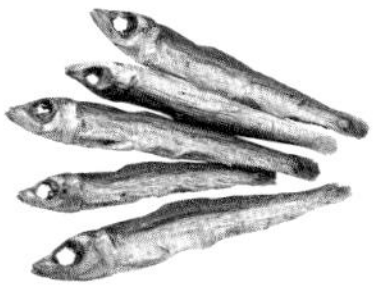

煮干し
鉄分やカルシウム、タンパク質が豊富。無塩タイプのものを。

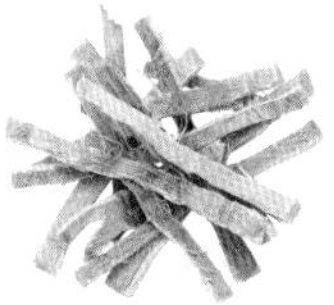

スルメイカ（アタリメ）
よく噛むことで満腹中枢も満たせます。おつまみにもぴったり。

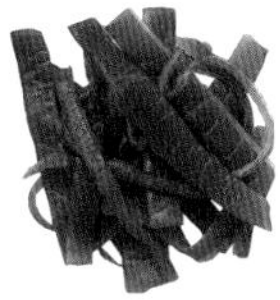

茎ワカメ
ちょっとしたときに口に入れられるので便利。食物繊維の補給にも◎。

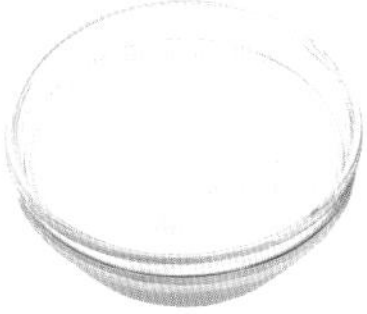

プレーンヨーグルト
腸内環境の改善に。フルーツが入ったものや加糖のものは避けて。

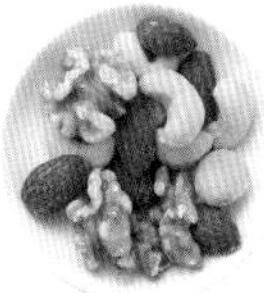

ナッツ
コーティングナッツではなく素焼きのものを。高カロリーなので食べすぎには注意。

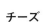

焼きのり
食物繊維やビタミン B_1 などの栄養素が豊富。味つけされていないものを。

無調整豆乳
大豆の栄養素を摂取。調整豆乳より無調整豆乳のほうが糖質が低め。

**自分でつくれる
低糖質
デザート
レシピは P.106**

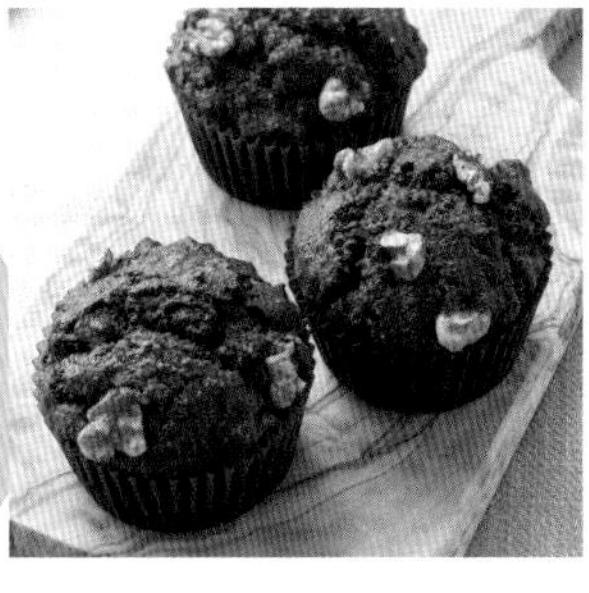

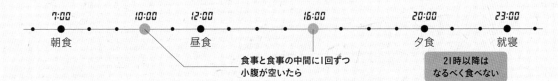

おやつのタイミング

7:00 朝食 — 10:00 — 12:00 昼食 — 16:00 — 20:00 夕食 — 23:00 就寝

**食事と食事の中間に1回ずつ
小腹が空いたら**

**21時以降は
なるべく食べない**

主菜

豚ヒレ肉のレモンバターソテー

やわらかくした豚ヒレ肉をバターとレモン汁でソテーしました。

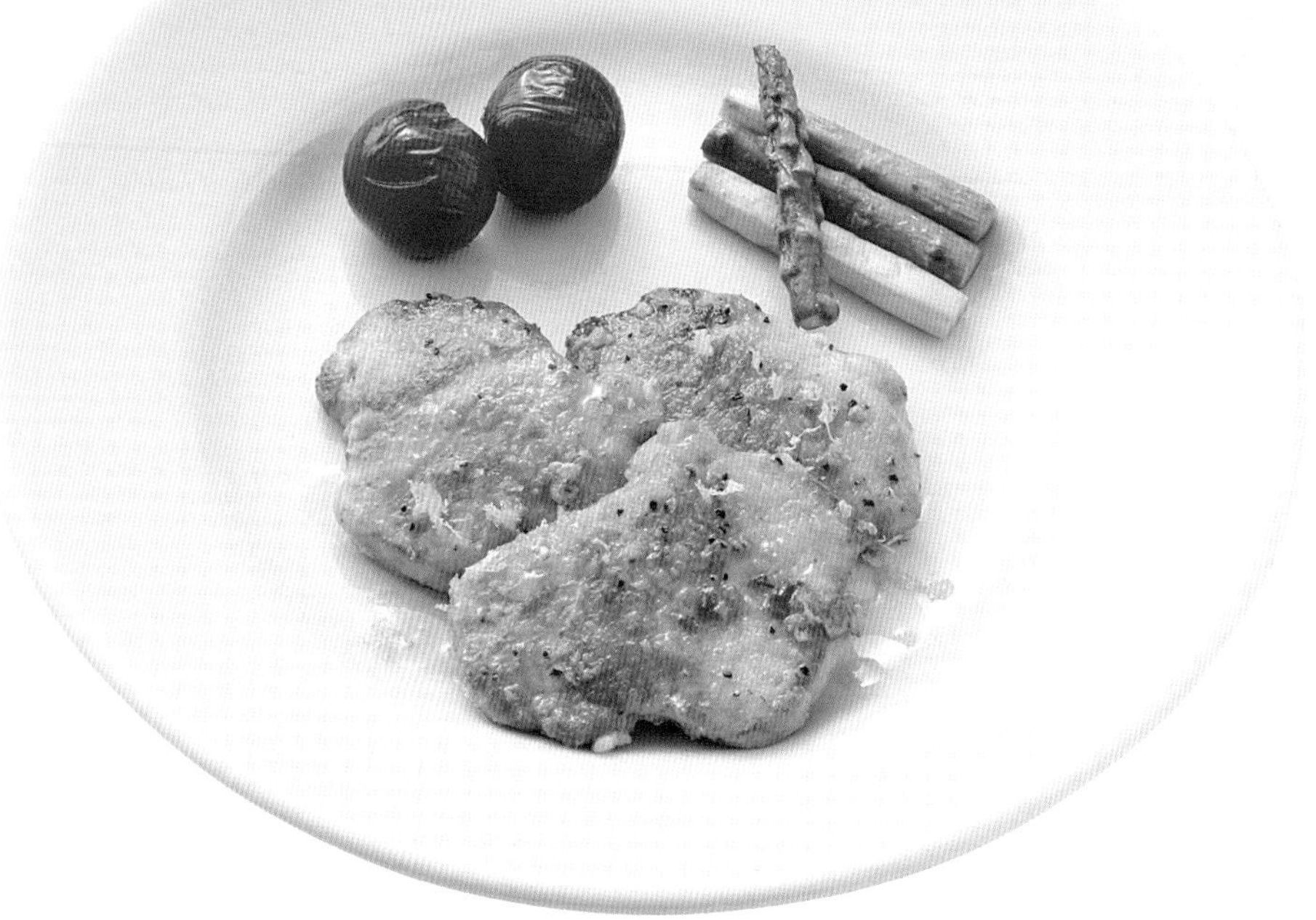

糖質	7.9g	タンパク質	19.0g

エネルギー 272kcal　**炭水化物** 8.7g　**脂質** 17.1g　**食物繊維** 0.8g

■ 材料（1人分）

豚ヒレ肉	80g
小麦粉	小さじ2
グリーンアスパラガス	1本
ミニトマト	2個
オリーブオイル	大さじ1/2
バター	10g
レモン汁	大さじ1
塩、粗挽き黒こしょう	各適量
レモンの皮	適宜

■ つくり方

1 豚肉は1.5㎝厚さに切り、ラップではさんで麺棒などで叩いてのばし、塩少々と小麦粉を全体にまぶす。

2 アスパラガスは根元とはかまを落として4等分に切る。ミニトマトはヘタを取る。

3 フライパンにオリーブオイルを熱し、**1**、**2**を並べて焼く。野菜は焼けたら取り出す。

4 豚肉に焼き色がついたら裏返し、ふたをして弱火で蒸し焼きにする。

5 バターとレモン汁を加えて中火でとろみがつくまで絡め、塩、粗挽き黒こしょうで調味する。

6 器に盛り、野菜を添え、あればレモンの皮をすりおろしてふる。

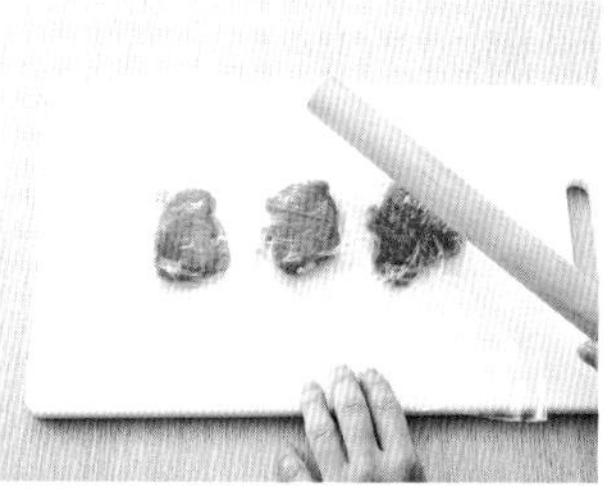

Point

豚ヒレ肉は、ラップではさんで麺棒で叩くと、やわらかくなります。

主菜

肉と野菜を切ってレンジでチン！
メインのおかずが簡単に完成。

豚ともやしのレンジ蒸し

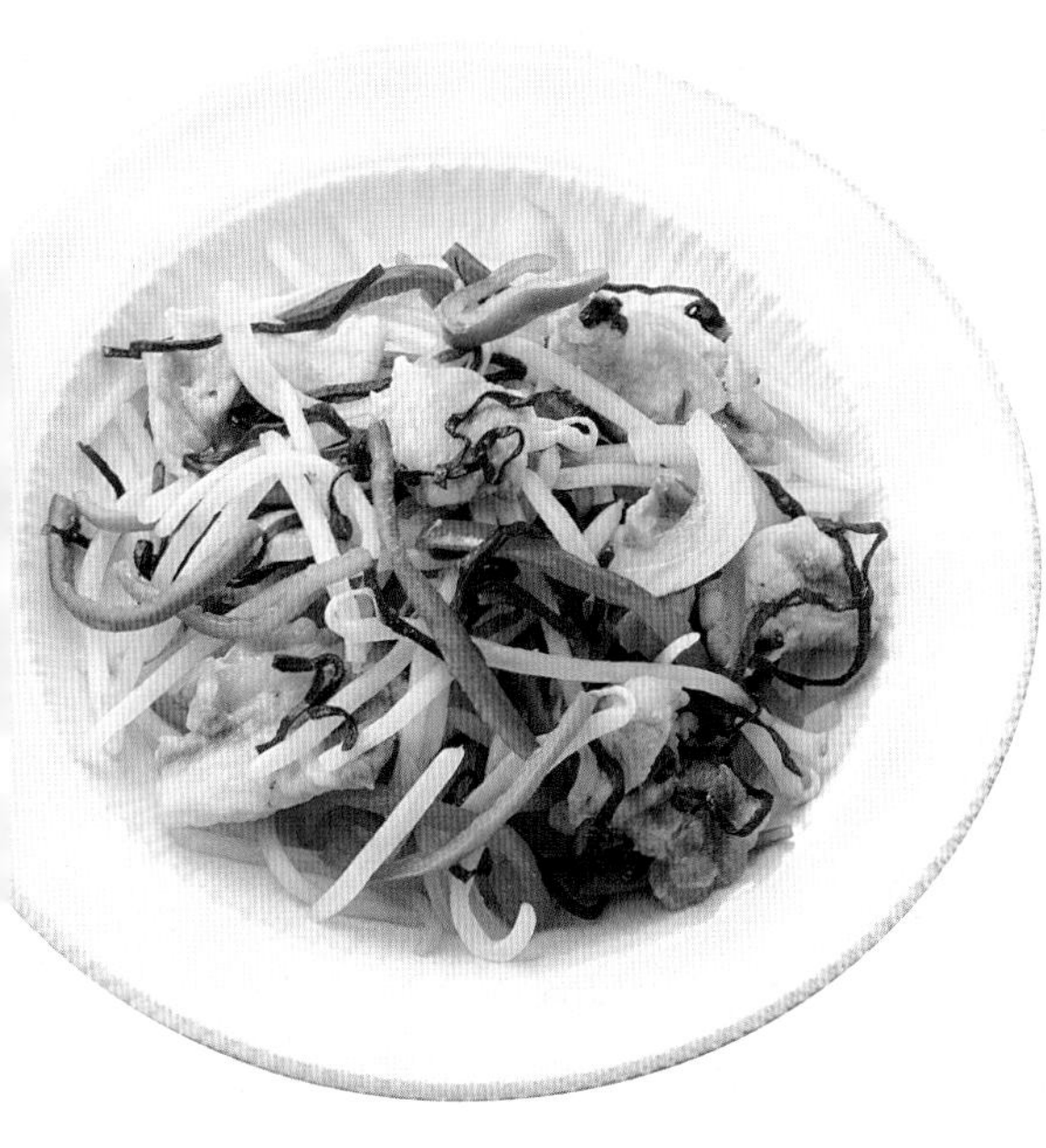

■ 材料（2人分：つくりやすい分量）

豚ロース肉（薄切り）…………………130g
A［塩昆布…………………………10g
　 塩、こしょう………………各適量
玉ネギ…………………………1/4個
ピーマン…………………………2個
ピーマン（赤）……………………1個
もやし…………………………180g
糖質ゼロ料理酒……………大さじ1と1/2

■ つくり方

1 豚肉は食べやすく切って、**A**と混ぜ合わせる。

2 玉ネギは5㎜幅に切る。ピーマン2種は種をとり、細切りにする。

3 耐熱皿にもやし、**2**を入れて混ぜ合わせ、**1**をのせる。酒をまわしかけてラップをし、電子レンジで5分加熱する。

糖質	5.1g	タンパク質	15.6g

エネルギー 215kcal　**炭水化物** 8.3g
脂質 12.8g　**食物繊維** 3.2g

主菜

糖質量が多いパン粉のかわりに
手づくりのドライおからで糖質カット。

豚肉の梅しそチーズ揚げ

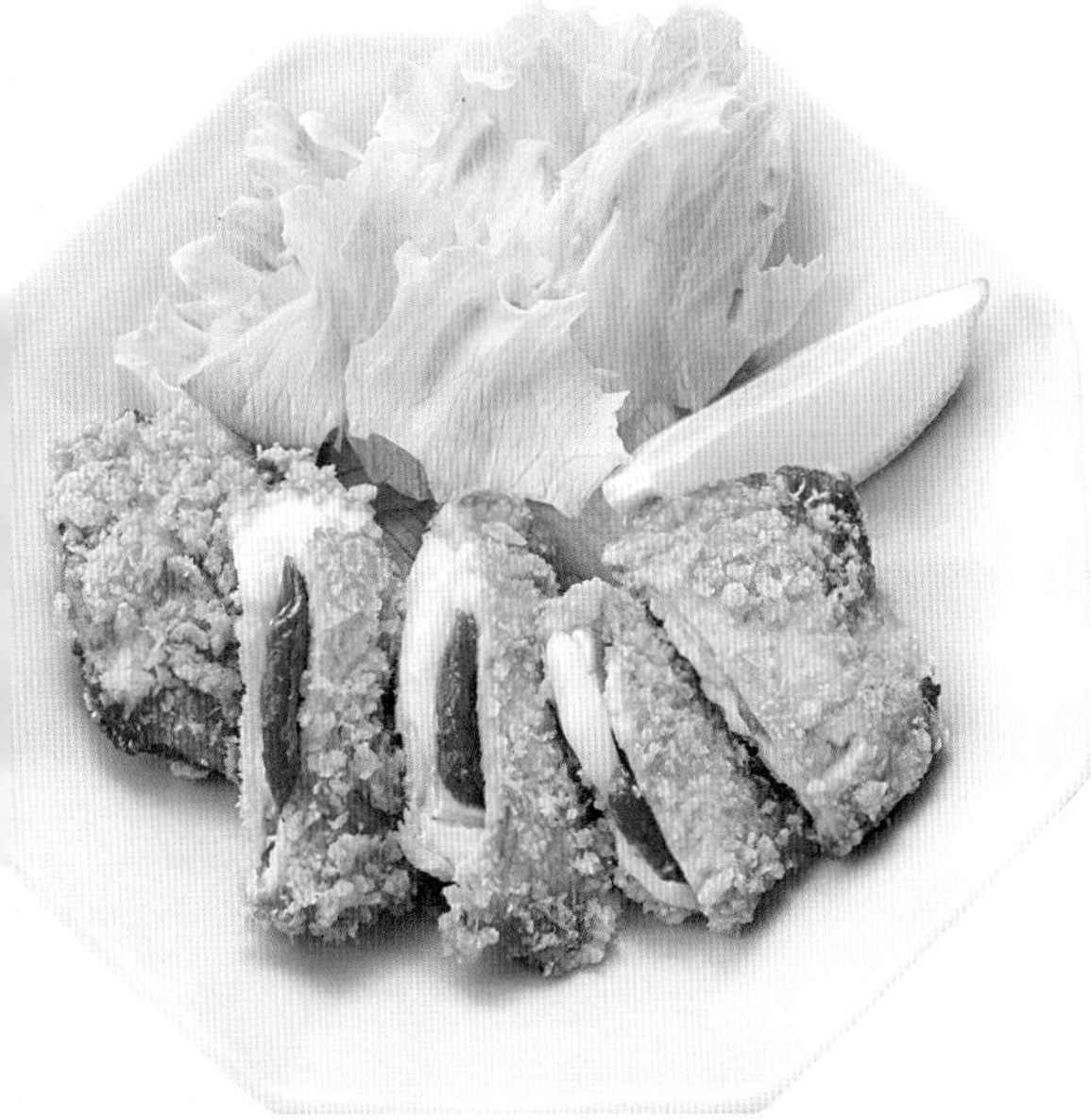

■ 材料（1人分）

豚ロース肉（しょうが焼き用）…· 2枚（60g）
塩、こしょう…………………各適量
スライスチーズ………………………1枚
梅干し…………………………………1個
青じそ…………………………………1枚
ドライおから（→P.46）……………大さじ3
揚げ油………………………………適量
レタス、レモン（くし切り）………各適量

■ つくり方

1 豚肉は筋を切り、塩、こしょうをふる。

2 **1**の1枚に半分に切ったスライスチーズを重ねてのせ、種を取った梅干しをぬり、青じそをのせてもう1枚ではさむ。

3 ドライおからを両面にまぶし、冷蔵庫で15分ほどおく（つなぎ目をフォークで押さえながらまぶすと、肉がはがれにくい）。170℃の揚げ油でカラリと揚げる。

4 食べやすく切って器に盛り、レタス、レモンを添える。

糖質	2.3g	タンパク質	16.8g

エネルギー 329kcal　**炭水化物** 6.7g
脂質 25.2g　**食物繊維** 4.4g

主菜

豚ロースのクリーム煮

しっとりとやわらかい豚ロースの、コクのあるクリーム煮です。

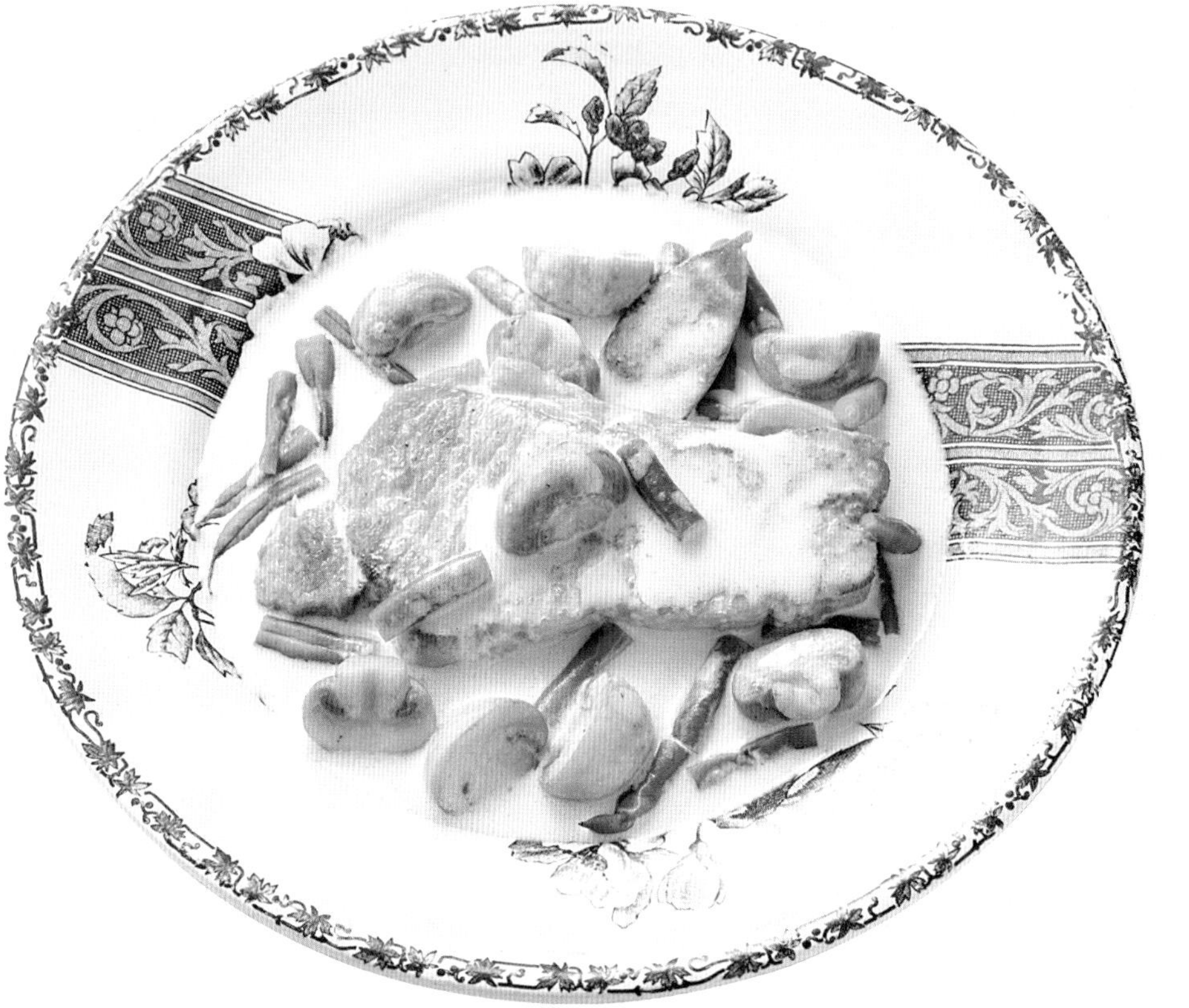

糖質	4.0g	タンパク質	19.7g

エネルギー 507kcal　**炭水化物** 5.7g　**脂質** 23.6g　**食物繊維** 1.7g

■ **材料(1人分)**

豚ロース肉(とんかつ用)……80g
塩、こしょう……各適量
サヤインゲン……5本
マッシュルーム……5個
にんにく……1/2片
オリーブオイル……小さじ1
白ワイン……大さじ1
ローリエ……1枚
水……1/4カップ
生クリーム……1/4カップ
粉チーズ……大さじ1/2

■ **つくり方**

1 豚肉は筋を切り、塩、こしょうをふる。サヤインゲンは3㎝長さに切る。マッシュルームとにんにくは縦に半分に切る。

2 フライパンにオリーブオイル、にんにくを入れて火にかける。香りが立ったら豚肉を並べて焼く。

3 肉にこんがりと焼き色がついたら裏返し、同様に焼く。途中あいているところにサヤインゲン、マッシュルームを加えて炒める。

4 一度火を止め、白ワインをまわし入れ、余熱でアルコールをとばす。

5 再び火にかけ、ローリエ、水を加え、ふたをして2分ほど煮る。

6 生クリーム、粉チーズを加えてひと煮立ちしたら、塩、こしょうで調味する。

主菜

厚揚げとワカメの豚巻き

ワカメで食物繊維を補完！
厚揚げの肉巻きは満足感あり！

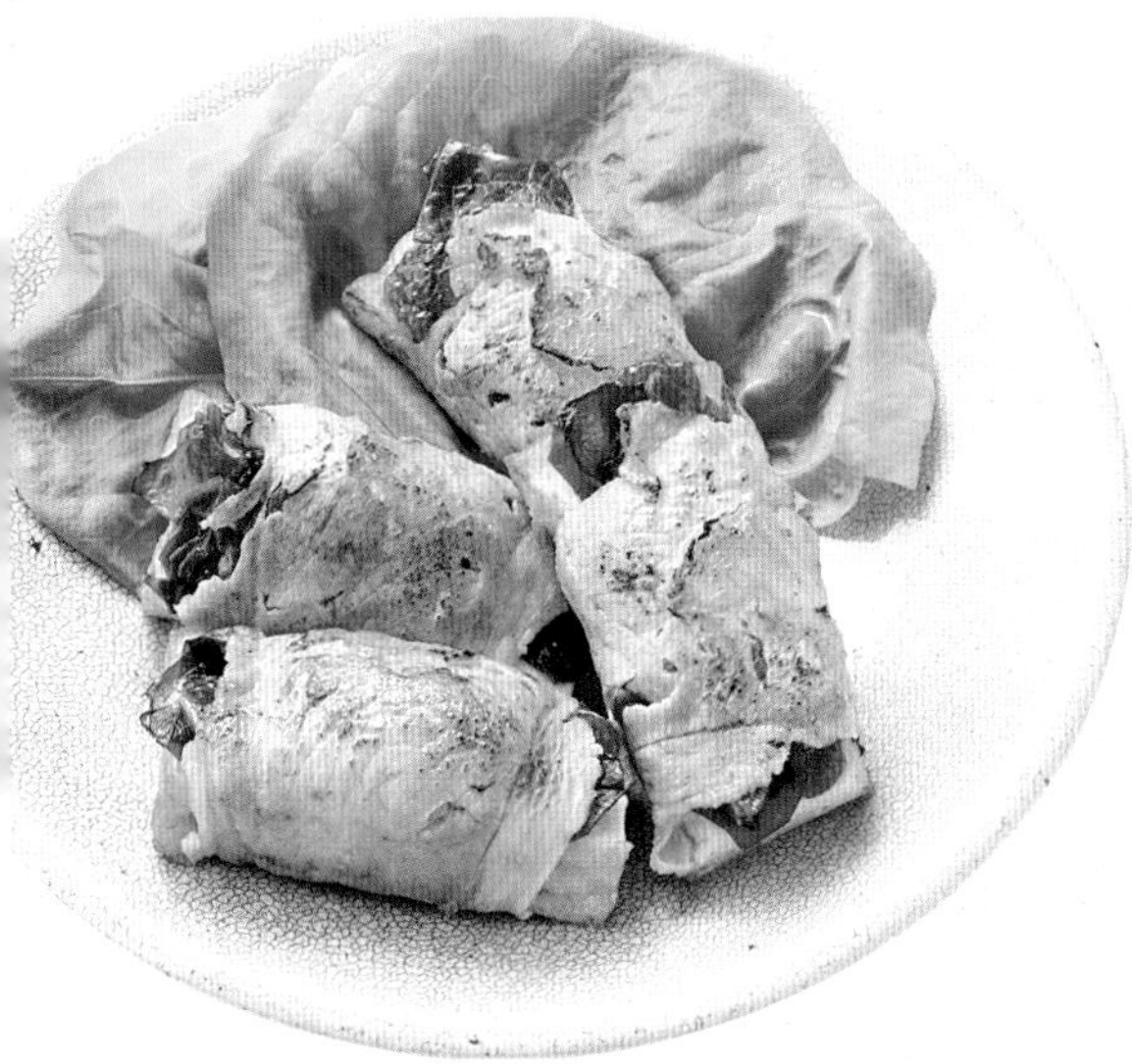

糖質	1.8g	タンパク質	21.5g

エネルギー 367kcal　**炭水化物** 4.5g
脂質 28.7g　**食物繊維** 2.7g

■ **材料（1人分）**

豚ロース肉（しゃぶしゃぶ用）
……………………………4枚（60ｇ）
厚揚げ……………………約1/3丁（80ｇ）
ワカメ（乾燥）……………………………3ｇ
青じそ……………………………………4枚
梅干し……………………………………1個
塩、こしょう………………………各少々
ゴマ油……………………………小さじ1
サラダ菜…………………………………適量

■ **つくり方**

1 厚揚げは4等分の棒状に切る。ワカメは水で戻してしっかり水気を絞る。梅干しは種を取って包丁で叩く。

2 豚肉を広げて塩、こしょうをふり、厚揚げ、ワカメ、青じそ、梅干しをのせて巻く。

3 フライパンにゴマ油を熱し、**2**を転がしながら焼く。器に盛りサラダ菜を添える。

主菜

スペアリブの香味揚げ

特性調味料とゴマの風味がクセになる味。
お弁当にもおすすめ。

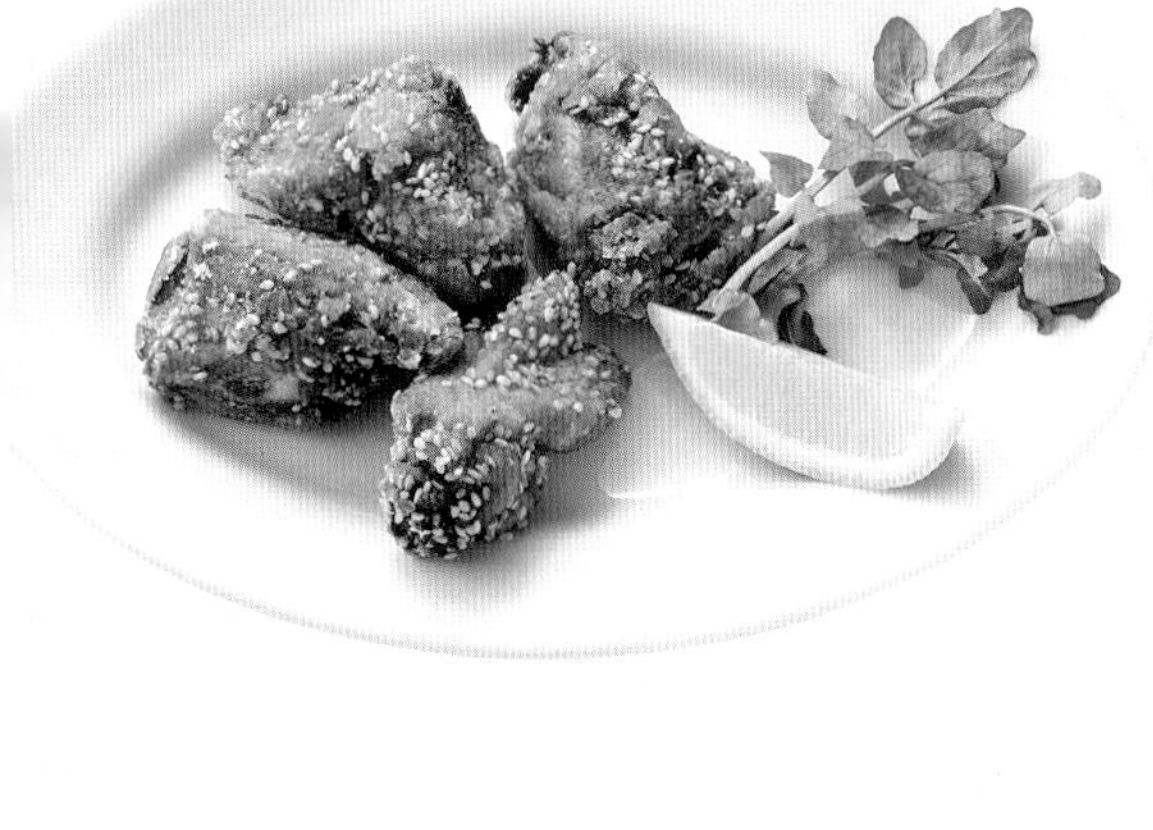

糖質	7.1g	タンパク質	12.7g

エネルギー 488kcal　**炭水化物** 8.4g
脂質 43.3g　**食物繊維** 1.3g

■ **材料（1人分）**

スペアリブ（ハーフカット）…………120g
A
にんにく（すりおろし）、しょうが（すりおろし）
………………………………各少々
醤油、ゴマ油……………各小さじ1
塩、こしょう…………………各少々
B
白炒りゴマ…………………小さじ1
片栗粉………………………小さじ2
揚げ油…………………………………適量
クレソン、レモン（くし切り）……各適量

■ **つくり方**

1 スペアリブはフォークで身を刺す。ポリ袋にスペアリブと**A**を入れてもみ込み、冷蔵庫で15分～1時間（時間があれば一晩）おき、ペーパータオルで水気を軽くふく。

2 **1**に**B**をまぶして160℃の揚げ油に入れ、10～12分色づくまで揚げる。色づいたら、温度を上げてカラリと揚げる。

3 器に盛り、クレソンとレモンを添える。

主菜

豚肉とニラのチヂミ風

ニラ入りで、本格的なチヂミの味わい。
タレなしで食べられます。

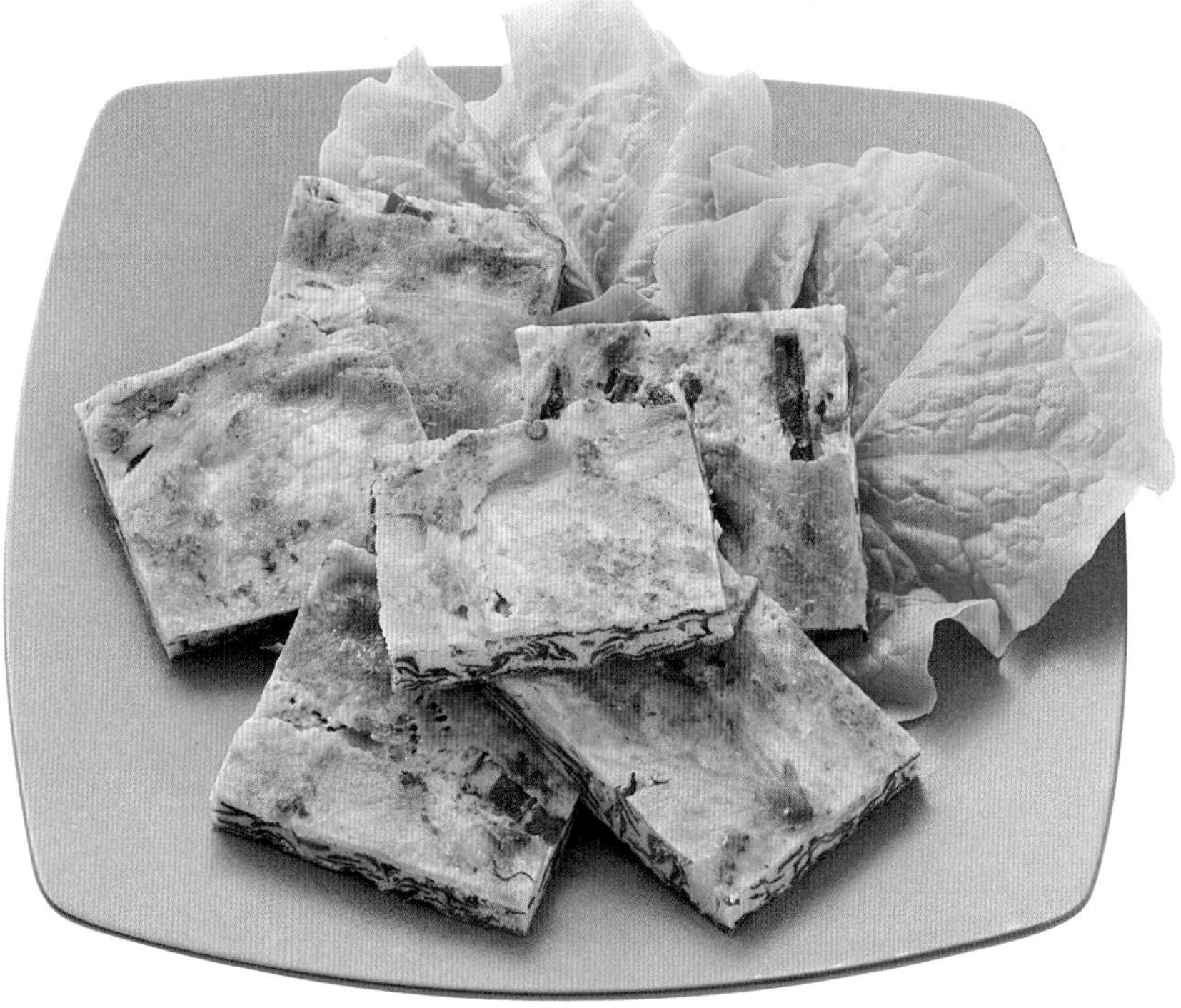

糖質	1.6g	タンパク質	23.8g

エネルギー 419kcal　炭水化物 3.8g　脂質 32.7g　食物繊維 2.2g

■ 材料（1人分×1食分＋アレンジ1食分）

豚ロース肉（薄切り）……80g
ニラ……1束（100g）
卵……3個
塩……小さじ1/2
こしょう……少々
ゴマ油……大さじ1と1/2
サンチュ……適量

■ つくり方

1 ニラは4㎝長さに切る。豚肉に塩の半量とこしょうをふっておく。

2 卵を溶いて、残りの塩とニラを加えて混ぜる。

3 フライパンにゴマ油を熱し、**2**を流す。表面に豚肉を並べてふたをして蒸し焼きにする。ふたを外して裏返し、豚肉に焼き色をつける。

4 1/3量は翌日用にとり分け、残りは食べやすく切ってサンチュを添える。

簡単アレンジ

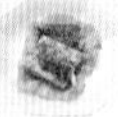

豚チヂミのサムギョプサル

材料（1人分）

「豚肉とニラのチヂミ風」……⅓量
サンチュ……3枚
白菜キムチ……30g
韓国のり……3枚
かいわれ大根……10g

作り方

サンチュで、チヂミ、キムチ、のり、かいわれ大根などを好みで巻く。

糖質	2.9g	タンパク質	13.5g

エネルギー 231kcal　炭水化物 5.6g
脂質 16.7g　食物繊維 2.7g

主菜

豚のたらこナッツソテー

たらこナッツをまんべんなくぬり広げ、サッと焼いて色よく仕上げました。

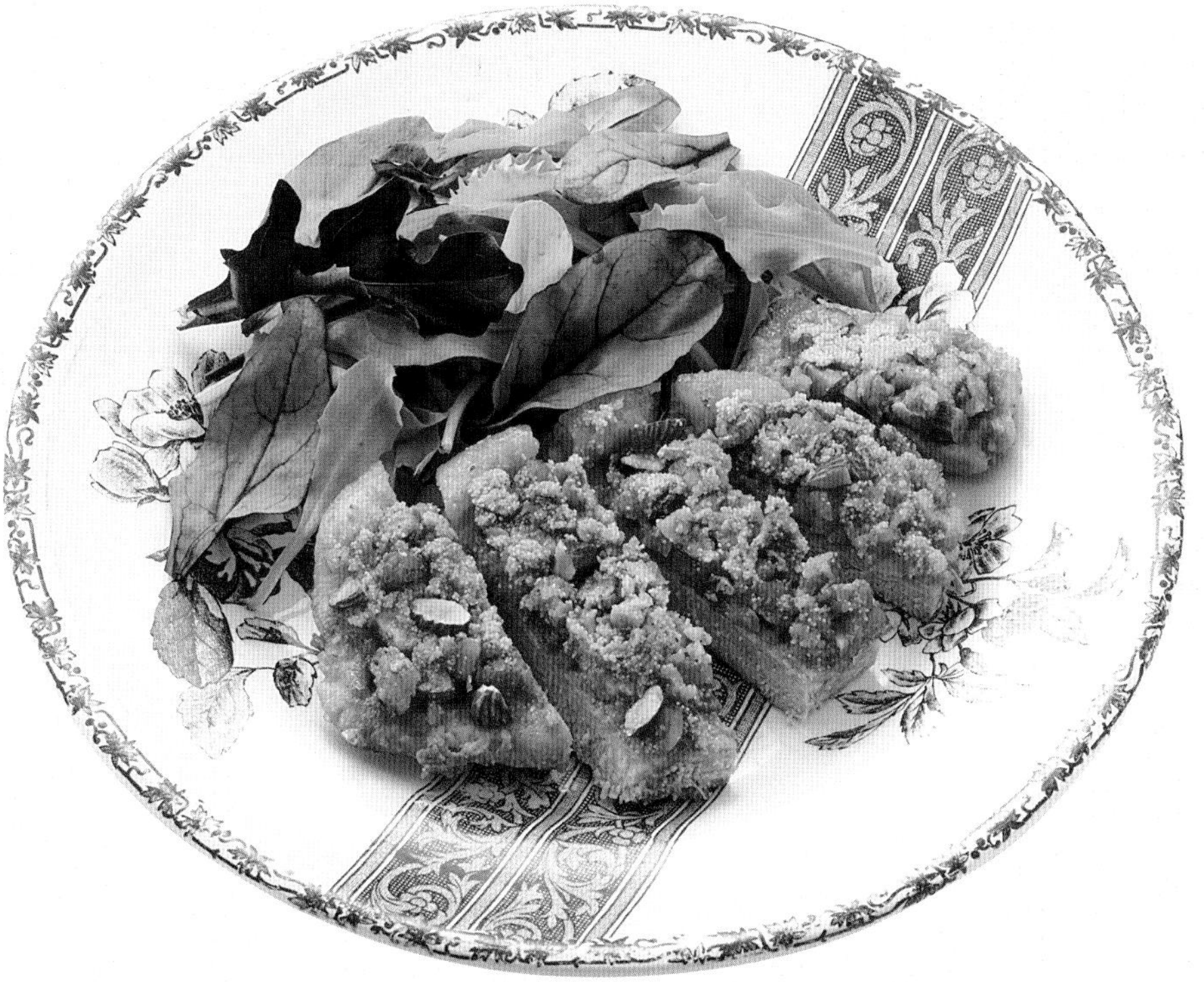

糖質	2.8g	タンパク質	27.0g

エネルギー 418kcal　**炭水化物** 4.6g　**脂質** 31.1g　**食物繊維** 1.8g

■ 材料(1人分+アレンジ1食分)

豚ロース肉(とんかつ用)‥1と1/2枚(150g)
塩、こしょう…………各少々
たらこ…………1/2腹(30g)
アーモンド(無塩)…………10g
くるみ(無塩)…………10g
オリーブオイル…………小さじ1
にんにく…………1片
白ワイン…………大さじ1
ベビーリーフ…………適量

■ 下準備

豚肉は筋を切り、包丁の背で叩いてのばし、塩、こしょうをふっておく。

■ つくり方

1 たらこは薄皮をとって中身を取り出し、粗く刻んだアーモンドとくるみと混ぜる。

2 フライパンにオリーブオイルとみじん切りにしたにんにくを入れて弱火にかけ、香りが立ったら下準備した豚肉を入れる。焼き色がついたら裏返し、白ワインを加えて、ふたをして蒸し焼きにする。

4 一度火を止めて**2**に**1**をぬり広げ、ぬった面を軽く焼いて食べやすく切る。2/3量を器に盛り、ベビーリーフを添える。

簡単アレンジ

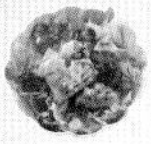

豚のたらこナッツソテーサラダ

材料(1人分)

「豚のたらこナッツソテー」… 1/3量
レタス…………50g
クレソン…………15g
塩、オリーブオイル……各適量

作り方

1 豚のたらこナッツソテーは食べやすく切る。

2 レタスはちぎり、クレソンは根元を落として器に盛り、**1**をのせ、塩、オリーブオイルをかける。

糖質	2.3g	タンパク質	14.1g

エネルギー 254kcal　**炭水化物** 4.1g
脂質 19.6g　**食物繊維** 1.8g

工夫して使えばダイエットの味方に

調味料と油脂の使い方のコツ

食材だけでなく調味料にも糖質は含まれます。砂糖はもちろんNGですが、
みりん、ケチャップ、ソースなども糖質が多いので避けます。香辛料やうまみ食材を組み合わせると、
少ない調味料でも味のバリエーションを広げることができます。

低糖質の調味料を覚えておこう

低糖質食を実践する場合は、焼く、ゆでる、蒸すなどのシンプルな調理法がおすすめ。だからこそ**低糖質の調味料を上手に使って、飽きのこない料理**にしましょう。**香辛料や乾物などを上手に使うと風味もアップ**します。

味覚の世界を広げて

せっかく始めたダイエットでも、シンプルな料理で自分好みの味ばかりだと飽きてしまい、挫折の原因に。**組み合わせの工夫で味覚の世界を広げる**のが、ダイエットを楽しく長続きさせるコツです。

● おすすめ調味料、ひかえたい調味料

○	バター オリーブオイル 塩 ゴマ油 酢
△	マヨネーズ 醤油 辛口みそ
×	砂糖 焼肉のタレ みりん ケチャップ 中濃ソース

甘みは砂糖のかわりにラカントSで！

低糖質ダイエット中は、砂糖はNG。そこでおすすめなのが、血糖値の急上昇をおさえることができるラカントSという甘味料です。砂糖をラカントSにおきかえるだけで、低糖質なまま、料理に甘みを加えたり、甘いデザートをつくることができます。

料理酒も糖質ゼロのものを！

料理酒は、料理にコクを出したり、食材の臭みを消したりすることができますが、高糖質なものが多いので注意。最近は、糖質が含まれていない料理酒も市販されているので、上手に活用しましょう。本書でも、糖質ゼロの料理酒を使っています。

味のバリエーション例

◎醤油＋わさび＋焼きのり
→さしみに！
◎マヨネーズ＋カレー粉→肉・魚料理に！
◎カレー粉＋いりゴマ→野菜のあえものに！
◎醤油＋酢＋ショウガ＋オリーブオイル
→サラダなどに！
◎天然塩＋粒マスタード
→肉・野菜のソースとして！

油は体をつくる力も

油は摂りすぎると肥満や脂質異常症を引き起こしますが、体づくりに大切な栄養素です。**油（脂肪酸）には飽和脂肪酸と不飽和脂肪酸があり、太りにくいのは不飽和脂肪酸です。植物油や魚介類の油で、余分な脂肪やコレステロールを減らす働きがあります。**さらに排便を助ける、皮ふの潤いを保つ、体温維持や内臓の保護などの働きもあるので、摂りすぎず、不足しすぎず、適量を摂りましょう。基本的には肉や魚、野菜をおいしく食べるための調味料として使う程度が適量です。

カロリーの比較

オリーブオイル大さじ２
▼
約220kcal

ごはん１杯（140g）
▼
約235kcal

食パン６枚切り１枚（60g）
▼
約158kcal

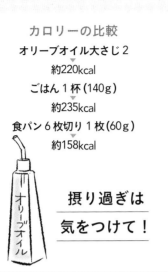

摂り過ぎは
気をつけて！

健康効果のあるオイルを摂ろう！

オイルの中にも健康にいい脂肪酸を含むものがいっぱい！

◎オリーブオイル…血中のコレステロールを排除
動脈硬化の予防にもなる、血中コレステロールをとりのぞくオレイン酸を多く含みます。胃酸をコントロールする効果も。

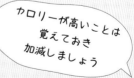

◎アマニ油…花粉症対策に効果的
αリノレン酸という脂肪酸を含み、体内に入るとDHAやEPAに変化。シミ予防、美肌効果、脳の活性化など、さまざまな効果があります。

◎ココナッツオイル…脂肪燃焼効果があるオイル
エネルギーになりやすく太りにくい中鎖脂肪酸が多く、脂肪燃焼効果もあるため、運動する前に摂ると効果的です。

◎エゴマ油…美肌効果や血糖値を下げる働きが
アマニ油同様、αリノレン酸という脂肪酸を含みます。さらに血糖値を下げ、血液サラサラにするロズマリン酸を含みます。

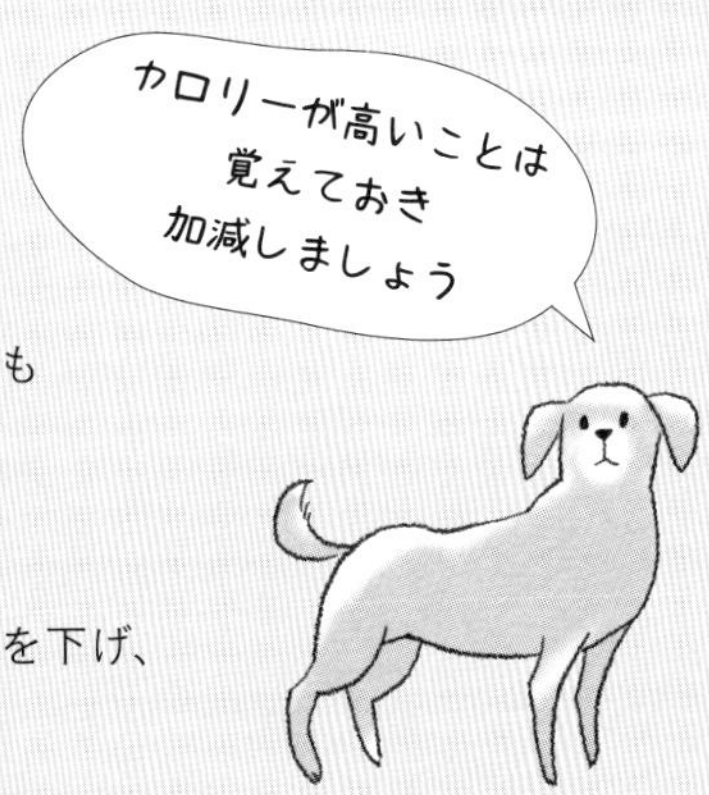

ビタミンの宝庫

魚を食べてきれいにやせる

肉と同様にタンパク質が摂れる魚には、体の調子を整えるビタミン、脳の働きを助けるDHA、血液をサラサラにするEPAなどが豊富に含まれています。積極的に摂りましょう。

魚は栄養素の宝庫

魚には体の調子を整えたり、きれいな肌をつくるのに欠かせない**ビタミンA・D・B_1・B_2・B_6がとても豊富です。**さらに丈夫な骨や歯をつくる**カルシウムも多い**ので、健康で若々しい女性の体を維持するために欠かせません。特に青魚には**不飽和脂肪酸のＤＨＡやＥＰＡが多く含まれます。**ＤＨＡには脳や神経組織の発育や機能維持の働きが、ＥＰＡには血液サラサラ効果や善玉コレステロールを増やす働きがあります。

魚と肉のバランスは？

タンパク質を摂りたいけれど、魚と肉のどちらがいいのか迷う場合もあります。**タンパク質は20種類のアミノ酸の組み合わせでできていて、さまざまなタンパク質が人の体には必要**といわれています。そのため、どちらもバランスよく食べることが大切です。

ＤＨＡ・ＥＰＡを逃さない調理法

ＤＨＡとＥＰＡを余すことなく摂るなら、生食がおすすめです。焼き魚では約20％、揚げ物では50％も減少してしまうからです。さしみばかりでは飽きてしまうので、例えばムニエルならフライパンに流れ出た脂を使ってソースをつくる、または網で焼くのではなくホイル焼きにするなどの工夫を。水煮缶は汁ごと全部使いましょう。

白身魚の栄養

サケは身は赤いのですが、白身魚に分類されます。**一般的に白身魚は高タンパク質で糖質や脂肪分が少ないので、ダイエット向きの食材です。しかし、青魚に多く含まれる不飽和脂肪酸のＤＨＡやＥＰＡをはじめ、栄養素は少なめ。**その点、**サケは、ほかの白身魚にはないアスタキサンチンという栄養を持っています。**白身魚、サケ、青魚を体調やダイエット状況に合わせて摂るようにするといいでしょう。

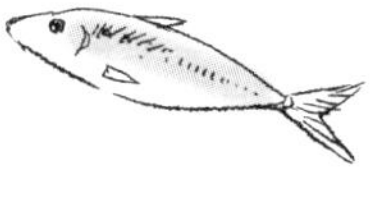

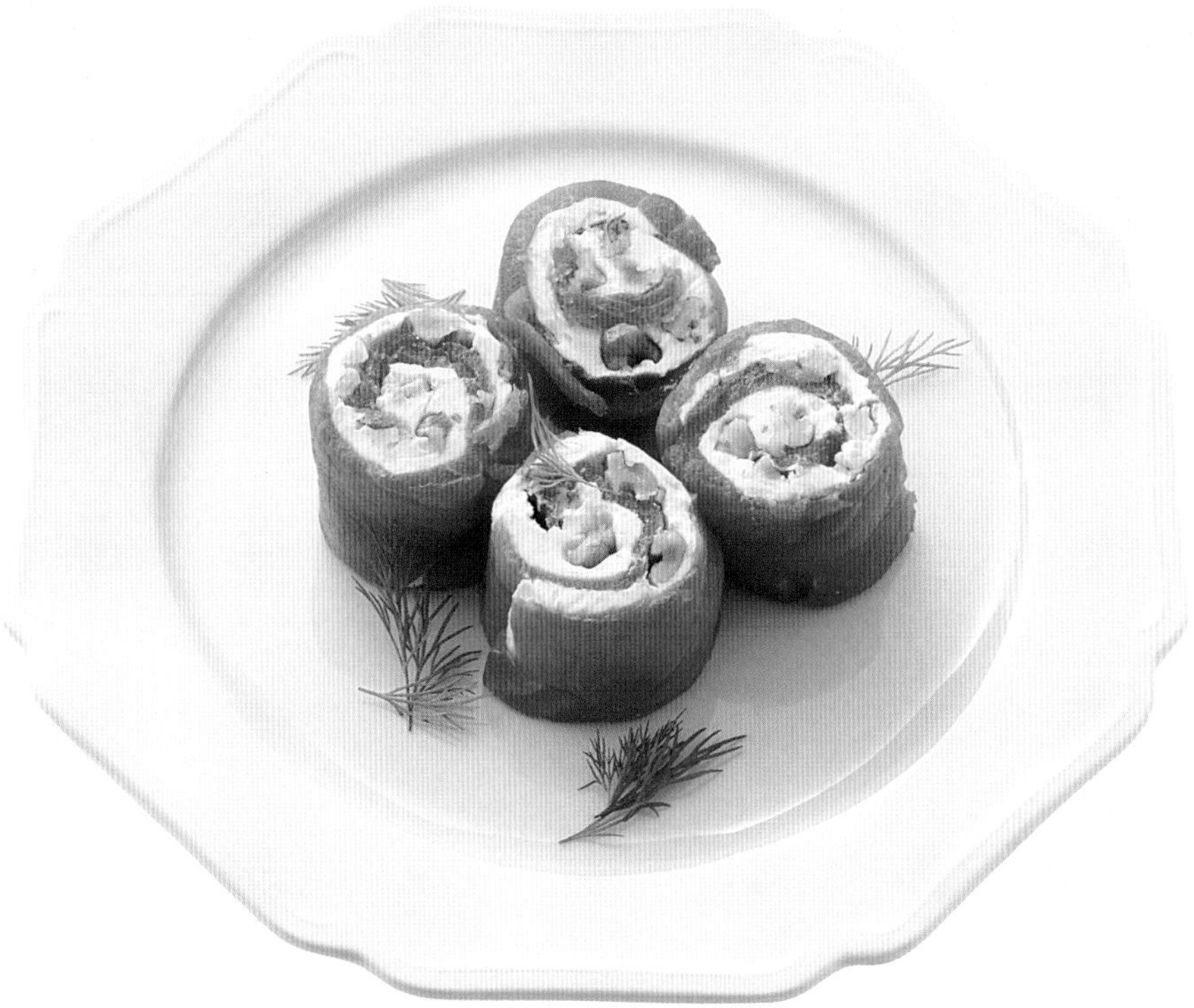

主菜

サーモンロール

たっぷりのクリームチーズとくるみを
スモークサーモンで巻きました。

糖質	1.6g	タンパク質	21.2g

エネルギー 348kcal　炭水化物 2.6g　脂質 27.9g　食物繊維 1.0g

■ 材料(1人分+アレンジ1食分)

スモークサーモン……………………9枚
クリームチーズ………………………70g
くるみ(無塩)…………………………20g
ディル…………………………………適量

■ つくり方

1 クリームチーズは室温に戻しておく。くるみは粗く砕いておく。

2 ラップを広げ、スモークサーモンを縦長にして、左右が少しずつ重なるように並べる。

3 手前と奥を少しあけて、クリームチーズを均等にぬり広げ、くるみをちらす。

4 ラップごと持ち上げ、手前からくるくると巻き、全体をラップで包む。冷蔵庫で30分ほど冷やす。2/3量をラップごと食べやすく切り、ラップをとって器に盛り、ディルを添える。

簡単アレンジ

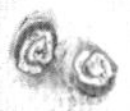

サーモンレタスロール

材料(1人分)

「サーモンロール」…………1/3量
レタス………………1枚(40g)

つくり方

1 レタスはサッとゆでて冷水にとり、ペーパータオルで水気をよくふく。

2 **1**を広げてサーモンロールを手前にのせ、手前からひと巻きしたら左右を内側に折りたたんでしっかりと巻く。

3 斜め半分に切って器に盛る。

糖質	1.5g	タンパク質	10.8g

エネルギー 179kcal　炭水化物 2.4g
脂質 14.0g　食物繊維 0.9g

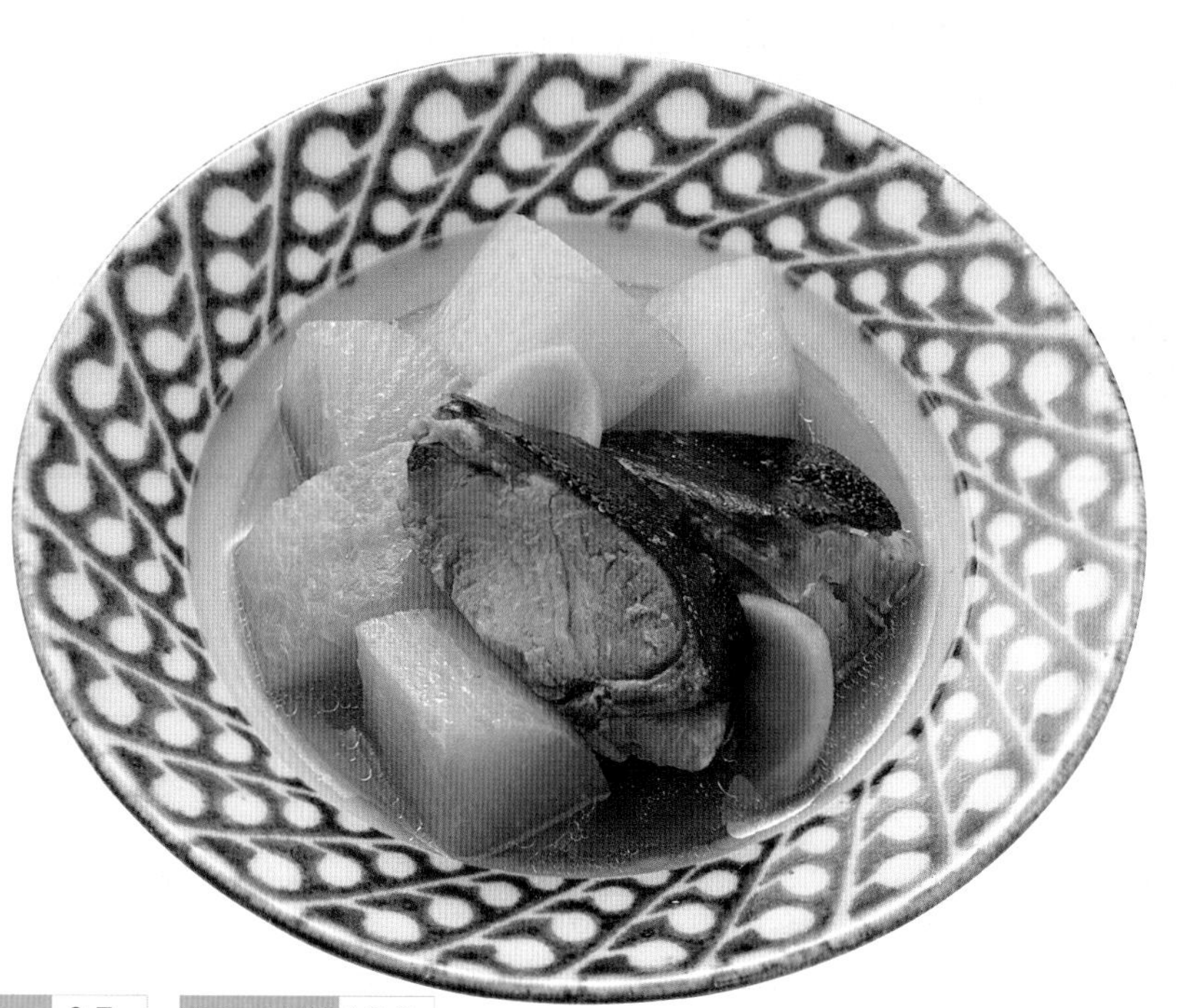

主菜

ブリ大根

ブリと大根に、煮汁の味をしっかりと染み込ませます。

糖質	8.7g	タンパク質	19.9g

エネルギー 282kcal　炭水化物 9.7g　脂質 15.3g　食物繊維 1.0g

■ 材料（1人分＋アレンジ1食分）

ブリのアラ……………… 正味170 ～ 200g
大根………………………………… 100g
A
- 水…………………………………75mℓ
- 糖質ゼロ料理酒…………… 大さじ1
- みりん………………………… 大さじ1
- 醤油…………………………… 大さじ1
- ラカントS……………… 大さじ1と1/2

しょうが……………………………… 1/2片

簡単アレンジ

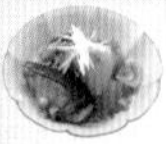

薬味たっぷりブリ大根

材料（1人分）
「ブリ大根」……………………………… ⅓量
長ネギ…………………………………… 5cm
大根の葉………………………………… 10g

作り方
1 長ネギは白髪ネギにする。大根の葉は1cm幅に切る。
2 ブリ大根に大根の葉を加えて温め、白髪ネギをのせる。

糖質	5.1g	タンパク質	10.2g

エネルギー 146kcal　炭水化物 6.2g　脂質 7.7g
食物繊維 1.1g

■ つくり方

1 大根は皮をむき、3 ～ 4cm厚さのいちょう切りにして鍋に入れ、水（分量外）を入れる。

2 ふたをして火にかけ、煮立ったら大根に竹串が通るまで弱火で20分ほどゆでる。

3 ブリは血合いなどを流水で洗い流す。

4 別の鍋にたっぷりの熱湯を沸かしてブリを入れ、表面の色が変わったらザルにあげる。

5 ブリを流水にあてながら、1切れずつ残った血の塊やうろこを洗い流して水気をきる。

6 **5**を鍋に入れ、**A**を入れて煮立てる。

7 しょうがを薄切りにして加える。再度煮立ったらアクをとり、落としぶたをして10分ほど煮る。

8 **2**の大根の水気をきり、**7**に加えて落としぶたをし、時々大根を返しながらやわらかくなるまで30 ～ 40分煮込む。

9 落としぶたをとり、仕上げにスプーンで煮汁をかけながら2 ～ 3分煮る。

10 火を止めてそのまま30分ほど味を含ませる。2/3量を器に盛る。

主菜

マダイの酒蒸し中華ソース

材料を耐熱皿に入れて電子レンジで加熱するだけ。簡単に完成します。

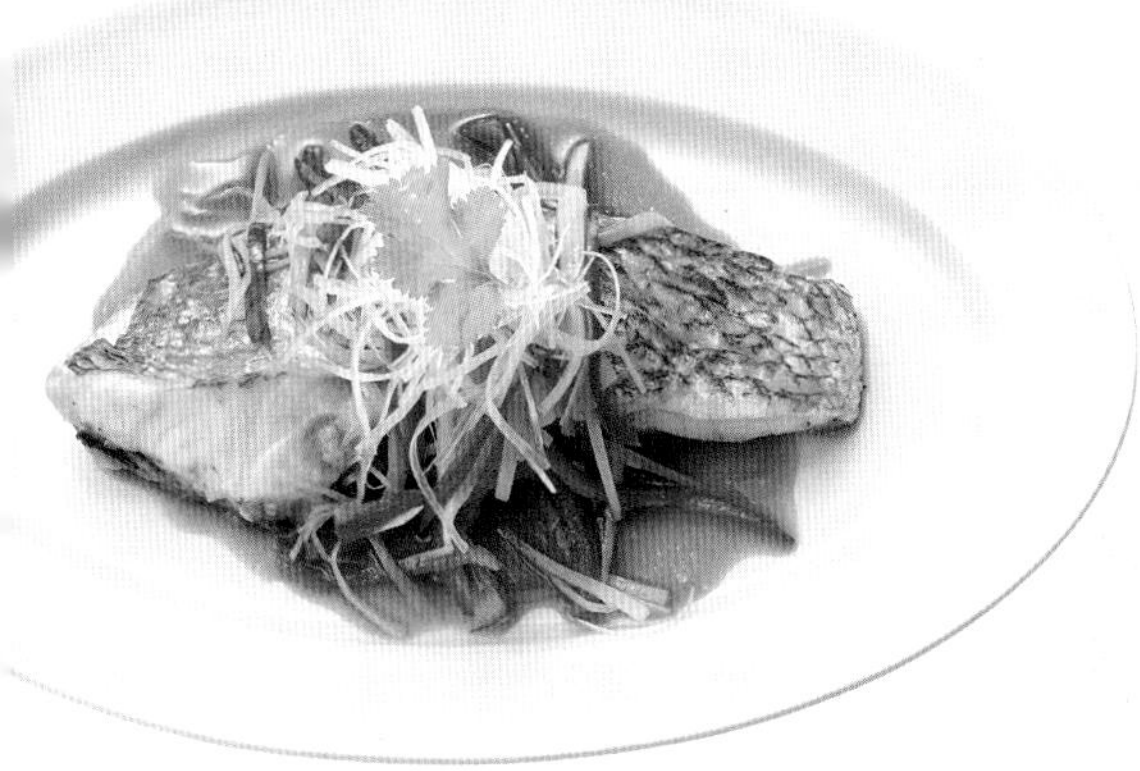

■ **材料(1人分)**

マダイ……………………………………80g
塩、こしょう…………………………各少々
糖質ゼロ料理酒……………………大さじ1
長ネギ……………………………………10㎝
ピーマン(赤)………………………1/2個
しょうが……………………………………1片
A［ 醤油、オイスターソース 各大さじ1/2
　　酢………………………………小さじ1
パクチー……………………………………少々

■ **つくり方**

1 マダイを耐熱皿にのせ、塩、こしょう、酒をふる。長ネギはせん切りにし、芯の部分は白髪ネギにする。ピーマンとしょうがは細切りにする。

2 マダイに白髪ネギ以外の野菜をのせ、混ぜ合わせた**A**をまわしかけてふんわりとラップをかけ、電子レンジで3分ほど加熱する。白髪ネギ、パクチーをのせる。

糖質	3.8g	タンパク質	18.1g

エネルギー 149kcal　**炭水化物** 4.6g
脂質 4.6g　**食物繊維** 0.8g

主菜

アジのおかか焼き

パン粉のかわりにかつお節をまぶして糖質カット&タンパク質UP!

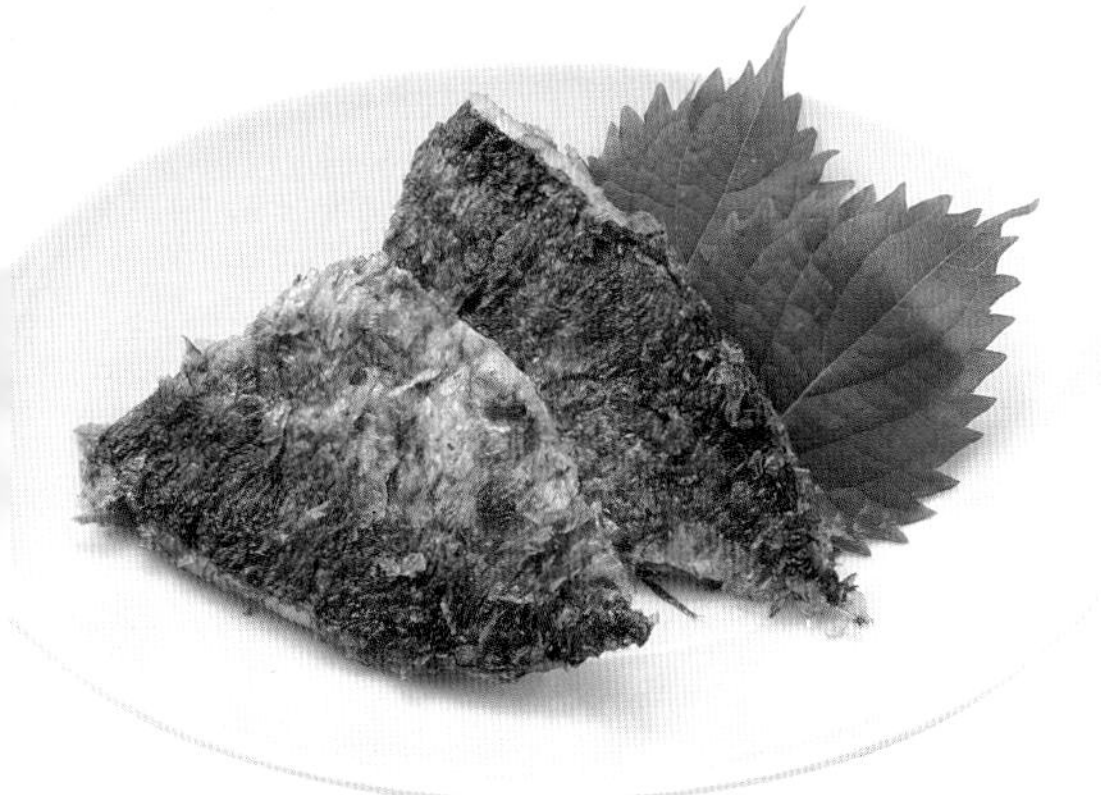

■ **材料(2人分:つくりやすい分量)**

マアジ……………2尾(正味150～160g)
塩、こしょう…………………………各少々
かつお節……………………2パック(6g)
ゴマ油……………………………小さじ2
青じそ……………………………………4枚
醤油……………………………………適宜

■ **つくり方**

1 アジは3枚におろして塩、こしょうをふる。全体にかつお節をまぶす。

2 フライパンにゴマ油を熱し、アジを並べる。焼き色がついたら裏返して同様に焼く。器に盛り、青じそを添えて、好みで醤油をかける。

糖質	0.5g	タンパク質	19.2g

エネルギー 142kcal　**炭水化物** 0.6g
脂質 6.7g　**食物繊維** 0.1g

主菜

オリーブオイルで表面を焼いて
タレでいただきます。

カツオの洋風たたき

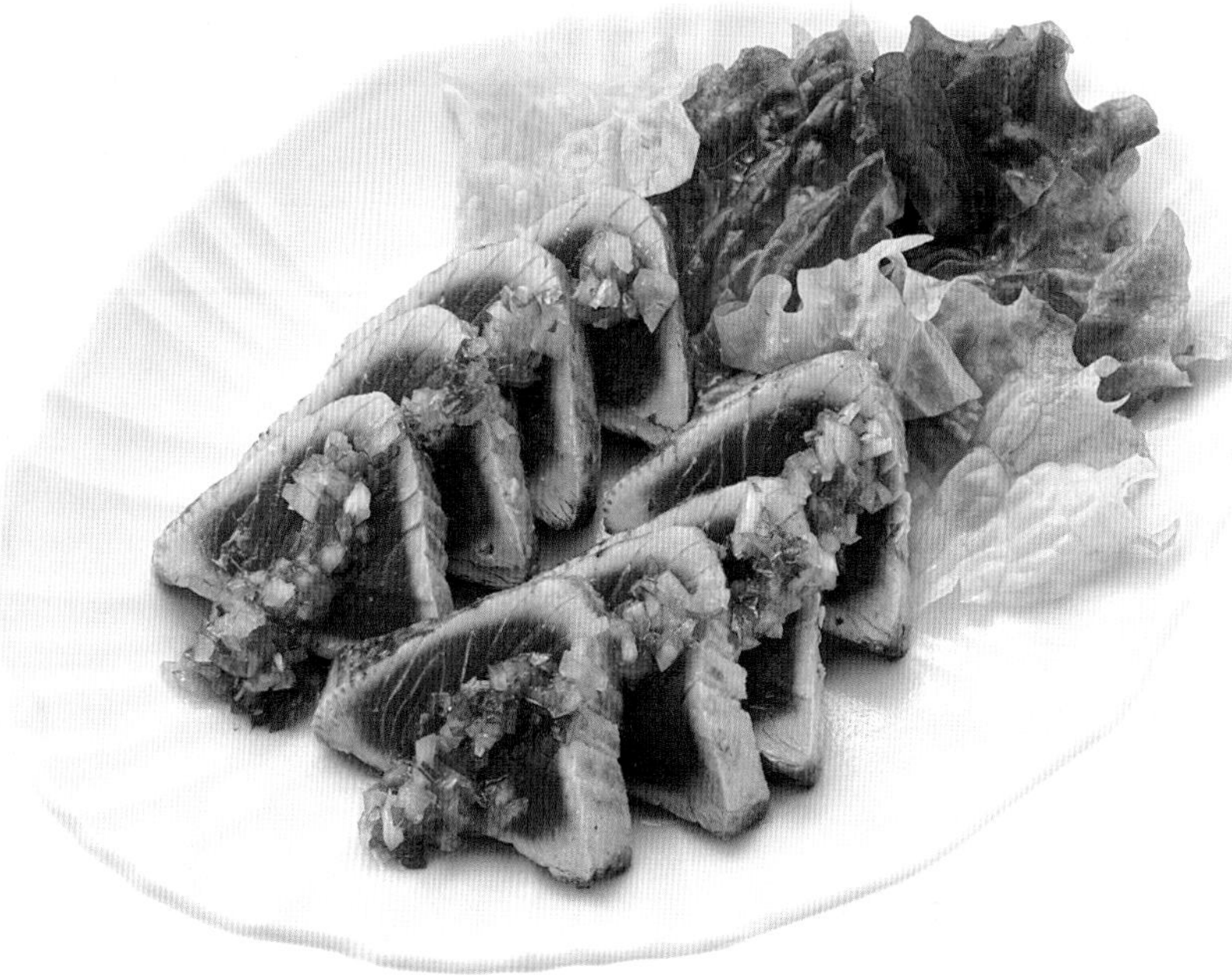

糖質	3.1g	タンパク質	24.5g

エネルギー 262kcal　**炭水化物** 4.1g　**脂質** 12.4g　**食物繊維** 1g

■ 材料（1人分＋アレンジ1食分）

カツオ（刺し身用 サク）……140g
塩、こしょう……各少々
オリーブオイル……大さじ1
A
- 青じそ（みじん切り）……2枚分
- 玉ネギ（みじん切り）…1/8個分（25g）
- レモン汁……大さじ1/2
- 醤油……大さじ1/2
- 塩、こしょう……各少々

サニーレタス……1枚（20g）

■ つくり方

1 カツオは切らずに塩、こしょうをすり込む。フライパンにオリーブオイルを熱し、皮目を下にして強火で焼く。

2 各面を1分ずつ焼き、冷水にとってペーパータオルで水気をふき、1㎝厚さに切る。1/3量は翌日用に取り分けておく。

3 器に並べて、混ぜ合わせた**A**を2/3量かけ、サニーレタスを食べやすい大きさに切って添える。

簡単アレンジ

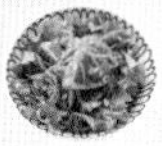

カツオと紫玉ネギのナッツ和え

材料（1人分）
「カツオの洋風たたき」……⅓量
紫玉ネギ……¼個
アーモンド（無塩）……2個
A
- 醤油……小さじ½
- オリーブオイル……小さじ½
- 粗挽き黒こしょう……少々

サニーレタス……½枚（10g）

作り方

1 アーモンドは粗く砕く。紫玉ネギは薄切りにして水にさらす。**A**は合わせる。サニーレタスは器に敷く。

2 カツオ、紫玉ネギを合わせ、**A**とアーモンドを加えてさっくりと和える。

糖質	5.4g	タンパク質	13.3g

エネルギー 170kcal　**炭水化物** 6.8g
脂質 9.7g　**食物繊維** 1.4g

主菜

サバのさっぱりみそ煮

サバは低糖質で高タンパク。
煮汁はとろみがつくまで煮詰めます。

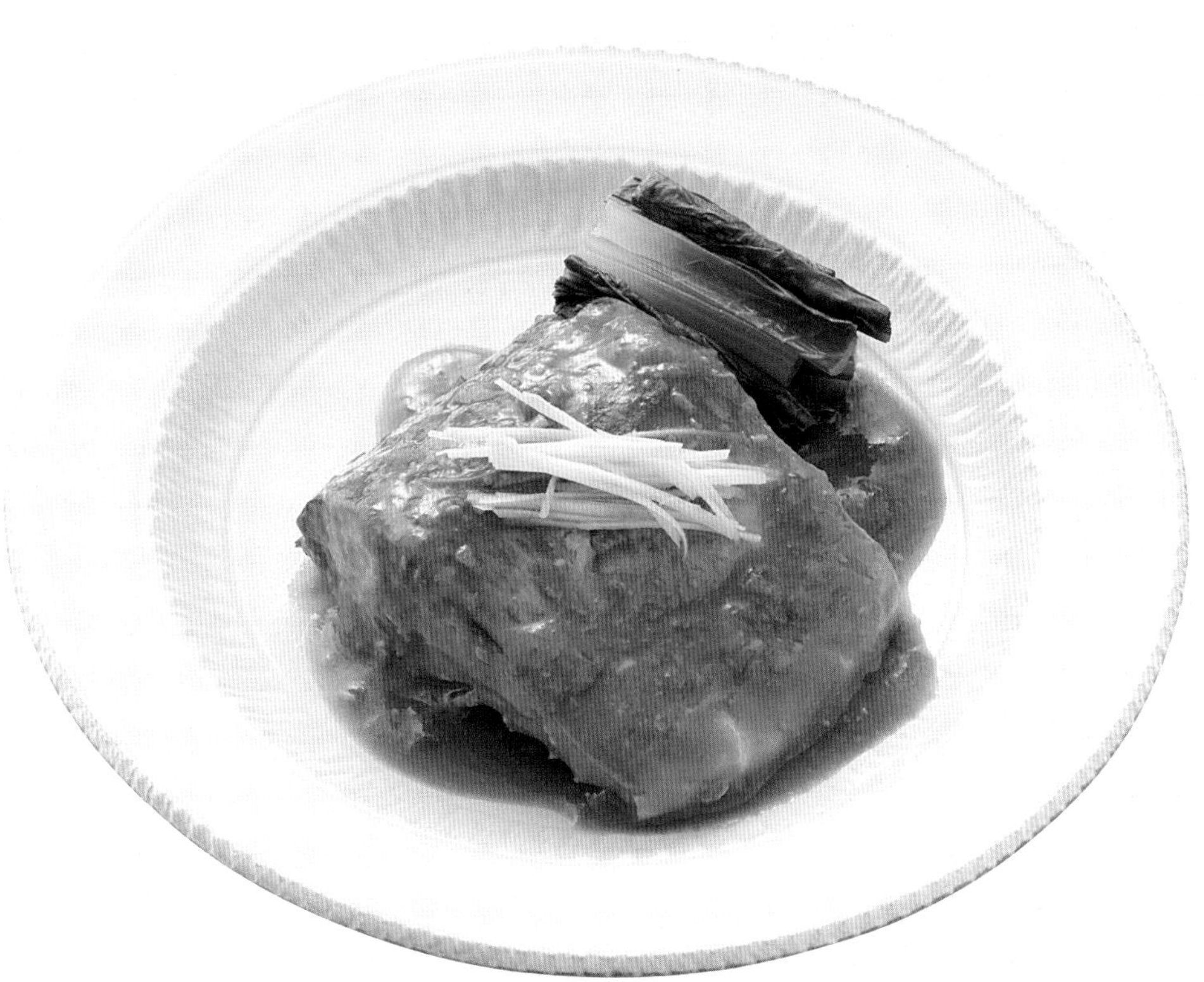

糖質 6.1g　**タンパク質** 18.8g

エネルギー 256kcal　**炭水化物** 8.7g　**脂質** 13.5g　**食物繊維** 2.6g

■ **材料**（2人分：つくりやすい分量）

サバ……………2切れ（1切れ70～80g）
梅干し……………………………………1個
しょうが………………………………1/2片
A
- 昆布だし…………………………200㎖
- 糖質ゼロ料理酒……………………50㎖
- 合わせみそ…………………………大さじ2
- ラカントS…………………………大さじ1

小松菜……………………………………40g

■ **つくり方**

1 サバは皮目に十字の切り目を入れる。梅干しは種をとって粗く叩く。しょうがの半量は薄切りにする。残りはごく細切りにして水にさらし、針しょうがにする。小松菜はゆでておく。

2 鍋に**A**を溶き合わせる。しょうがの薄切り、梅干しを加え、煮立たせる。

3 サバの皮面を上にして加え、ペーパータオルを落としぶたにしてのせ、弱火で15分煮る。

4 落としぶたを取り、煮汁をサバにかけながら、とろみがつくまで煮詰める。

5 盛りつけて煮汁をかけ、水気をきった針しょうがと5㎝幅に切った小松菜を添える。

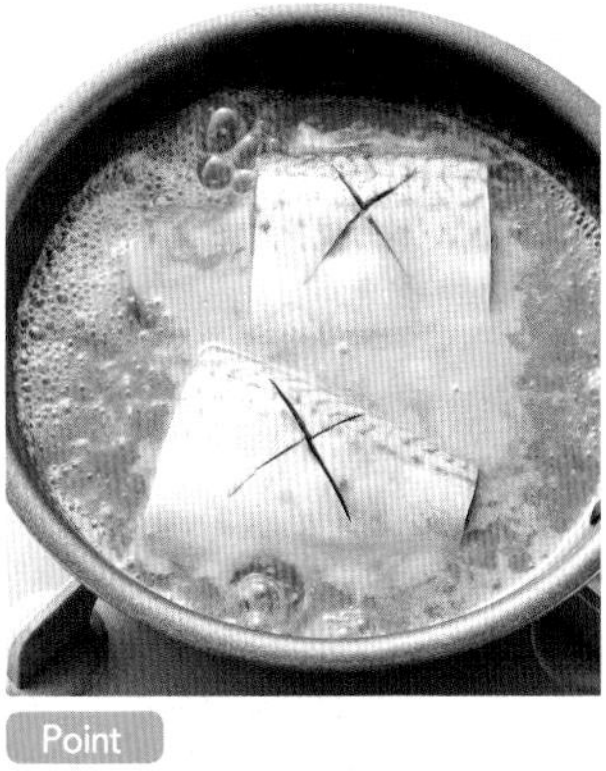

Point

サバのような海魚は、皮面を下にして火を入れると縮んでしまうため、身を下にして煮ると、綺麗に仕上がります。

副菜
タンパク質

スモークサーモンのレモンマリネ

スモークサーモンを常備野菜の玉ネギとレモンでさっぱりと。おしゃれな一品です。

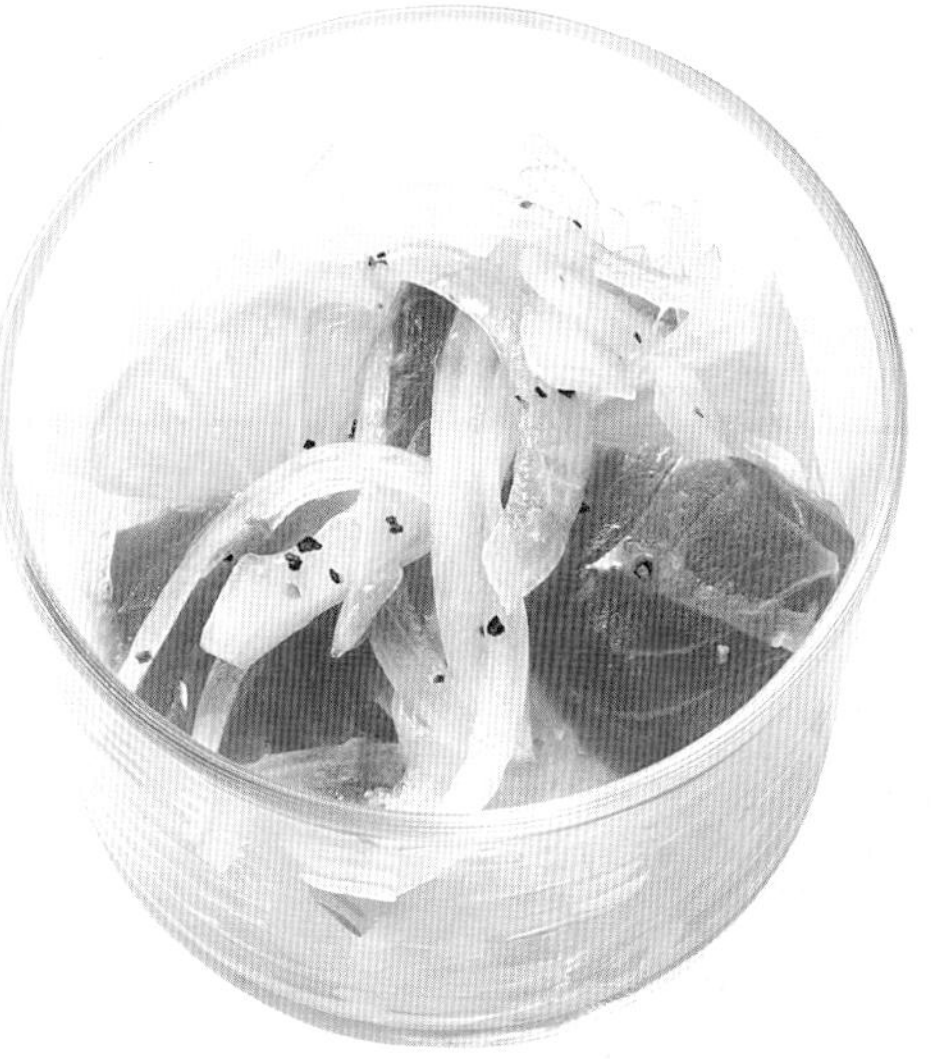

■ 材料(2人分：つくりやすい分量)

スモークサーモン……………………5枚
玉ネギ……………………………½個
レモン……………………………½個
オリーブオイル……………………少々
粗挽き黒こしょう…………………少々
塩…………………………………少々

■ つくり方

1 玉ネギは薄切りにして水にさらす。スモークサーモンは3㎝幅に切る。レモンは2枚を薄切りにしてから、いちょう切りにする。残りは大さじ1分を絞って取り分ける。

2 ボウルにすべての材料を合わせてサッと和える。

糖質	4.4g	タンパク質	8.2g

エネルギー 71kcal　炭水化物 5.2g
脂質 2.5g　食物繊維 0.8g

主菜

メカジキの香草おからパン粉焼き

高タンパクで低脂肪なメカジキを、香草をきかせたおからパン粉で風味よく。

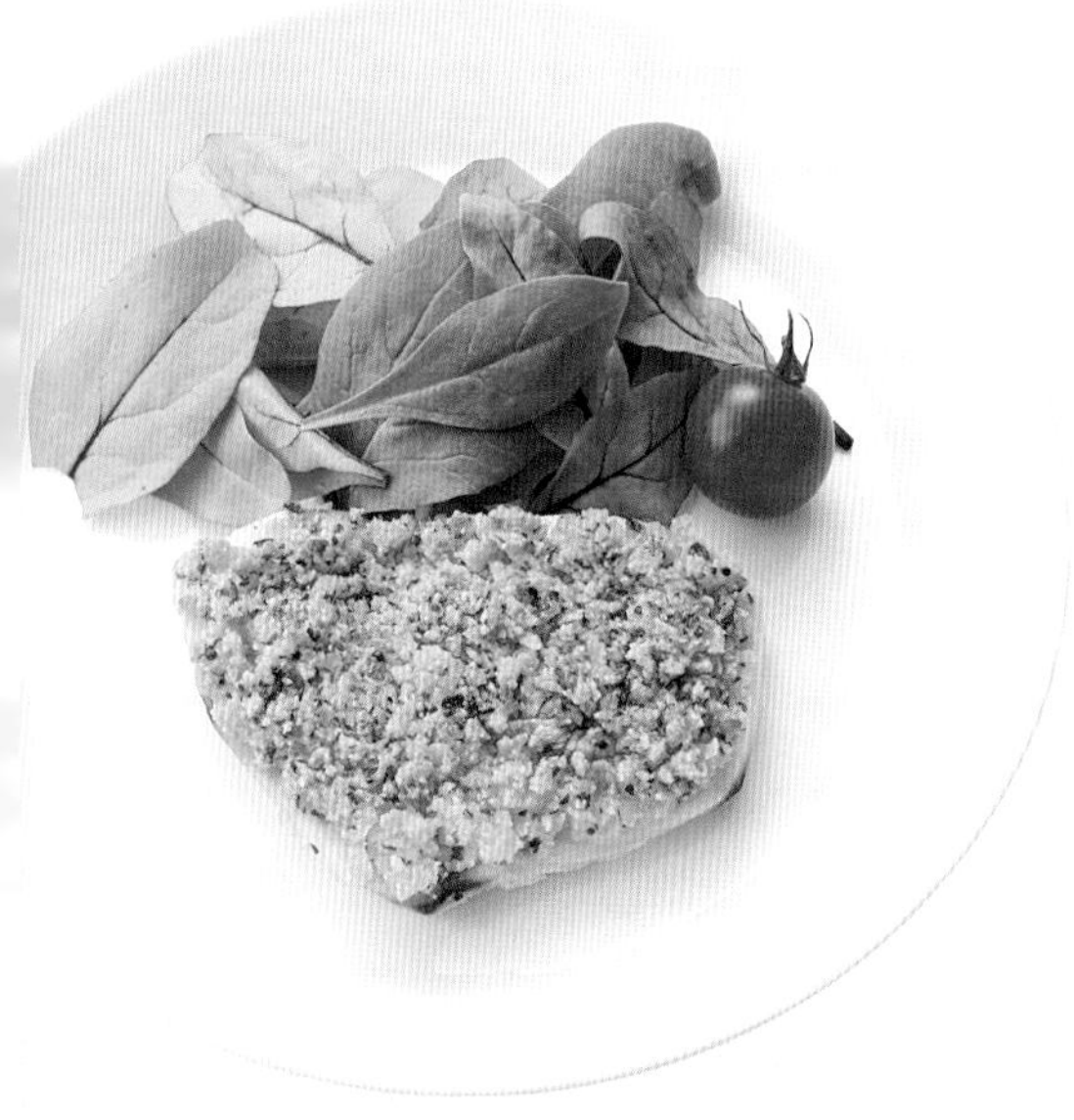

■ 材料(1人分)

メカジキ………………1切れ(90～100g)
塩、こしょう…………………………各少々
ドライおから(→P.46)……………大さじ2
A ┌ オリーブオイル……………大さじ1
　│ 粉チーズ……………………大さじ1
　│ パセリ(みじん切り)…………大さじ½
　└ にんにく(みじん切り)…………½片分
ベビーリーフ……………………………20g
ミニトマト………………………………1個

■ つくり方

1 メカジキは、薄くオリーブオイル(分量外)をぬったアルミホイルにのせて、塩、こしょうをふる。

2 合わせた**A**を**1**にのせてオーブントースターで10～15分焼く。

3 器に盛り、ベビーリーフ、ミニトマトを添える。

糖質	2.2g	タンパク質	21.6g

エネルギー 308kcal　炭水化物 6.5g
脂質 20.9g　食物繊維 4.3g

主菜

メカジキとブロッコリーのハーブ焼き

ハーブソルトやローズマリーで風味をアップ。
彩りも豊かで目にもごちそうです。

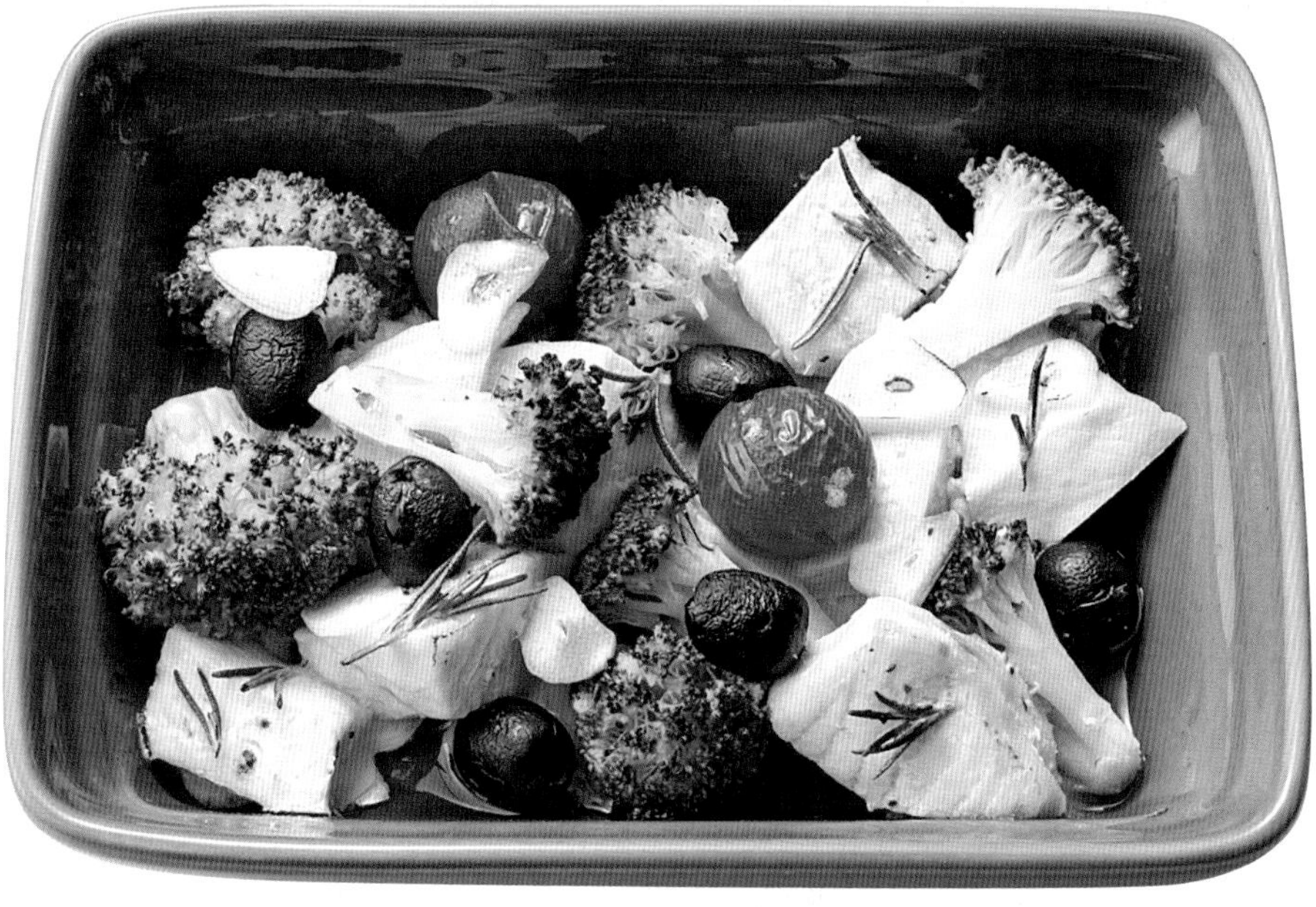

糖質	4.2g	タンパク質	16.1g

エネルギー 330kcal　**炭水化物** 8.2g　**脂質** 26.0g　**食物繊維** 4.0g

■ 材料（1人分）

- メカジキ……65～80g
- ミニトマト……2個
- ブロッコリー……60g
- にんにく……1片
- 黒オリーブ（種抜き）……6粒
- ローズマリー……少々
- ハーブソルト……小さじ½
- オリーブオイル……大さじ1と½

■ つくり方

1 メカジキはひと口大に切る。ミニトマトはヘタをとる。

2 ブロッコリーは小房に分けてゆでる。にんにくは薄切りにする。

3 **1**、**2**、黒オリーブ、ローズマリーをボウルに入れてハーブソルトを加えて混ぜる。

4 耐熱皿に入れ、オリーブオイルをまわしかけてオーブントースターで10～15分焼く。

主菜

メカジキのゴマ焼き

メカジキに2種類のゴマをまぶして、こんがりと香ばしく焼き上げました。

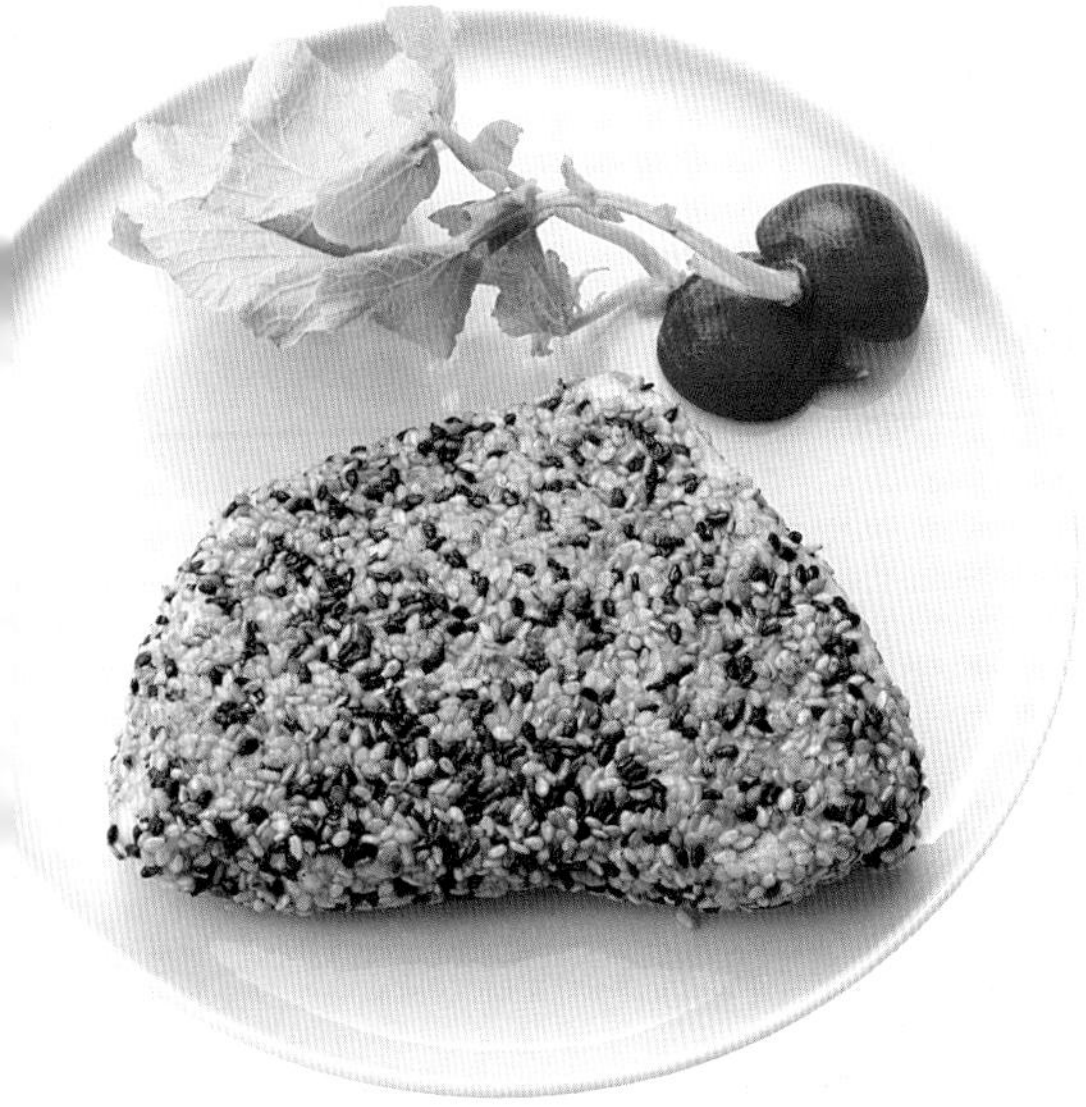

糖質	0.7g	タンパク質	18.5g

エネルギー 205kcal　炭水化物 1g
脂質 12.7g　食物繊維 0.3g

■ 材料(1人分)

メカジキ……1切れ(100g)
ゴマ油……大さじ1/2
A
- しょうがの絞り汁……小さじ1
- 糖質ゼロ料理酒……小さじ1
- 塩……少々
- 白炒りゴマ……大さじ1弱
- 黒炒りゴマ……小さじ1

ラディッシュ……1個

■ つくり方

1 メカジキは**A**に10分ほどつけておく。ラディッシュは葉つきで2等分にする。

2 メカジキの汁気をきり、**B**を全体にまぶす。

3 フライパンにゴマ油を熱し、メカジキをこんがりと焼く。器に盛り、ラディッシュを添える。

主菜

タラのマイルド西京焼き

マヨネーズを加えたふわっと仕上げ。冷めてもおいしい一品。

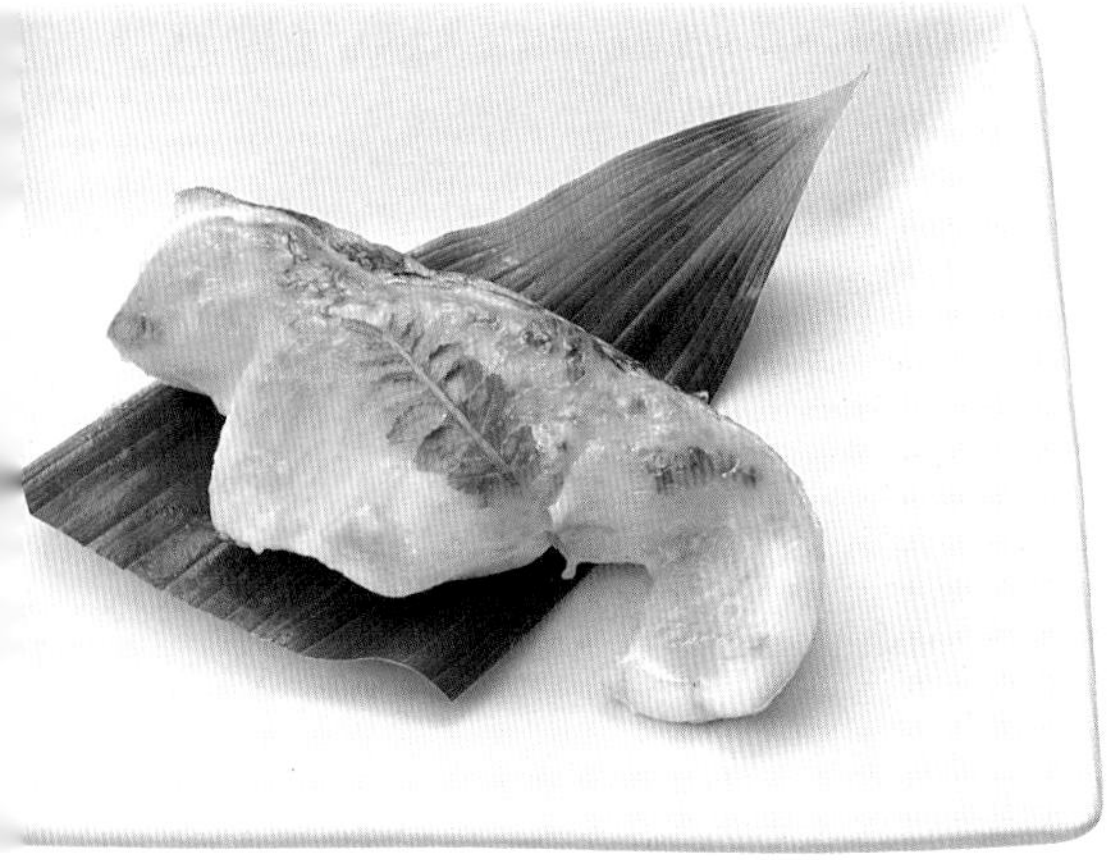

糖質	3.4g	タンパク質	18.9g

エネルギー 178kcal　炭水化物 3.9g
脂質 9.2g　食物繊維 0.5g

■ 材料(1人分)

生タラ……1切れ(100g)
塩……少々
A
- 西京みそ……大さじ½
- ラカントS……小さじ⅓
- 醤油……小さじ¼
- マヨネーズ……大さじ1

木の芽……1枚

■ 作り方

1 タラに塩をふっておく。**A**は合わせておく。

2 オーブントースターでタラを6～8分焼き、**A**をのせてさらに1～2分焼いて、木の芽をのせる。

主菜

タラの小鍋

高タンパクで低脂肪なタラと、たっぷりの野菜をいただけます。

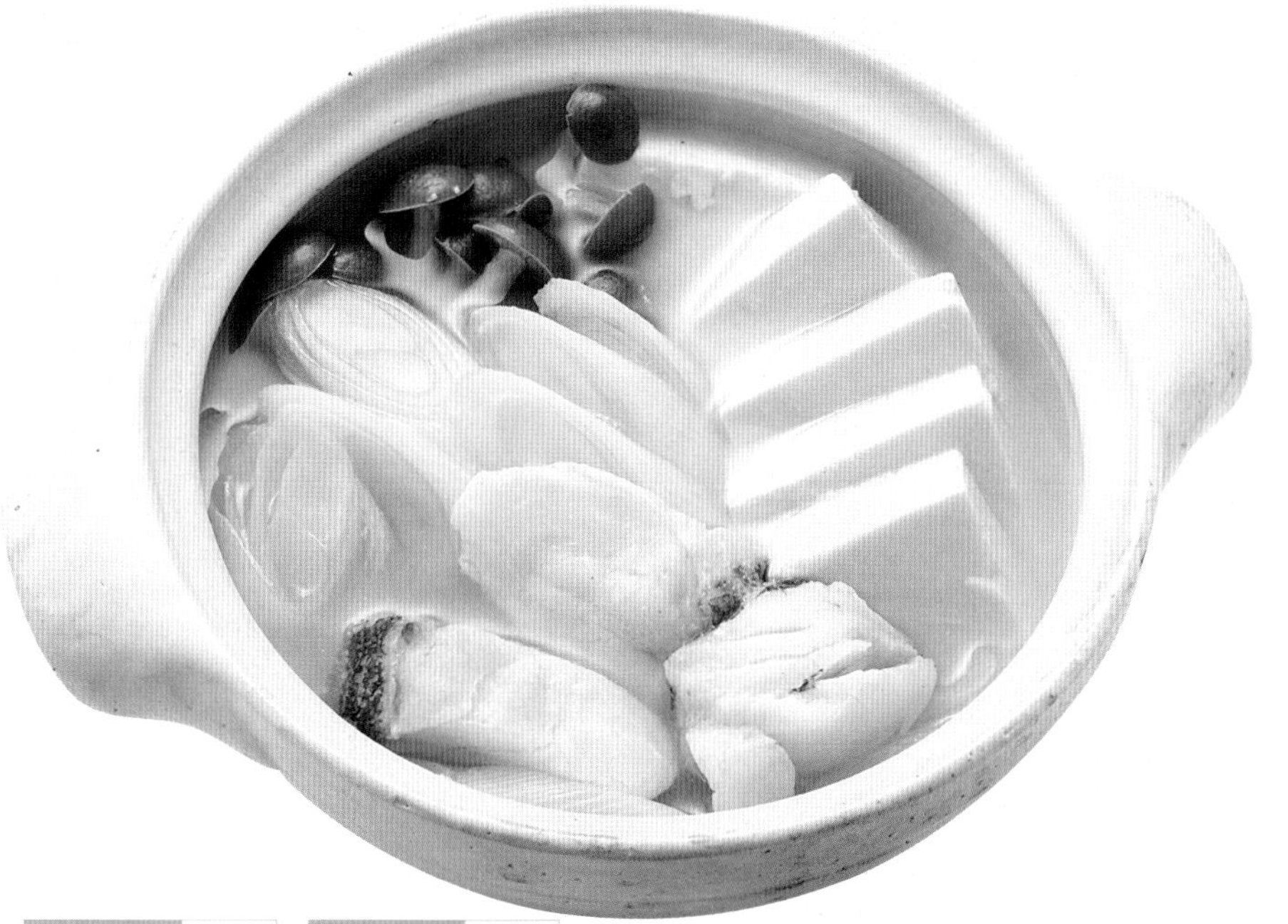

糖質	7.2g	タンパク質	23.3g

エネルギー 173kcal　炭水化物 11g　脂質 3.9g　食物繊維 3.8g

材料（1人分＋アレンジ1食分）

A
- 甘塩タラ……150g
- 絹ごし豆腐……1/5丁強（65g）
- 白菜……1枚
- 長ネギ……1本
- シメジ……1/2パック

B
- だし汁……2カップ
- 糖質ゼロ料理酒……大さじ1
- ゴマ油……小さじ1/2
- 塩……小さじ1/3
- こしょう……少々

柚子こしょう……適宜

つくり方

1 **A**はすべてひと口大に切る。

2 土鍋に**B**を煮立てたら、**1**を加えてひと煮立ちさせる。

3 煮立ったら、タラ1/3量と鍋のだし150mℓは翌日用にとり分けておく。好みで柚子こしょうを添える。

簡単アレンジ

タラの茶碗蒸し

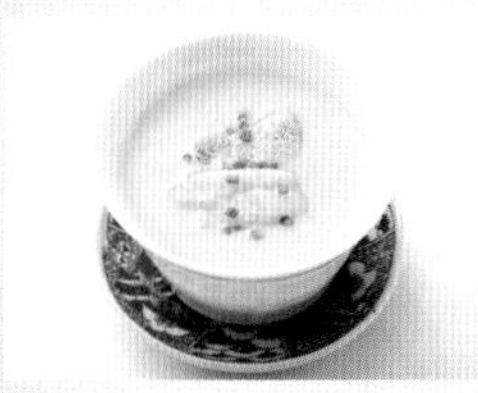

材料（1人分）

甘塩タラ（「タラの小鍋」より）1/3量
卵……小1個

A
- 鍋のだし……150mℓ
- 塩……少々
- ラカントS……ひとつまみ

あさつき……少々

つくり方

1 ボウルに卵を溶きほぐし、合わせた **A** を少しずつ加えて混ぜ、ザルで漉す。耐熱皿にタラを入れて、卵液を注ぐ。

2 フライパンに2㎝ほど熱湯を沸かし、**1**を入れて火にかける。煮立ったらふたをして、強火で1分、卵液が白くなったら弱火にしてふたをずらして5〜8分蒸す。仕上げに小口切りにしたあさつきをちらす。

糖質	0.8g	タンパク質	9.3g

エネルギー 54kcal　炭水化物 0.8g
脂質 0.8g　食物繊維 0g

主菜

鮭のグラタン

鮭を大きめに切って食べごたえアップ。オクラをとろみづけに。

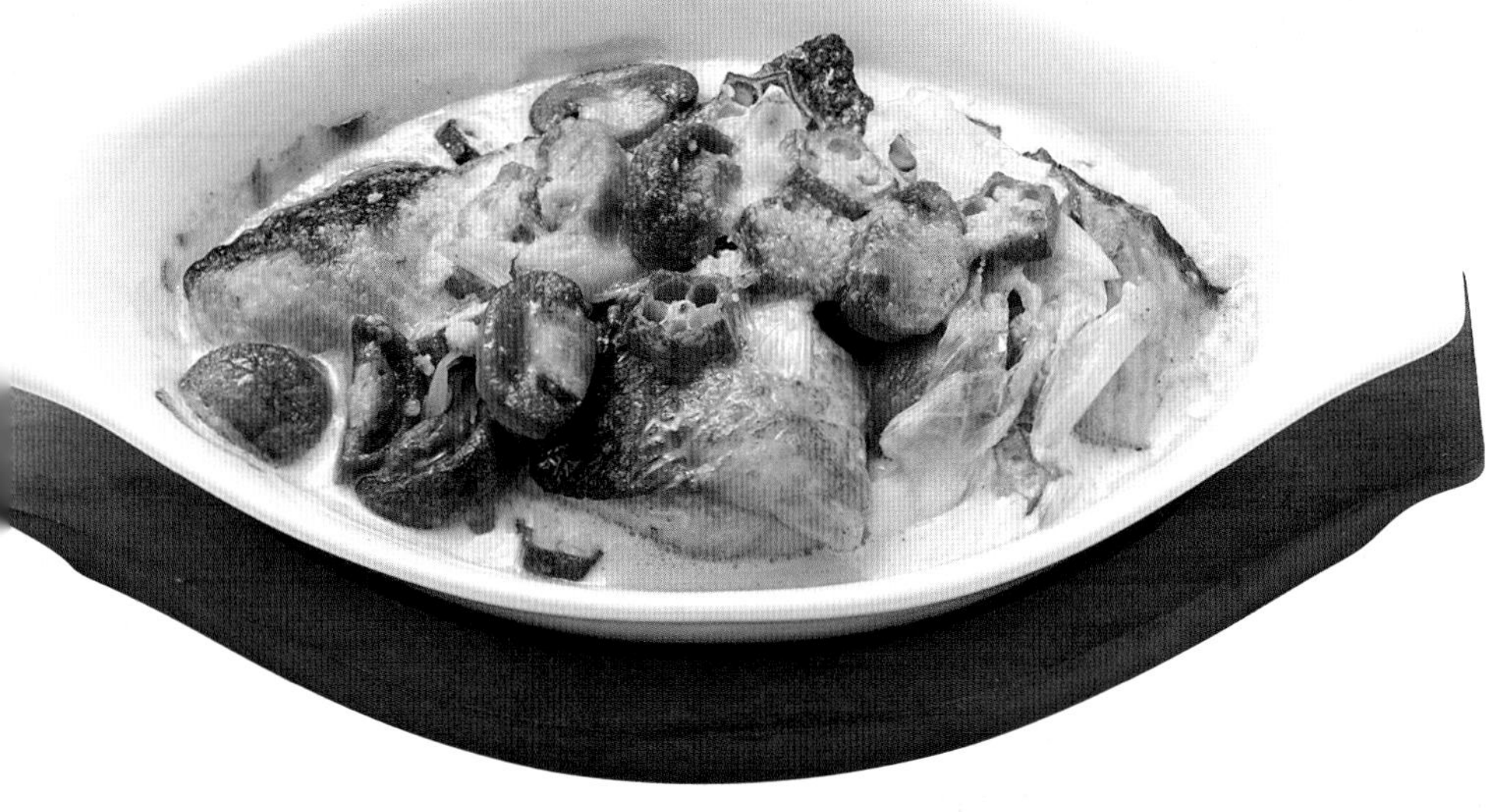

糖質	3.1g	タンパク質	20.3g

エネルギー 400kcal　**炭水化物** 4.9g　**脂質** 31.2g　**食物繊維** 1.8g

■ **材料（2人分：つくりやすい分量）**

- 生鮭……………2切れ（1切れ70～80ｇ）
- マッシュルーム……………………6～8個
- 長ネギ……………………………1/4本
- オクラ……………………………4本
- 白ワイン…………………………大さじ3
- バター（無塩）……………………10ｇ
- 生クリーム………………………100㎖
- 塩…………………………………小さじ1/4
- こしょう…………………………少々
- 粉チーズ…………………………大さじ1

■ **つくり方**

1 鮭は4等分のそぎ切りにする。マッシュルームは縦半分にする。長ネギは5㎜幅の斜め切りにする。オクラは5㎜幅の輪切りにする。

2 フライパンにバターを溶かし、鮭を並べる。弱めの中火で焼き色がつくまで焼き、裏返して1～2分焼く。

3 **2**をとり出し、マッシュルーム、長ネギを加えて1分ほど炒める。一度火を止め、白ワインをまわし入れ、フライパンをふりながらアルコールをとばす。

4 再び火にかけ、煮立ったらオクラ、生クリーム、塩、こしょうを加えて全体を混ぜ合わせ、1分煮る。

5 耐熱皿に等分に入れ、粉チーズをふる。オーブントースターで、表面に薄く焼き色がつくまで5分ほど焼く。

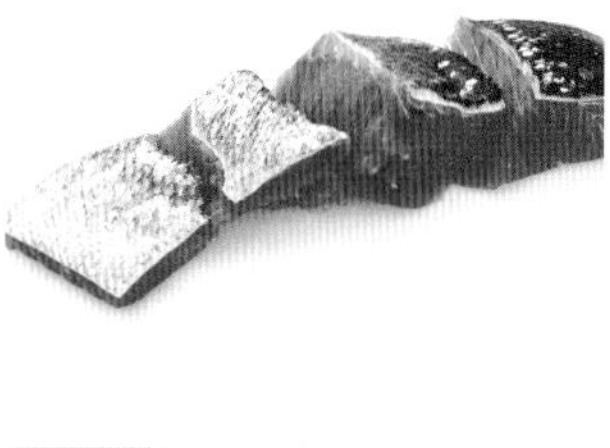

Point

鮭は4等分のそぎ切りにします。皮が切りにくいので、刃を寝かせて切るのがコツです。

ダイエットにも美容にも効果あり チーズの魅力

チーズはカロリーが高く、ダイエット中はひかえたほうがいいと思っている人も多いでしょう。

実はチーズにはダイエット効果が期待できる栄養素がたっぷりなのです。

脂肪燃焼効果のある ビタミンB_2が豊富

ダイエットに欠かせない**脂肪燃焼効果のあるビタミンB_2がチーズには豊富に含まれています。**そのため、チーズを食べてから運動すると相乗効果を発揮し、いつもより**多くの脂肪を燃焼**できます。さらに腸の働きを促して、**便秘を解消**するので、老廃物が排出されやすくなり、むくみや吹き出ものなどの**肌荒れの改善**にもつながります。

満腹感を促して食べすぎ防止に

ダイエットに食べすぎは厳禁ですが、チーズに含まれるタンパク質には満腹感を促す作用があります。そのため、**毎食前にチーズを食べると満足感を得られて、食べすぎ防止**にもなります。食事量を減らしたい方は、ぜひ試してみてください。

基本的にチーズなら何でもOK

チーズにもいろいろな種類がありますが、基本的には何を食べても大丈夫です。ただし、塩分やカロリーが高いものが多いので、食べすぎには気をつけましょう。モッツァレラチーズなど**ナチュラルチーズは、塩分が低めなのでおすすめ**です。また、定番の赤ワインとチーズの組み合わせも栄養的には悪くありません。赤ワインに含まれるポリフェノールが、チーズの脂肪酸を少なくしてくれます。

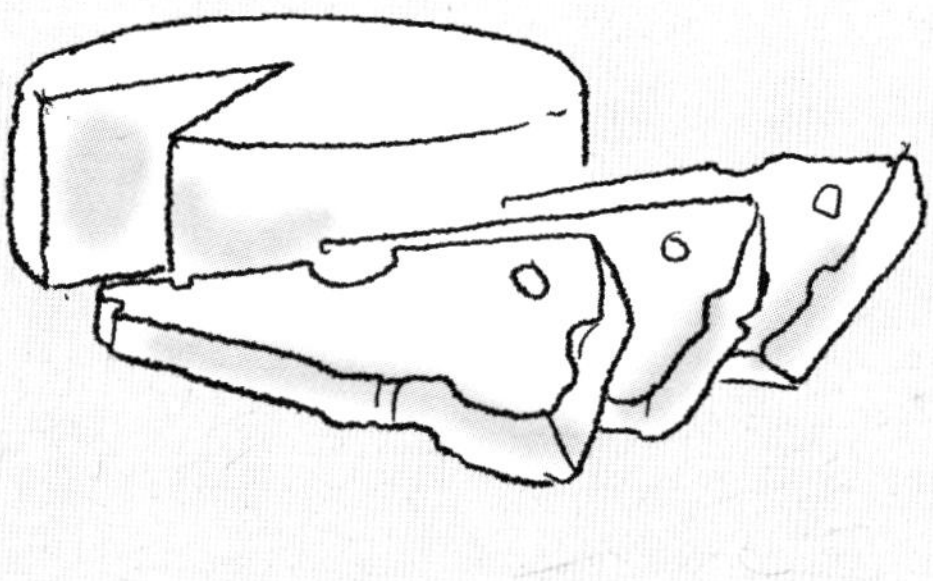

ボディメイクの味方

野菜やきのこ類を使いこなそう!

野菜は基本的に抵糖質のものが多いのですが、根菜類など糖質が多いものもあるので注意が必要です。

キノコ類は抵糖質で食物繊維やミネラルが豊富なのでダイエット中は積極的に摂りましょう。

糖質が少ない野菜・果物・キノコ類

毎日たっぷり摂りたい低糖質の食材です。

緑豆モヤシ（約2/5袋）

糖質　1.3 g
タンパク質　1.7 g
エネルギー　14kcal

ホウレン草（約1/2束）

糖質　0.3 g
タンパク質　2.2 g
エネルギー　20kcal

小松菜（約1/3束）

糖質　0.5 g
タンパク質　1.5 g
エネルギー　14kcal

キュウリ（約1本）

糖質　1.9 g
タンパク質　1.0 g
エネルギー　14kcal

ダイコン（約1/10本）

糖質　2.7 g
タンパク質　0.5 g
エネルギー　18kcal

ブロッコリー（約1/2個）

糖質　0.8 g
タンパク質 4.3 g
エネルギー 33 kcal

レタス（約1/3個）

糖質　1.7 g
タンパク質　0.6 g
エネルギー　12 kcal

チンゲンサイ（約1株）

糖質　0.8 g
タンパク質 0.6 g
エネルギー 9 kcal

ハクサイ（約1/20株）

糖質　1.9 g
タンパク質 0.8 g
エネルギー 14 kcal

アボカド（約1/2個）

糖質　0.9 g
タンパク質　2.5 g
エネルギー　187kcal

キャベツ（約1/12個）

糖質　3.4 g
タンパク質　1.3 g
エネルギー　23kcal

エノキダケ（約1袋）

糖質　3.7 g
タンパク質　2.7 g
エネルギー　22kcal

シイタケ（約8個）

糖質　1.5 g
タンパク質　3.0 g
エネルギー　19kcal

マイタケ（1パック）

糖質　0.9 g
タンパク質　2.0 g
エネルギー　15 kcal

マッシュルーム（約2/3パック）

糖質　0.1 g
タンパク質　2.9 g
エネルギー　11 kcal

食材memo

ブロッコリーの上手な食べ方

塩ゆでならビタミンが逃げないよう2～3分で湯からとり出します。蒸す、スープに入れるなどの調理法は栄養が逃げません。やわらかいつぼみより茎のほうが栄養価が高いので、細かく刻んだり、まわりのかたい皮をむいたりして、食べましょう。きれいな緑色を保つには、ゆで終わったらすぐに冷水につけます。

△ 糖質がやや多めの野菜

食べる量には注意したい野菜です。

トマト（約 2/3 個）

糖質　3.7 g
タンパク質　0.7 g
エネルギー　19kcal

ニンジン（約 2/3 本）

糖質　6.5 g
タンパク質　0.7 g
エネルギー　39kcal

レンコン（約 1/2 節）

糖質　13.5 g
タンパク質　1.9 g
エネルギー　66kcal

ゴボウ（約 2/3 本）

糖質　9.7 g
タンパク質　1.8 g
エネルギー　65kcal

長ネギ（約 1 本）

糖質　5.8 g
タンパク質　1.4 g
エネルギー　34 kcal

タマネギ（約 1/2 個）

糖質 7.2 g
タンパク質　1.0 g
エネルギー　37 kcal

芽キャベツ（約 10 個）

糖質　4.4 g
タンパク質　5.7 g
エネルギー　50 kcal

ミニトマト（約 10 個）

糖質　5.8 g
タンパク質　1.1 g
エネルギー　29 kcal

ヤングコーン（約 10 本）

糖質　3.3 g
タンパク質　2.3 g
エネルギー　29 kcal

× 糖質が多い野菜・果物

低糖質食ダイエット中はひかえたい食材です。

サトイモ（約 2 個）

糖質　10.8 g
タンパク質　1.5 g
エネルギー　58 kcal

ジャガイモ（約 2/3 個）

糖質　16.3 g
タンパク質　1.6 g
エネルギー　76kcal

サツマイモ（約 2/5 個）

糖質　29.7 g
タンパク質　1.2 g
エネルギー　134kcal

スイートコーン（約 2/3 本）

糖質　13.8 g
タンパク質　3.6 g
エネルギー　92 kcal

西洋カボチャ（約 1/12 個）

糖質　17.1 g
タンパク質　1.9 g
エネルギー　91kcal

日本カボチャ（約 1/12 個）

糖質　8.1 g
タンパク質　1.6 g
エネルギー　49 kcal

リンゴ（約 2/7 個）

糖質　14.3 g
タンパク質　0.2 g
エネルギー　61kcal

バナナ（約 2/3 本）

糖質　21.4 g
タンパク質　1.1 g
エネルギー　86kcal

イチゴ（約 7 個）

糖質　7.1 g
タンパク質　0.9 g
エネルギー　34 kcal

食材memo

骨粗しょう症におすすめの食べ方

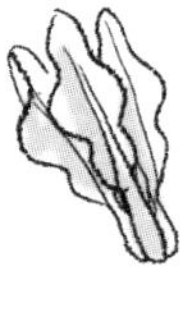

小松菜のカルシウムの吸収率を高めるためには、マグネシウムやビタミンD、タンパク質を含む食品と一緒に食べることがおすすめ。キノコと一緒にみそ汁に入れたり、卵や油揚げと一緒に食べるのもいいでしょう。油との相性もいいので、炒めものにしてもおいしく食べられます。

※糖質、タンパク質、エネルギーは生の 100 g あたりの値です。
※食材の右に 100 g の目安を記載。
※日本食品標準成分表 2015 年版（七訂）を参考に計算したものです。

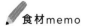

副菜
野菜・海藻

ビタミンE豊富なアボカドディップは、
レモン汁を加えて変色防止。

野菜スティックアボカドディップ

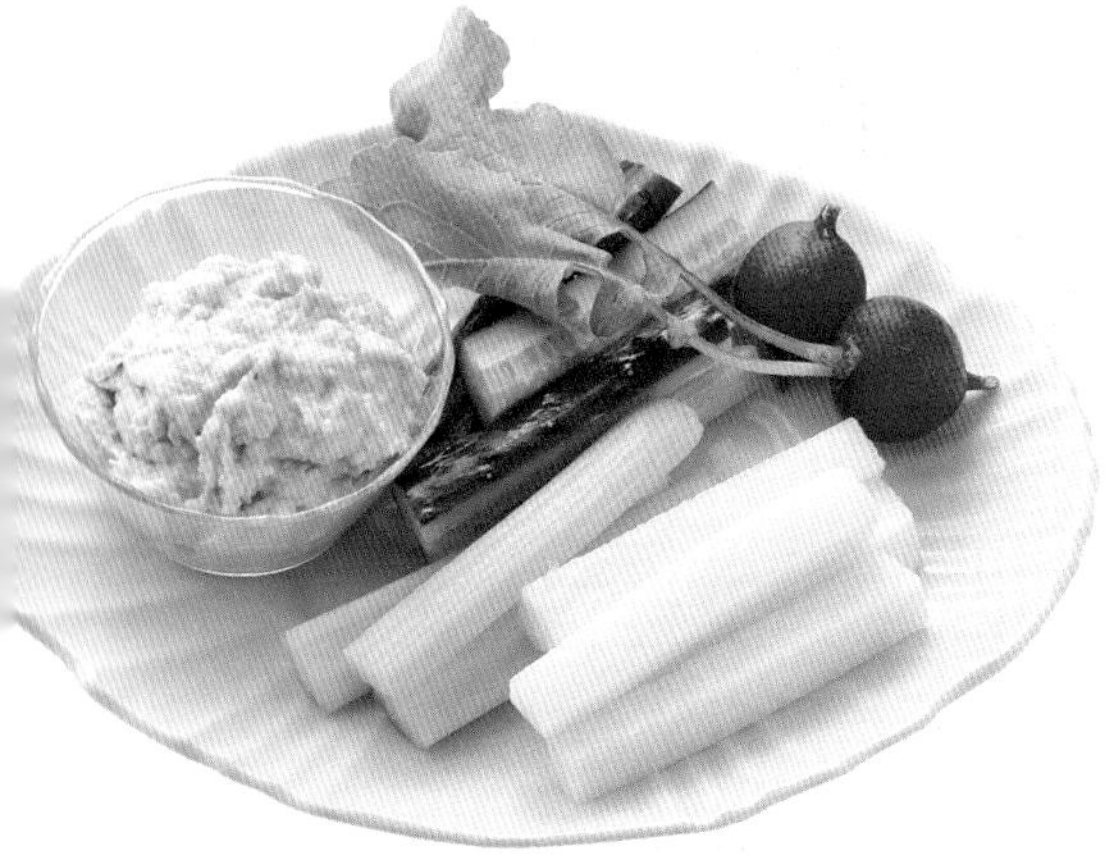

■ 材料（1人分×2食分）

	アボカド	1個
	クリームチーズ	50g
A	レモン汁	小さじ1
A	マヨネーズ	大さじ1
A	塩	小さじ1/3
	大根	100g
	セロリ	1/2本
	キュウリ	1本
	ラディッシュ	4個

■ つくり方

1 アボカドは皮と種を取ってひと口大に切る。クリームチーズは室温に戻す。

2 **1**と**A**をフードプロセッサーに入れ、なめらかになるまで攪拌する（フォークでつぶし混ぜてもOK）。

3 大根、セロリ、キュウリはスティック状に切り、ラディッシュとともに器に盛り、**2**のディップを添える。

糖質	4.3g	タンパク質	4.8g

エネルギー 289kcal　**炭水化物** 9.5g
脂質 27.1g　**食物繊維** 5.2g

副菜
タンパク質

おからでボリュームUP！
お弁当のおかずにも◎。

小松菜のおからキッシュ

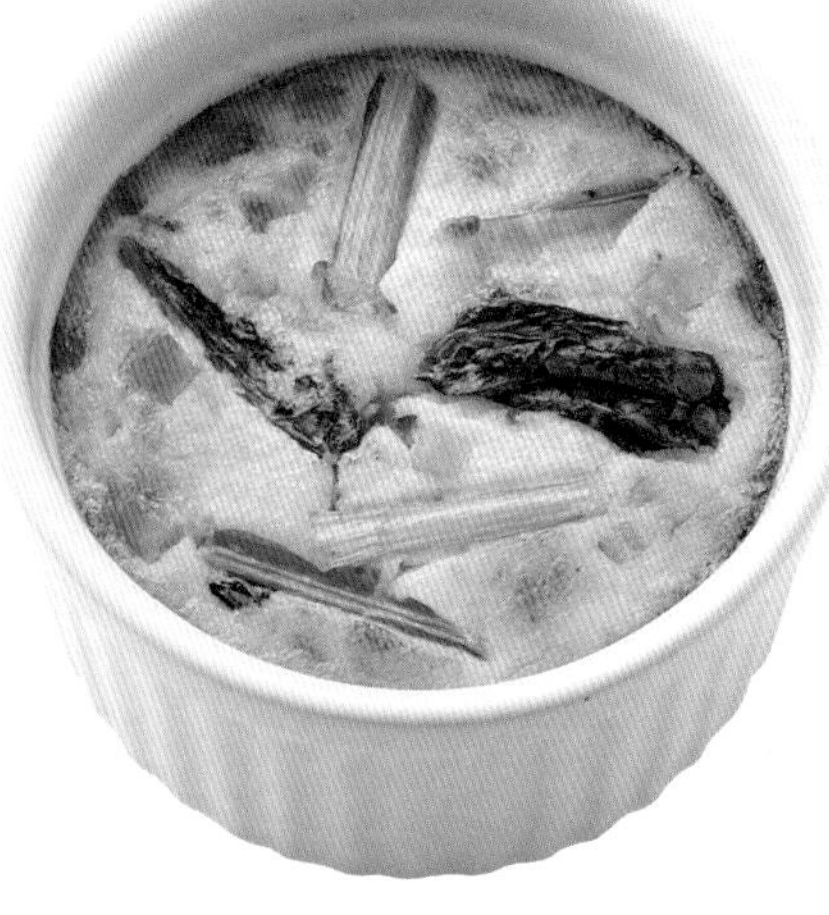

■ 材料（1人分）

	小松菜	50g
	バター	5g
	生ハム	1枚（10g）
A	生おから	40g
A	溶き卵	1個分
A	生クリーム	大さじ4
A	塩、こしょう	各少々
A	ピザ用チーズ	15g

■ つくり方

1 小松菜は3㎝長さに切り、バターを熱したフライパンで炒めて粗熱をとる。

2 ボウルに**A**を入れて混ぜ合わせ、粗く刻んだ生ハム、**1**を加えて混ぜる。

3 ココット皿（200ml容量）に等分に入れて、オーブントースターで15分ほど焼く。

糖質	1.3g	タンパク質	8.1g

エネルギー 250kcal　**炭水化物** 3.7g
脂質 22.1g　**食物繊維** 2.4g

副菜
タンパク質

キノコと豚肉のきんぴら

甘辛いきんぴらもラカントSを使えば
低糖質に仕上がります。

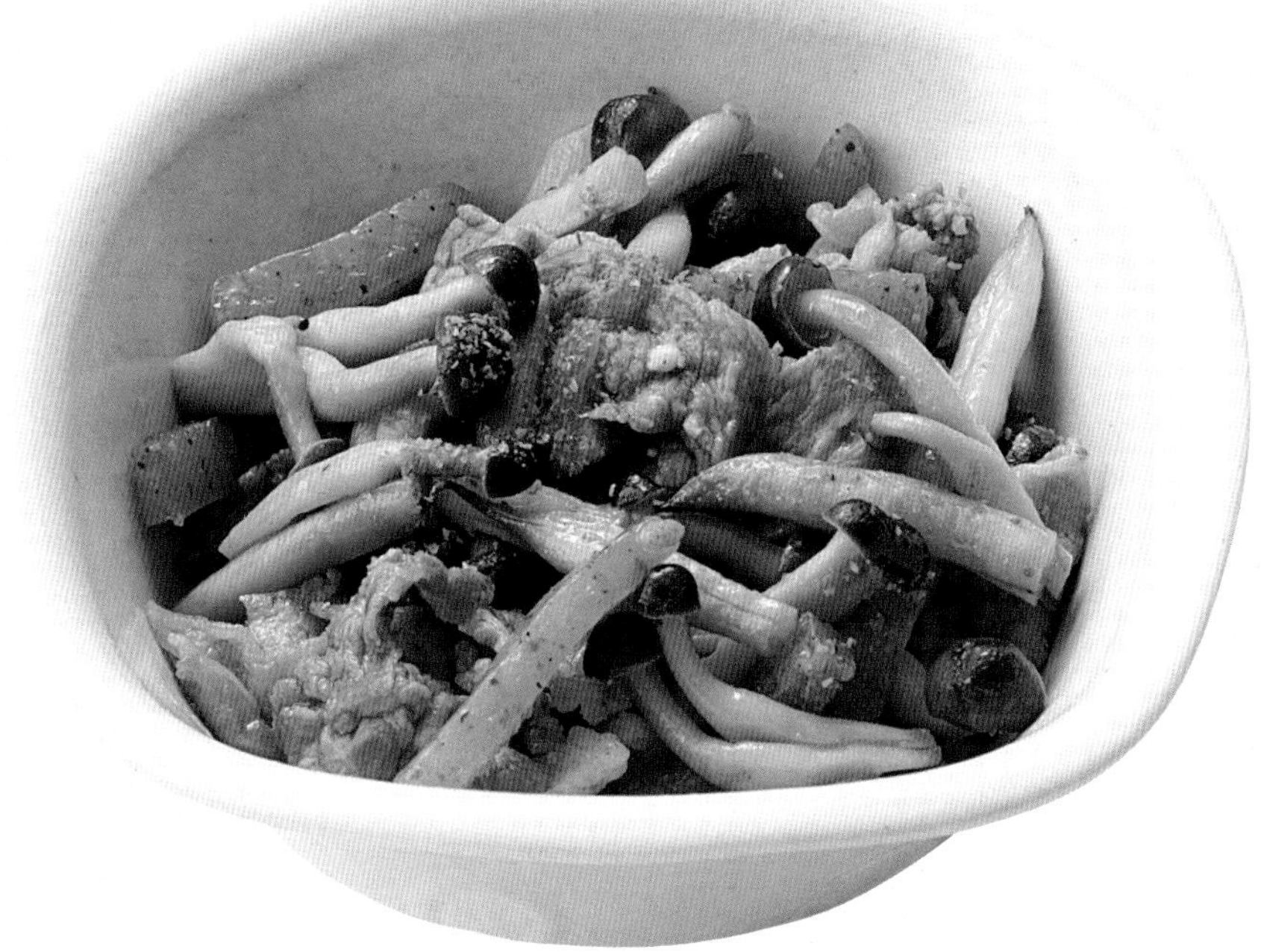

糖質	2.3g	タンパク質	9.4g

エネルギー 160kcal　炭水化物 5.9g　脂質 11.0g　食物繊維 3.6g

材料（2人分：つくりやすい分量）

豚肉（こま切れ）……………………80g
糖質ゼロ料理酒………………小さじ1/2
こんにゃく………………………100g
シメジ……………………………1パック
サヤインゲン………………………6本
ゴマ油…………………………大さじ1/2
A　醤油…………………………大さじ1
A　ラカントS…………………大さじ1
A　糖質ゼロ料理酒……………大さじ1
一味唐辛子…………………………少々

つくり方

1 豚肉は、食べやすい大きさに切って酒をもみ込んでおく。こんにゃくは、8㎜の棒状に切る。シメジは石づきを落としてほぐす。サヤインゲンは4㎝長さに切る。

2 フライパンにゴマ油を熱し、豚肉を炒める。肉の色が変わったら、シメジ、こんにゃく、サヤインゲンを加えて炒め合わせる。

3 **A**を加えて炒め煮にして、煮汁がなくなったら一味唐辛子をふる。

食材memo

キノコ類は料理の万能選手

キノコ類は、食物繊維はもちろん、ビタミンDやビタミンB群などが豊富です。なかでもシメジは食物繊維、マイタケはビタミンD、シイタケはビタミンB群が豊富に含まれています。どれも糖質が少なめで低カロリー。ダイエットにはおすすめの食材です。炒めものや鍋もの、みそ汁など、いろいろな料理に使えるのもいいですね。

副菜
野菜・海藻

キノコのレンジマリネ

電子レンジで簡単調理。加熱後にしばらく冷まして味を染み込ませます。

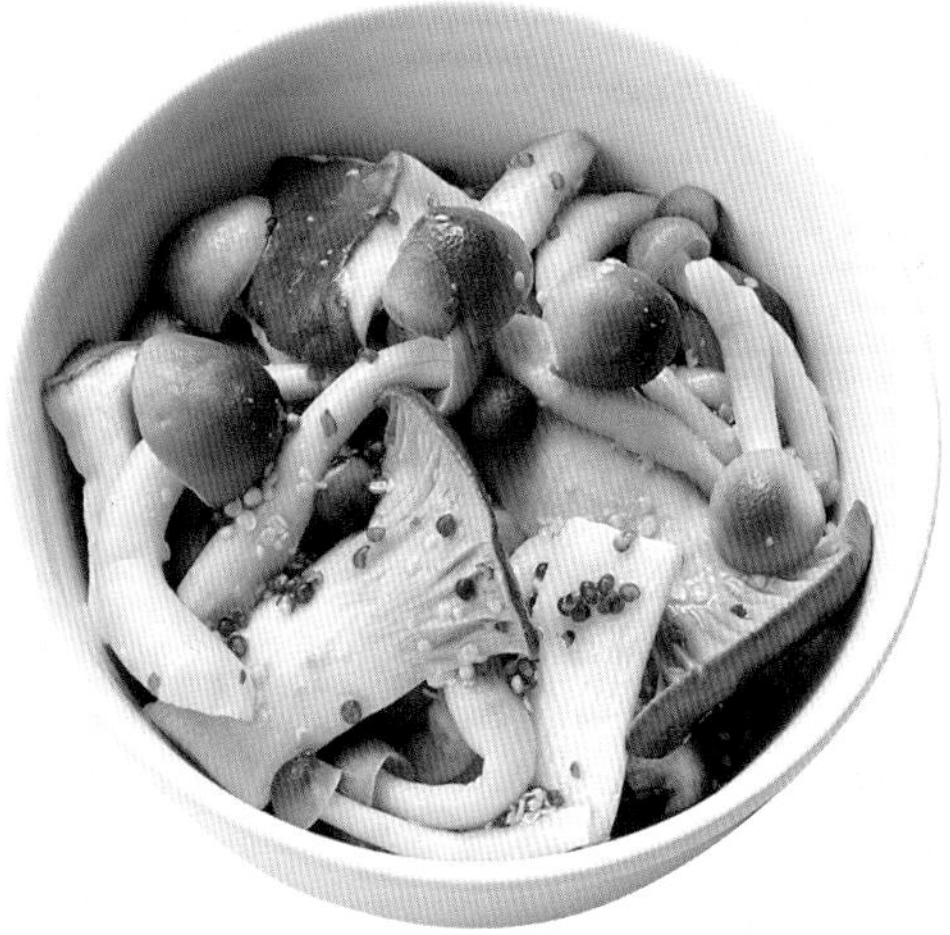

■ 材料（2人分）

エリンギ……1パック
シメジ……1パック

A
- 白ワインビネガー……大さじ1
- 粒マスタード、醤油……各大さじ1/2
- 塩……小さじ1/3
- ラカントS……小さじ1
- こしょう……少々

■ つくり方

1 エリンギは長さを半分にして4等分に切る。シメジは石づきを落としてほぐす。

2 耐熱ボウルに**A**を合わせ、**1**を入れて混ぜる。ラップをかけ、電子レンジで2分加熱し、ラップをしたまま冷めるまでおく。

糖質	2.9g	タンパク質	3.2g

エネルギー 32kcal　炭水化物 6.1g
脂質 1.2g　食物繊維 3.2g

副菜
野菜・海藻

ワカメとオクラとエビのしょうが酢

食物繊維豊富なワカメとオクラにタンパク質源のエビを合わせました。

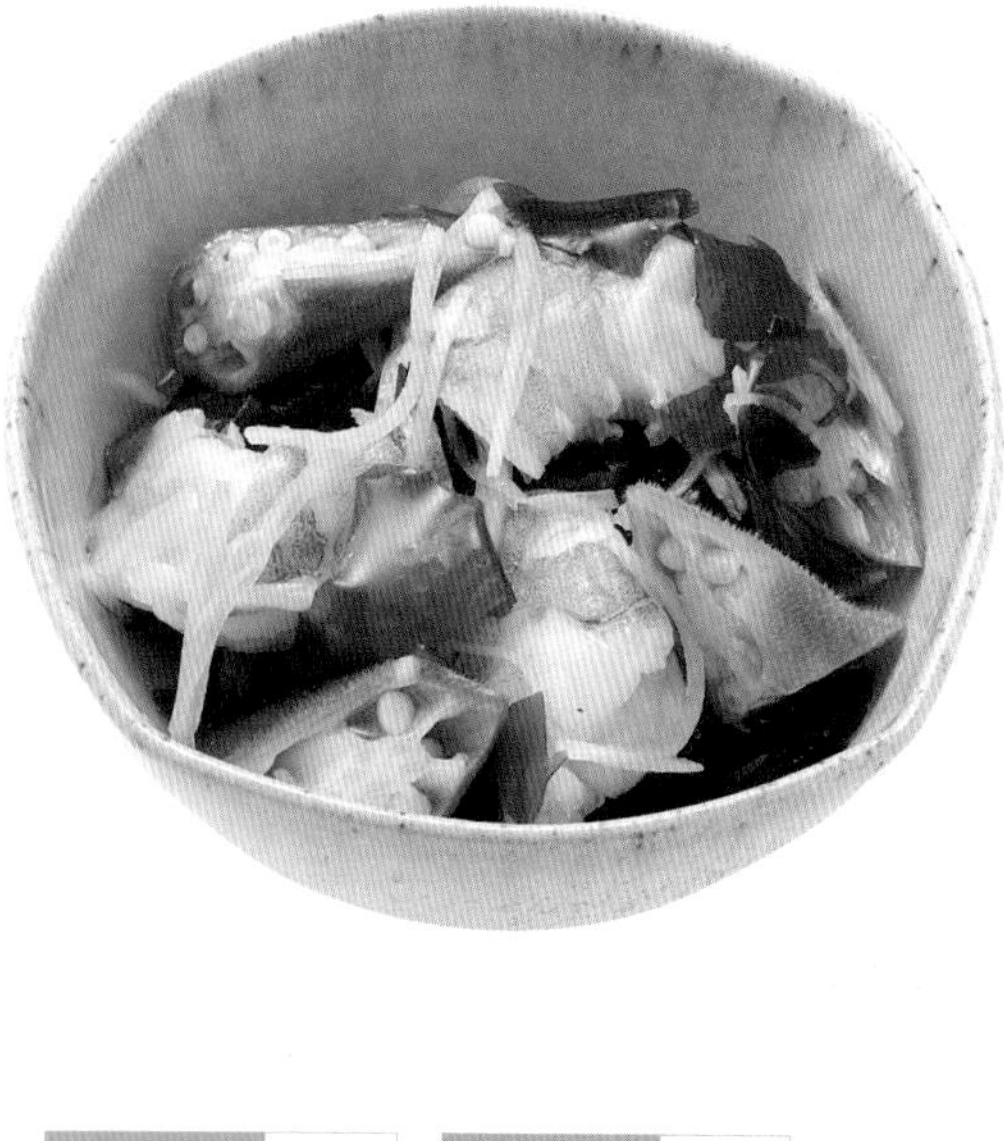

■ 材料（2人分）

カットワカメ（乾燥）……5g
オクラ……3本
無頭エビ……2尾
しょうが……1片

A
- だし汁……大さじ4
- 塩……小さじ1/4
- 醤油……小さじ1/2
- ラカントS……小さじ1/2
- オリーブオイル……小さじ1/2
- 酢……小さじ1

■ つくり方

1 カットワカメは水で戻して、サッとゆでてザルにあげ、水気を絞る。オクラは乱切り、エビは殻をむき、塩ゆでしてそぎ切りにする。しょうがはせん切りにする。

2 ボウルに**A**を合わせて、**1**を加えて和える。

糖質	1.3g	タンパク質	4.8g

エネルギー 38kcal　炭水化物 3g
脂質 1.2g　食物繊維 1.7g

副菜
野菜・海藻

グリル野菜のバルサミコソース

こんがりと焼いた野菜に、まろやかな酸味が加わります。

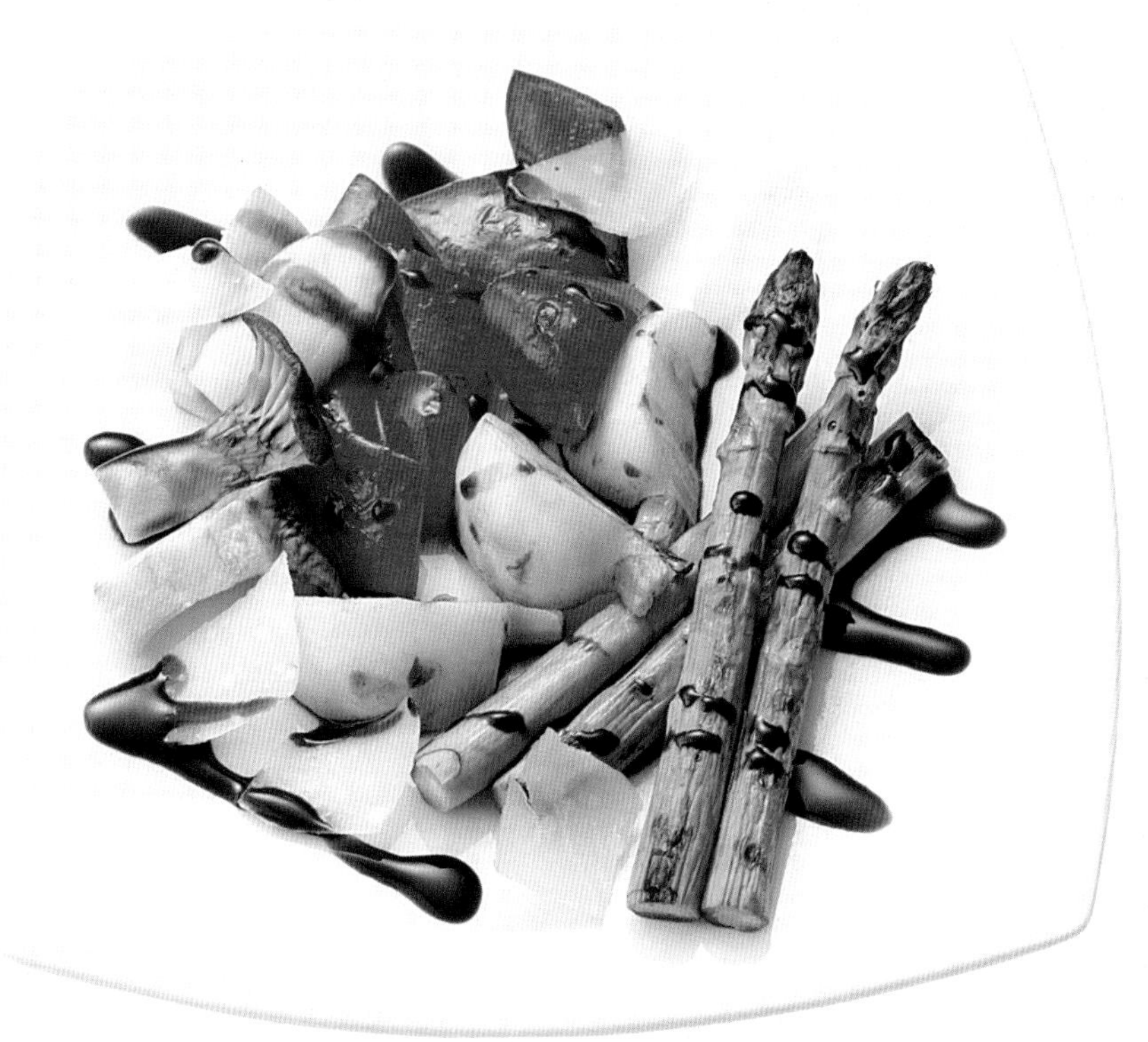

糖質	5.0g	タンパク質	3.4g

エネルギー 69kcal　**炭水化物** 7.3g　**脂質** 3.2g　**食物繊維** 2.3g

■ 材料（2人分：つくりやすい分量）

グリーンアスパラガス…………………4本
カブ……………………………………1個
パプリカ（赤）…………………………1/2個
エリンギ………………………………1本
オリーブオイル…………………………少々
塩………………………………………少々
A［バルサミコ酢………………………大さじ4
　 ラカントS…………………………小さじ1
パルメザンチーズ………………………少々

■ つくり方

1 フライパンに**A**を入れてとろみがつくまで煮詰める。

2 アスパラガスは根元とはかまを落として2等分に切る。カブは少し茎を残してくし形に切る。パプリカは乱切りにする。エリンギは長さを半分にして、4等分に切る。

3 グリルパン（なければフライパン）にオリーブオイルを熱し、**2**を並べて塩をふってこんがりと焼く。

4 器に野菜を盛り、薄く削ったパルメザンチーズを添えて、**1**のバルサミコソースをかける。

食材memo

彩りを加えるならパプリカを

低糖質食ばかりに意識がいってしまうと、彩りを忘れてしまいがち。そんなときは見た目がかわいく彩り豊かな料理をつくって気持ちを上げましょう。トマトやニンジンなどの赤やオレンジの暖色系野菜は、比較的糖質が多め。おすすめはパプリカです。肉詰めなどにするとタンパク質もしっかり摂れます。

汁物を加えて満足感UP

つくりおきできる！スープレシピ

食事に汁物が加わると、満足感が上がり、体も温まります。さらりと食べられるので、
食欲のないときはおかずを1品スープに替えても。余った分は鍋のまま保存するか、
保存袋に具ごと入れて冷凍すればOK。

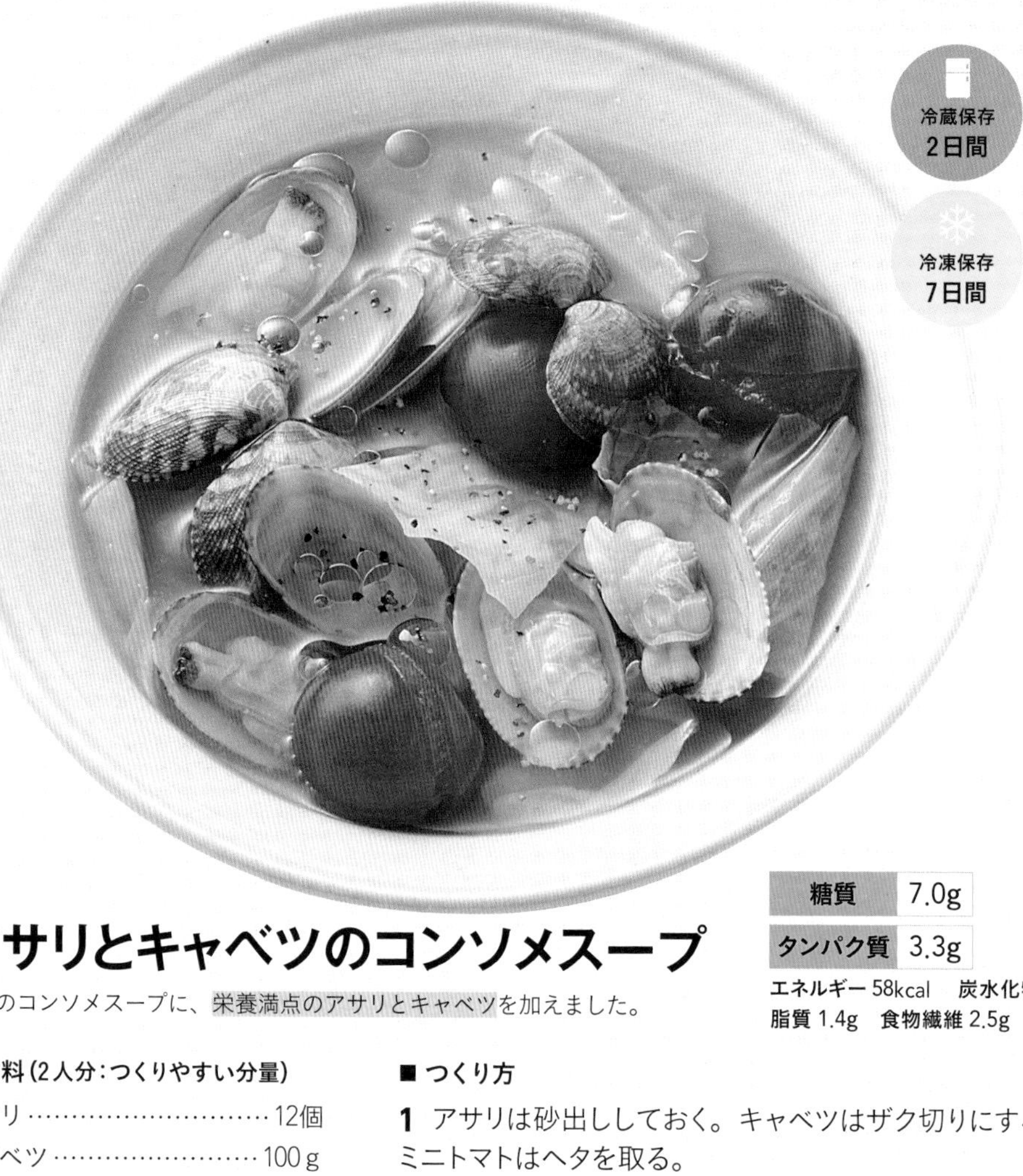

冷蔵保存
2日間

冷凍保存
7日間

アサリとキャベツのコンソメスープ

定番のコンソメスープに、栄養満点のアサリとキャベツを加えました。

糖質	7.0g
タンパク質	3.3g

エネルギー 58kcal　炭水化物 9.5g
脂質 1.4g　食物繊維 2.5g

■ 材料（2人分：つくりやすい分量）

アサリ……………………………12個
キャベツ…………………………100g
ミニトマト………………………6個
オリーブオイル…………少さじ1
粗挽き黒こしょう……………少々
A　水………………1と1/2カップ
　　固形コンソメ………1個（4g）
　　塩…………………………少々

■ つくり方

1 アサリは砂出ししておく。キャベツはザク切りにする。ミニトマトはヘタを取る。

2 鍋に**A**とアサリを入れて火にかける。アサリの殻が開いたら、キャベツ、ミニトマトを加えてひと煮立ちさせ、オリーブオイルをまわしかけて、粗挽き黒こしょうをふる。

豚肉とキノコの和風豆乳スープ

糖質	4.4g
タンパク質	7.2g

エネルギー 96kcal　**炭水化物** 5.8g
脂質 5.0g　**食物繊維** 1.4g

キノコと豆乳で腸内環境改善。豚肉が入って食べごたえもあります。

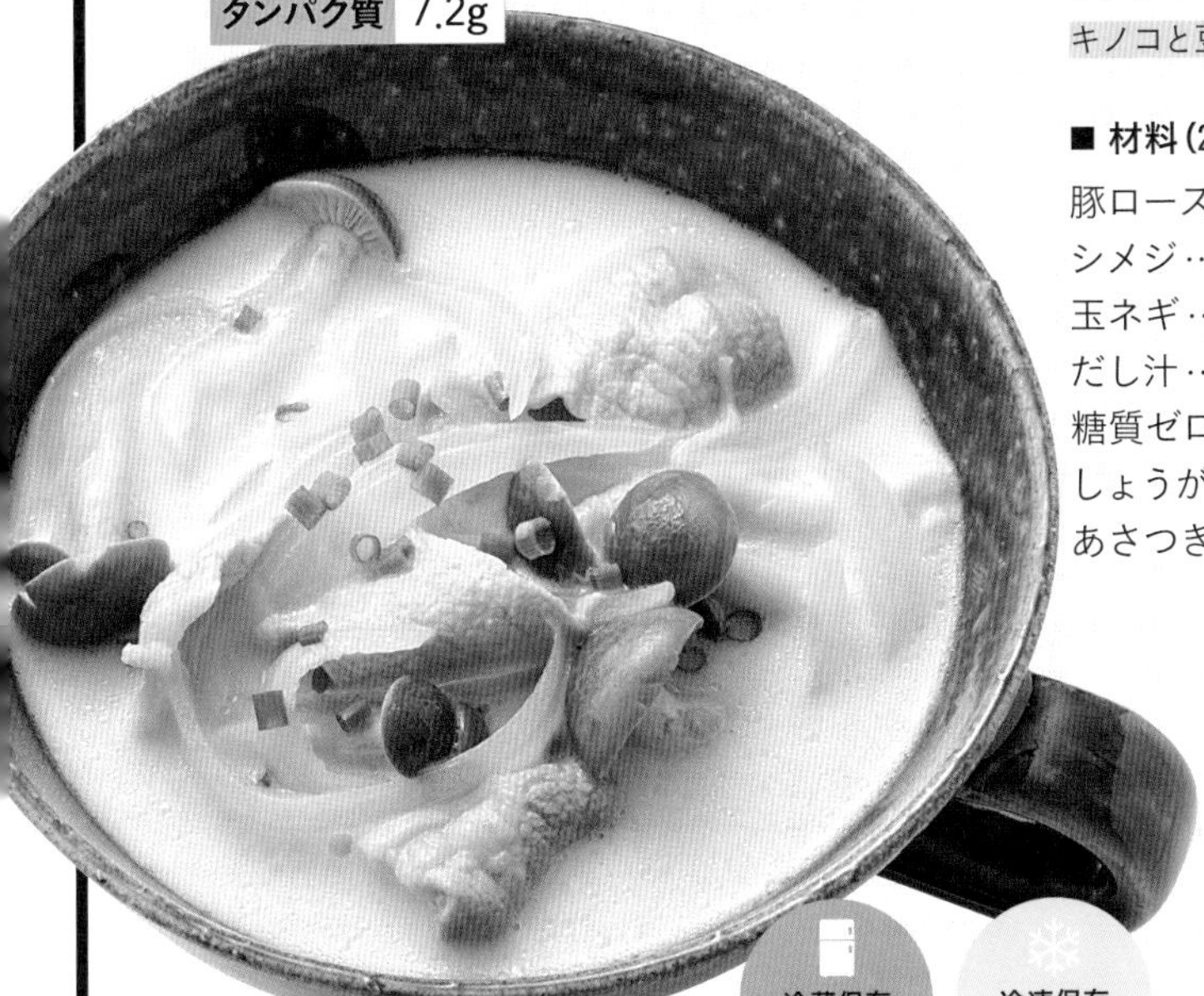

冷蔵保存 2日間　**冷凍保存 7日間**

■ 材料（2人分：つくりやすい分量）

豚ロース肉（薄切り）‥40ｇ
シメジ…………1/2パック
玉ネギ………………1/4個
だし汁……………1カップ
糖質ゼロ料理酒…小さじ1
しょうが……………少々
あさつき………1/2本（3ｇ）

A
豆乳（成分無調整）…………1/2カップ
醤油………小さじ1/2
塩…………小さじ1/4

■ つくり方

1 豚肉はひと口大に切る。シメジは石づきを落としてほぐす。玉ネギは薄切りにする。しょうがはすりおろす。あさつきは小口切りにする。

2 鍋にだし汁と酒を煮立て、豚肉と玉ネギを加えて2分煮る。**A**とシメジを加えてひと煮立ちさせて器に盛る。しょうが、あさつきを添える。

エビとチンゲンサイの中華スープ

ラー油をかければピリッと辛いアクセントに。
中華風の献立に合わせても。

冷蔵保存 2日間　**冷凍保存 7日間**

■ 材料（2人分：つくりやすい分量）

無頭エビ………………4尾
チンゲンサイ………100ｇ
しらたき………………50ｇ
ゴマ油……………小さじ1
ラー油………………適宜

A
水………1と1/2カップ
顆粒鶏がらスープの素……………小さじ1
糖質ゼロ料理酒……………小さじ1
にんにく（すりおろし）……………少々
塩…………小さじ1/4
こしょう…………少々

■ つくり方

1 チンゲンサイは葉と茎に分ける。茎は縦に3等分に切り、長さを半分に切る。葉はザク切りにする。エビは殻をむいて背に切り込みを入れる。

2 鍋にゴマ油を熱し、エビ、チンゲンサイ、しらたきを炒める。油がまわったら**A**を加えてひと煮立ちさせる。器に盛り、好みでラー油をかける。

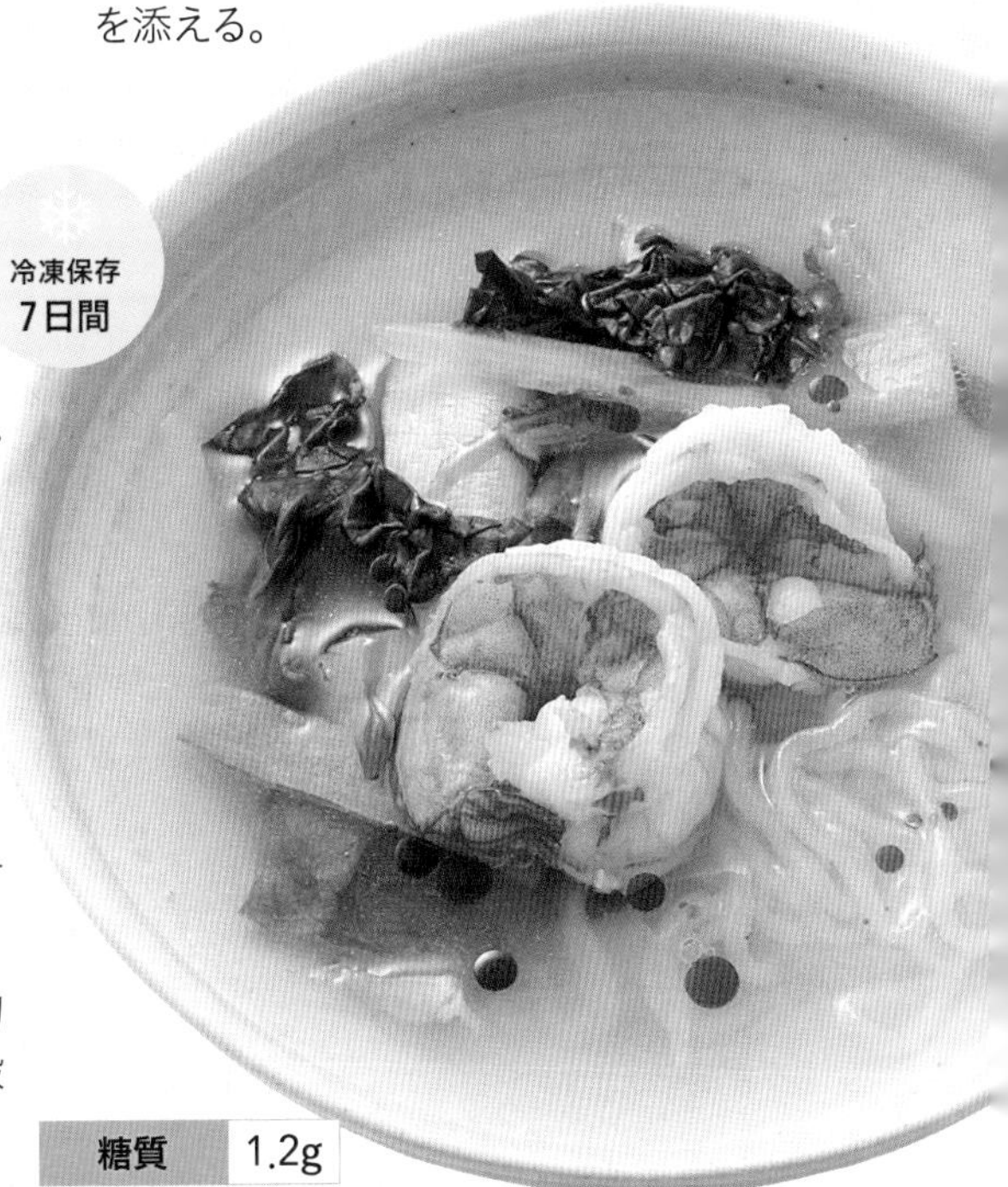

糖質	1.2g
タンパク質	8.1g

エネルギー 73kcal　**炭水化物** 2.6g
脂質 3.2g　**食物繊維** 1.4g

ダイエットの挫折を防ぐ！

外食とお酒のルール

ダイエット中はなるべくひかえたい外食とお酒ですが、避けられないこともありますし、たまには楽しみたいものです。食べ方、飲み方のルールを守って、ダイエットの挫折を防ぎましょう。

選び方に気をつけて

外食するときは、**お店選びから気を配りましょう。**主食のごはんや麺類は頼まないようにしたいので、**寿司屋やラーメン屋、うどん屋、そば屋ははずします。**和食店も、煮ものや煮魚などの味つけに、糖質の多い砂糖やみりんを使っていることが多いので、できれば避けましょう。小鉢を選べたり、ごはんを抜きにしたり、カスタマイズできるお店ならOKです。**ファミレスやカフェに行くときは洋食系の店へ、ステーキ屋や焼き肉屋もおすすめです。**糖質の多い料理や食材を避けるためにセットメニューは頼まず、単品をチョイスするようにしましょう。

RIZAP POINT!

洋食系のファミレスやカフェを選び、メニューの選び方にも気をつけて。お酒は低糖質のものを選びましょう。

おすすめメニューを知ろう！

糖質コントロール中は、メニュー選びが大切。おすすめのメニューを頭に入れておけば、突然外食することになったとしても大丈夫。お店選びにも困りません。

OK!

- 洋食
- 焼肉
- 定食
- ステーキ
- 鍋

など

主食を避けられることがポイント。また、和食よりも洋食のほうが、砂糖やみりんなどの糖質を多く含む調味料を使うことが少ないのでおすすめ。焼肉やステーキもOKです。

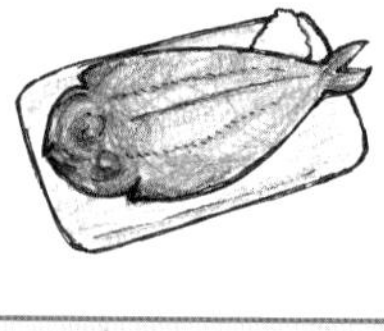

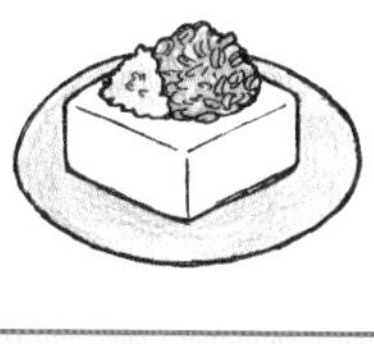

NG!

- すし
- お好み焼き
- とんかつ
- ラーメン、そば、うどん
- 中国料理

など

外食などはNG。とんかつや天ぷらは衣が高糖質です。中国料理は、点心の皮、酢豚などのとろみに小麦粉や片栗粉が含まれるので注意が必要です。

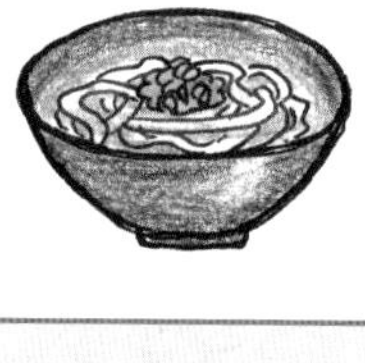

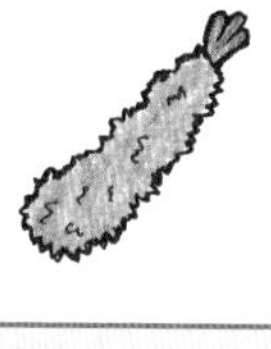

お店別　外食のコツ

ファミレス・カフェ

セットメニューは主食を断って注文しましょう。**単品メニューで肉や魚料理、サラダバーなどを利用するのがおすすめ。**単品メニューでもつけ合わせにポテトやコーンなどがあるようであれば、あらかじめ抜いてもらいましょう。ハンバーグはパン粉などが使われていないもので、糖質のあるソースより塩やこしょうで味つけしているものを。

- ○サラダバー
- ○ステーキ
- ×デミグラスハンバーグ
- ×パスタ

定食店・食堂

ごはんは抜きと注文時に伝えましょう。焼き魚や刺し身、しょうが焼きなどがおすすめ。**塩や醤油などでシンプルに味つけされたメニューを選びます。**小麦粉やパン粉が使われた、から揚げや揚げ物の定食は衣が高糖質なのでひかえましょう。ごはんを抜いた分物足りなければ、ホウレン草のおひたしや豆腐、卵焼きなどの小鉢を追加すれば満足感UP！

- ○サバの塩焼き
- ○しょうが焼き
- ○卵焼き（砂糖なし）
- ×から揚げ

イタリア料理店

高糖質な米や小麦粉を多くとってしまうことになるピザやパスタ、リゾットはひかえますが、前菜のサラダやカルパッチョ、メインの肉や魚料理は食べられます。トマトは糖質がやや高いので、食べすぎには注意。ワインは白よりも赤の辛口がおすすめです。**コースではなく、単品で注文するようにしましょう**。

- ○生ハムのサラダ
- ○牛肉のカルパッチョ
- ○アクアパッツァ
- ×ピザ、パスタ、リゾット

焼肉店

ダイエットの敵と思われがちな焼肉も、タンパク質を摂れるので、ライザップではＯＫ。ただし、**甘辛い焼肉のタレは高糖質なので、塩でシンプルに食べましょう**。焼き野菜は、カボチャやニンジンなど高糖質なものには気をつけて。キムチは少量であれば大丈夫ですが、クッパや冷麺はＮＧ。小麦粉を使うチヂミは避けましょう。

- ○肉全般（塩やレモンで）
- ○ サラダ
- ×冷麺
- ×チヂミ

飲んでよいお酒、ひかえたほうがよいお酒

OK!

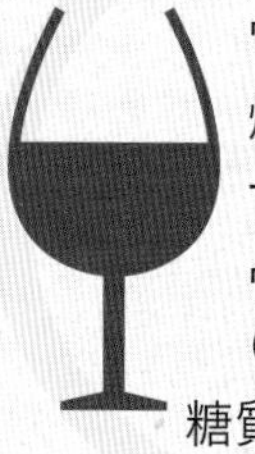

- ウイスキー
- 焼酎
- ブランデー
- ワイン（赤の辛口がベスト）
- 糖質ゼロビール

NG!

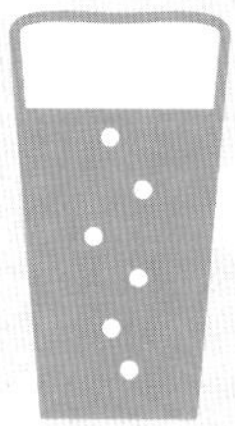

- ビール
- 日本酒
- 紹興酒
- 梅酒
- カクテル
- チューハイ

お酒の選び方

基本的には**糖質ゼロの焼酎やウイスキーなどの蒸留酒を選びましょう。**ビール350㎖缶では糖質量が約10.9gに、日本酒1合（180㎖）では約6.5gになります。また、チューハイやカクテルなど甘みがあるものは、糖質が高いものが多いのでひかえましょう。

ワイン選びのポイント

低糖質のワインを選ぶなら赤ワインを。**白ワインより糖質は低めで、しかもポリフェノールを豊富に含むため、血糖値を下げる効果があります。**さらに絞り込むと、辛口のものがいいでしょう。甘口のものは熟成のあと、糖質を足してある場合もあるからです。

1食で1～2杯程度を目安に

低糖質のものを選んでも、飲みすぎは厳禁です。ワイン100㎖あたりの糖質量は、白ワインで2g、赤ワインで3.8gがおおよその目安。1杯の目安量は125㎖なので2杯飲むと、糖質量は白ワインで5g、赤ワインで3.75gになります。ダイエット中は糖質をひかえたいので、**ワイン1～2杯程度にしましょう。**

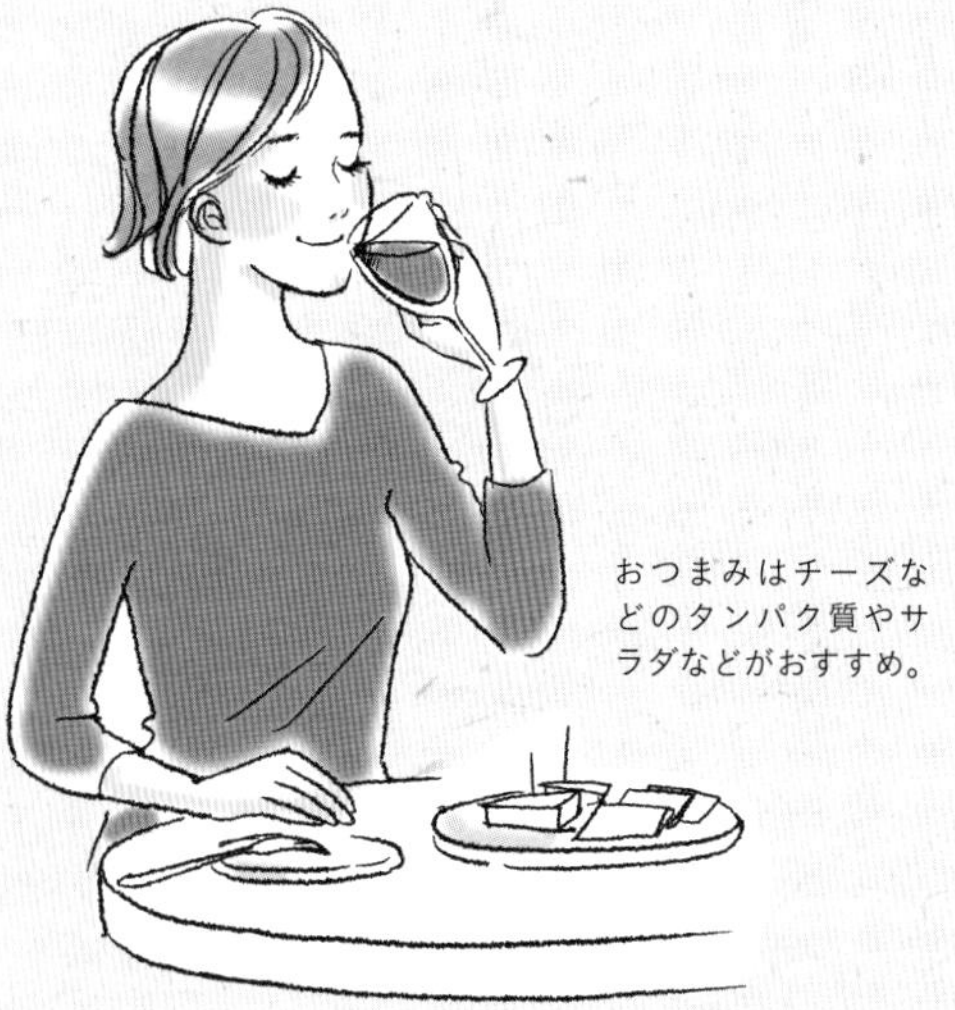

おつまみはチーズなどのタンパク質やサラダなどがおすすめ。

ノンアルコールやソフトドリンクは飲んでもよい？

アルコールの飲みすぎをひかえるために、ノンアルコールやソフトドリンクにする、というのはよい選択です。ただし、コーラやジュース、スポーツドリンクは高糖質です。ノンアルコール飲料でも、糖質が含まれていないとは限りませんので、ウーロン茶などがおすすめです。

おすすめ & ひかえたほうがよいおつまみ

OK!

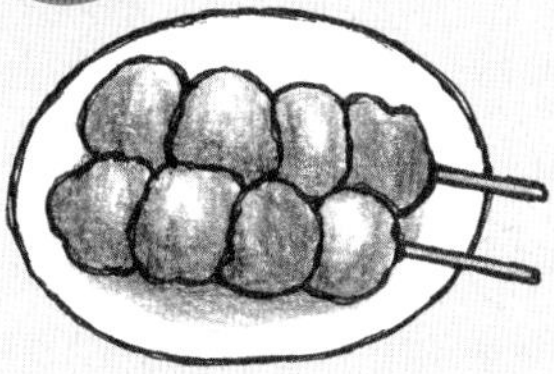

焼き鳥
タレではなく塩で食べます。

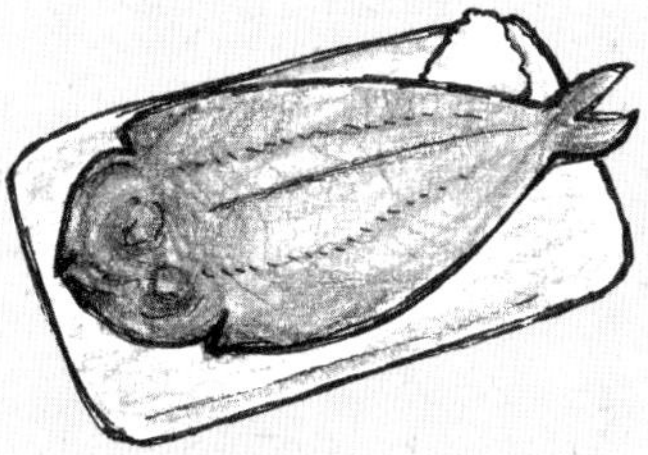

ホッケの塩焼き
魚のおつまみはシンプルな塩焼きが◎。照り焼きなどは避けて。ホッケは低糖質高タンパク。

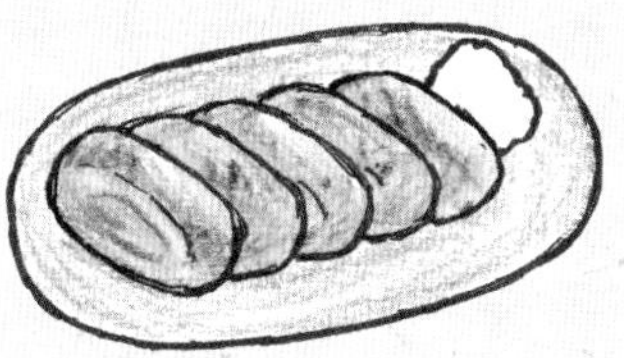

だし巻き卵
砂糖が使われたものはNGなので、注文の前に確認しましょう。

冷奴
湯豆腐や厚揚げもOK。

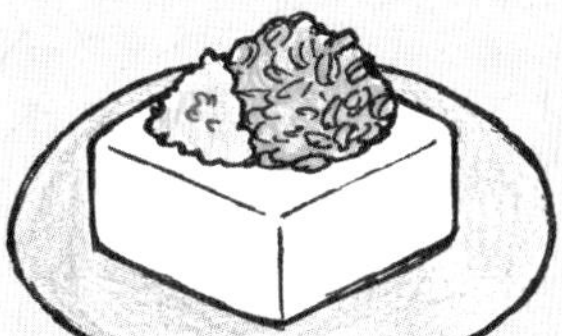

枝豆
定番の枝豆は豆の中でも低糖質。

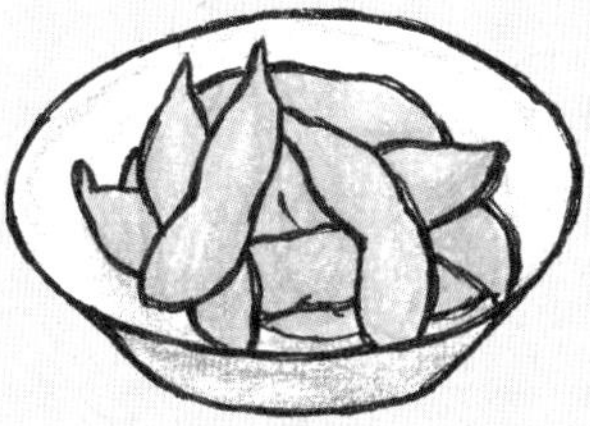

粗挽きソーセージ
タンパク質が豊富で、満足感も得られるおつまみ。アメリカンドッグなど衣がついたものはＮＧです。

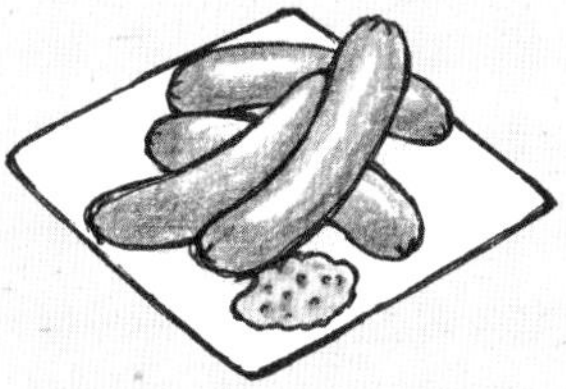

その他
- シーフードサラダ
- 馬刺し
- 厚揚げ
- 煮卵
- 鶏ハム
- チーズ
- 寄せ豆腐
- たこわさ
- 鶏鍋
- 刺し身盛り合わせ

など

NG!

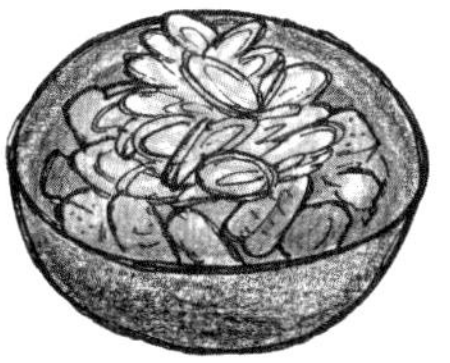

もつ煮込み
もつ自体は低糖質ですが、ゴボウやニンジンなどは高糖質。甘辛い味つけも高糖質な調味料が使われています。

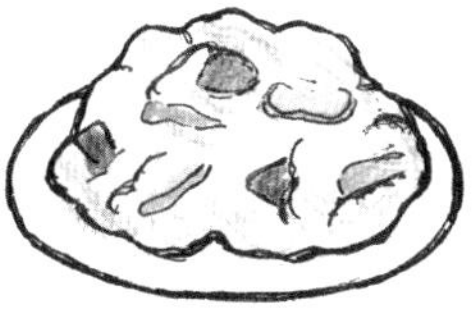

ポテトサラダ
イモ類は高糖質。ニンジンやトマト、コーン、ハムなど、混ぜられている具材も糖質が高いものが多い一品です。

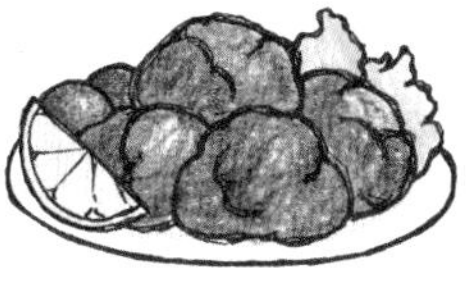

から揚げ
衣が高糖質。高野豆腐をすりおろしたものを衣にすれば低糖質に(P.42)。

その他
- バターコーン
- 肉じゃが
- ギョウザ　など

副菜
野菜・海藻

白菜のカリカリベーコンサラダ

シャキシャキの白菜とカリカリのベーコンの食感が楽しめます。

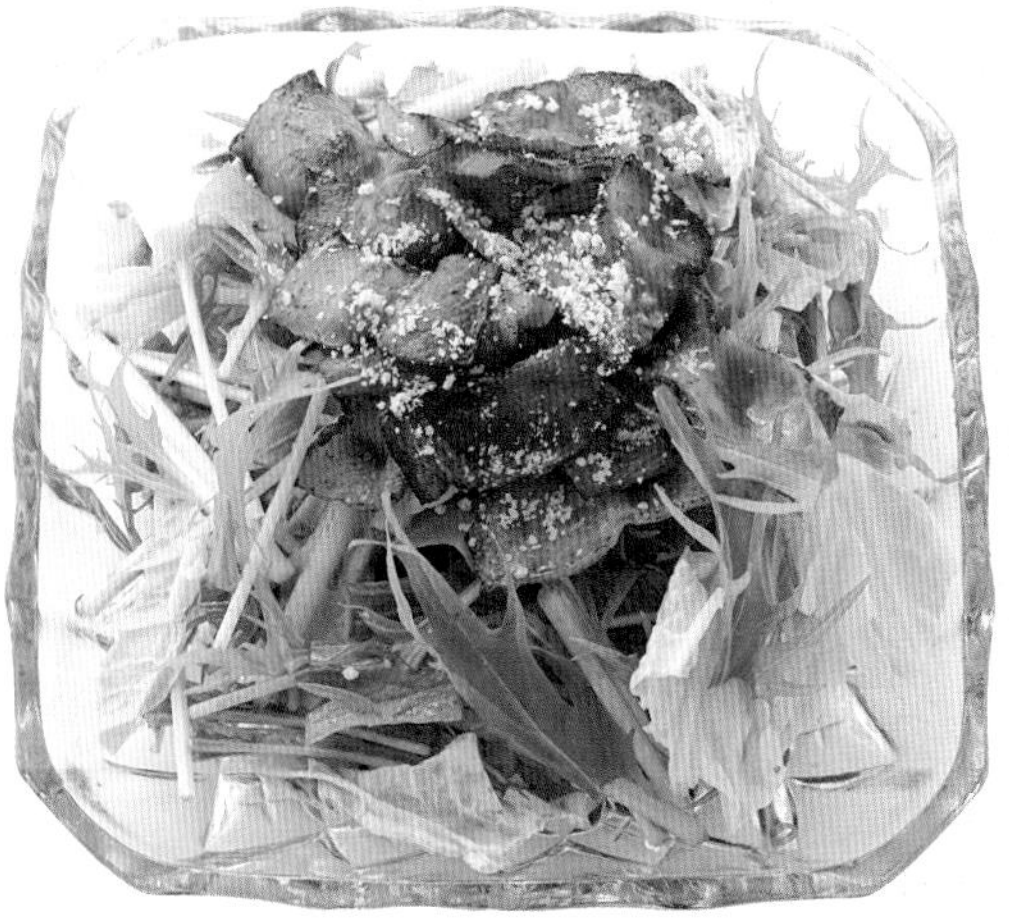

糖質	3.9g	タンパク質	4.2g

エネルギー 200kcal　炭水化物 5.3g
脂質 17.9g　食物繊維 1.4g

■ 材料(2人分：つくりやすい分量)

白菜……150g
水菜……30g
ベーコン……2枚(40g)
オリーブオイル……少々
A
- オリーブオイル、バルサミコ酢……各大さじ1と1/2
- 塩……小さじ1/4
- こしょう……少々

粉チーズ……小さじ1/2

■ つくり方

1 白菜は、葉はザク切り、軸は2cmの短冊切りにする。水菜はザク切りにする。

2 ベーコンは2cm幅に切り、オリーブオイルを熱したフライパンでカリカリに焼く。

3 **A**を混ぜ合わせ、**1**とさっくりと和えて器に盛る。**2**をのせ、粉チーズをかける。

副菜
野菜・海藻

ホウレン草のくるみ和え

ホウレン草の苦味とくるみのまろやかな味わいがベストハーモニー。

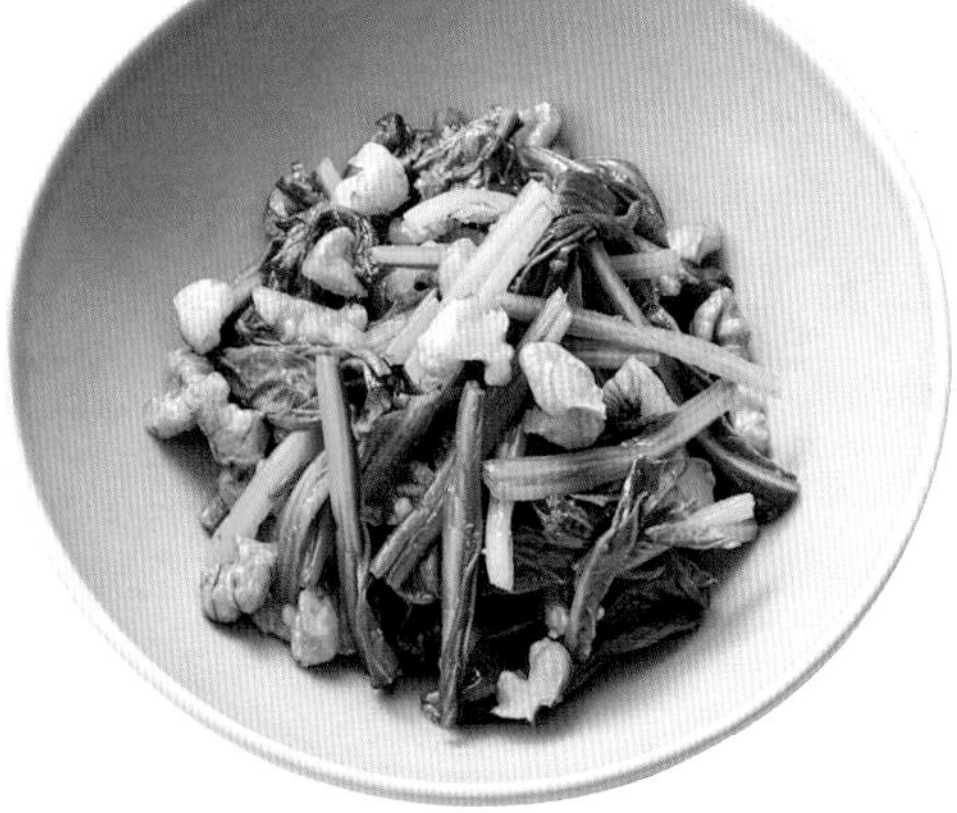

糖質	1.2g	タンパク質	3.7g

エネルギー 101kcal　炭水化物 4.0g
脂質 8.9g　食物繊維 2.9g

■ 材料(2人分：つくりやすい分量)

ホウレン草……150g
くるみ(無塩)……25g
A
- 醤油……大さじ1/2
- ラカントS……小さじ2/3

■ つくり方

1 鍋にたっぷりの湯を沸かし、塩少々(分量外)を入れて、ホウレン草をゆでる。

2 **1**を冷水にとってさらし、水気を絞って5cm長さに切る。

3 くるみはフライパンで乾炒りして粗く刻み、**A**と混ぜ合わせ、**2**を加えて和える。

副菜
野菜・海藻

栄養価の高いスプラウトに、タンパク質源の桜エビを合わせて。

スプラウトと桜エビのサラダ

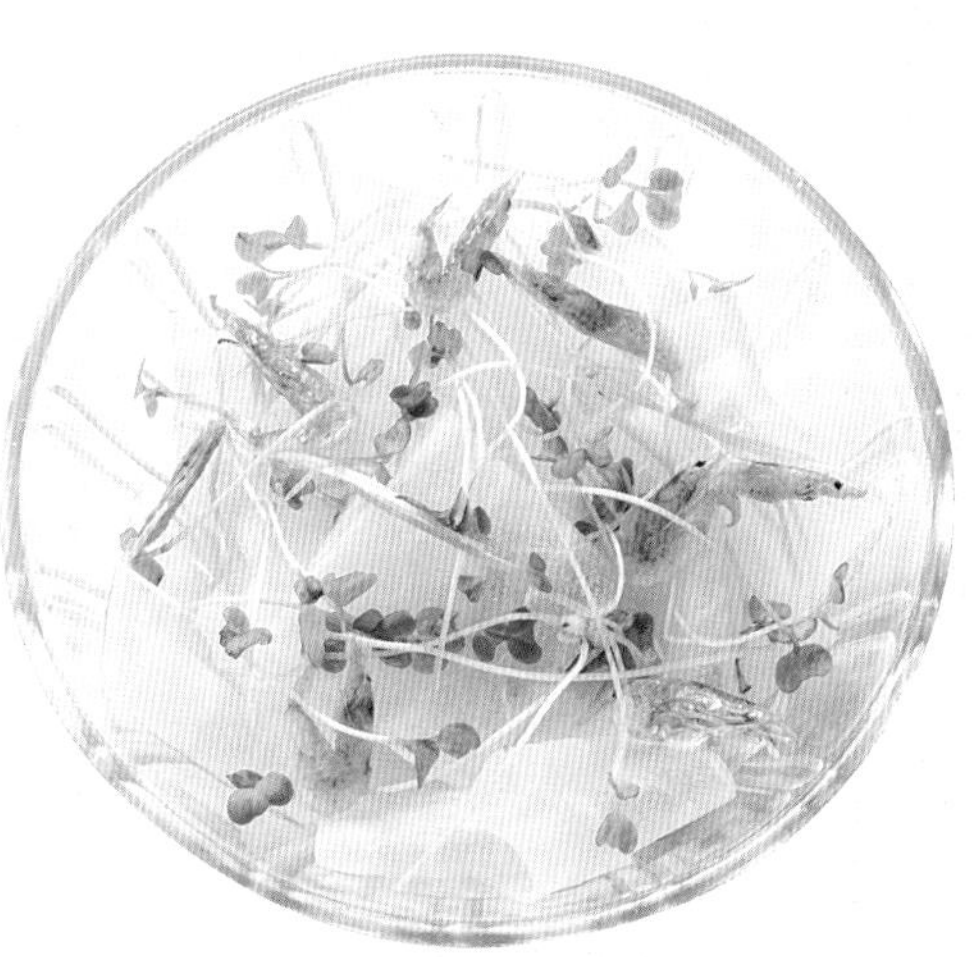

■ **材料（2人分：つくりやすい分量）**

ブロッコリースプラウト……1パック（30g）
大根……100g
桜エビ……大さじ1/2

A
- 醤油……小さじ1
- 酢……小さじ2
- ゴマ油……小さじ1
- ラカントS……小さじ1/4

■ **つくり方**

1 ブロッコリースプラウトは根元を落としておく。大根はピーラーでむく。**A**は合わせておく。

2 すべての材料を合わせてさっくりと和える。

糖質	2.1g	タンパク質	1.2g

エネルギー 41kcal　**炭水化物** 3.2g
脂質 2.7g　**食物繊維** 1.1g

副菜
野菜・海藻

焼いた油揚げの香ばしさでうまみがUP！

水菜と焼き油揚げのからし和え

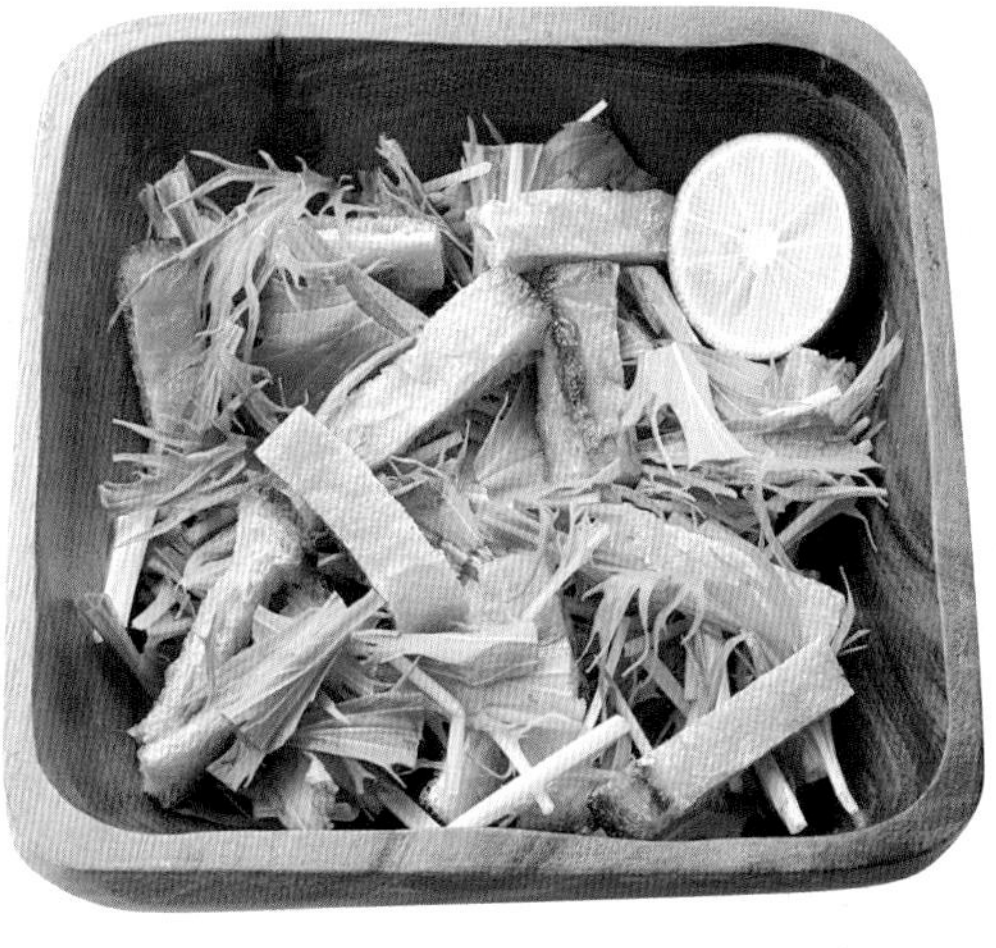

■ **材料（2人分：つくりやすい分量）**

水菜……100g
油揚げ……1枚
スダチ……1個

A
- 醤油……小さじ1
- だし汁……大さじ1
- 塩……少々
- 練りからし……小さじ1/4

■ **つくり方**

1 水菜は3㎝長さに切る。油揚げはトースターでこんがりと焼いて、横半分に切ってから1㎝幅に切る。スダチは横半分に切る。

2 水菜、油揚げを合わせて、**A**を加えてさっくりと和える。器に盛り、スダチを添える。

糖質	1.8g	タンパク質	3.2g

エネルギー 56kcal　**炭水化物** 3.4g
脂質 3.5g　**食物繊維** 1.6g

副菜
野菜・海藻

ひじきと紫玉ネギのおかか和え

かつお節でうまみをアップ。
お弁当やお酒のおつまみにも！

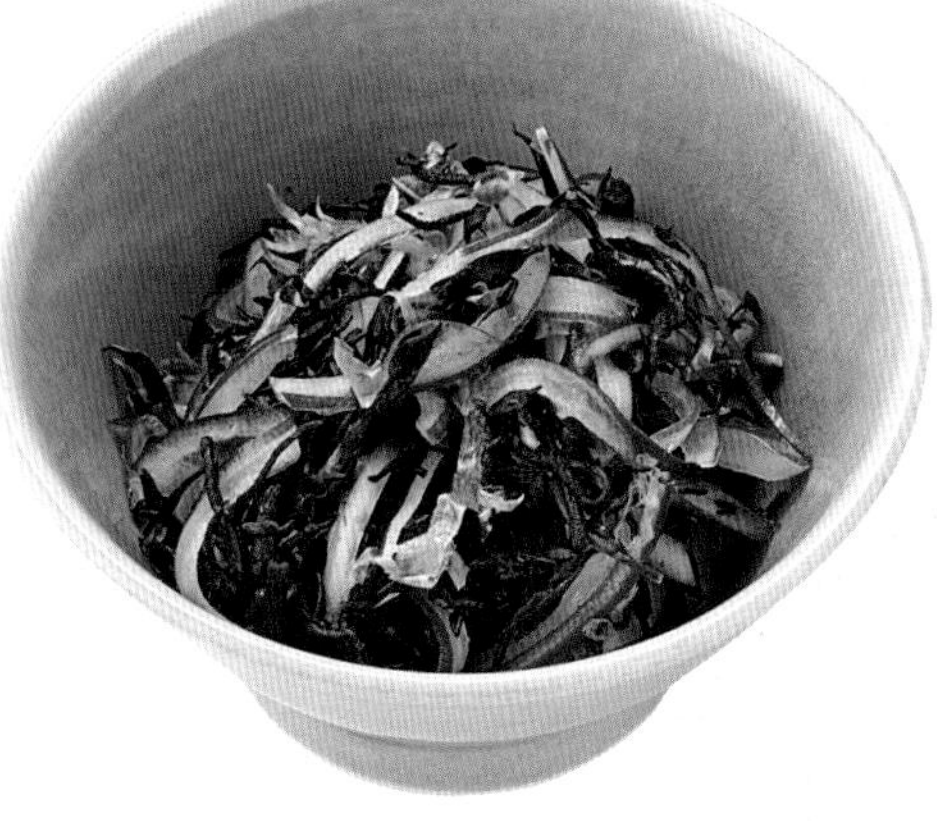

■ 材料（2人分：つくりやすい分量）

芽ひじき（乾燥）……………………… 10g
紫玉ネギ ………………………………… ½個
かつお節 …………………… 1パック（3g）
A ┌ 酢 ……………………………… 大さじ2
　│ ラカントS ………………… 大さじ½
　└ 塩 ……………………………… 小さじ⅓

■ つくり方

1 芽ひじきは水で戻し、熱湯でサッとゆでてザルにあげる。

2 紫玉ネギは薄切りにして**A**と合わせる。紫玉ネギがしんなりしたら**1**を加えて混ぜて、かつお節を加えてさっくりと混ぜる。

糖質	4.6g	タンパク質	2.1g

エネルギー 35kcal　**炭水化物** 7.7g
脂質 0.2g　**食物繊維** 3.1g

副菜
野菜・海藻

切り昆布とタケノコの炊きもの

タケノコの食感と油揚げでボリューム&
食べごたえのある一品。

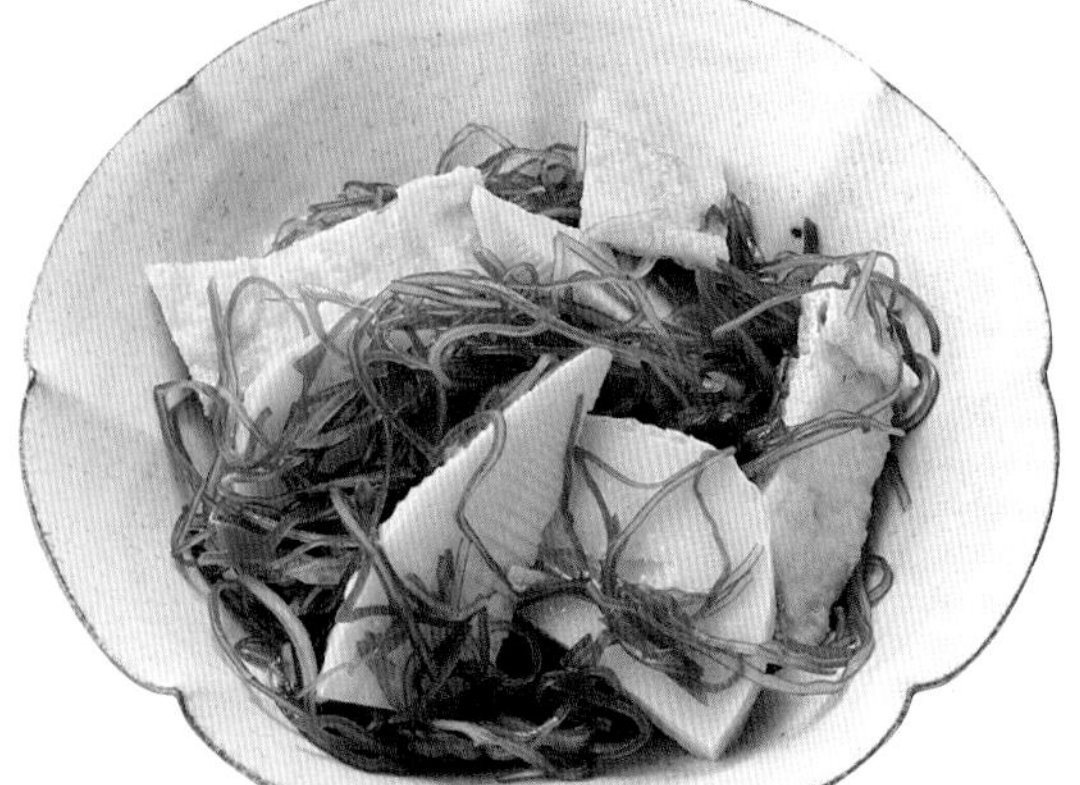

■ 材料（2人分：つくりやすい分量）

切り昆布（乾燥）……………………… 10g
タケノコ（水煮）……………………… 150g
油揚げ ………………………………… 1枚
だし汁 ……………………… 1と1/2カップ
ラカントS …………………… 小さじ1/2
醤油 ………………………… 小さじ1と1/2

■ つくり方

1 切り昆布は水で戻しておく。油揚げは2㎝幅に切る。タケノコは1㎝幅の半月切りにする。

2 鍋にタケノコ、切り昆布、油揚げ、だし汁、ラカントSを入れて10分煮る。醤油を加えて2分ほど煮てそのまま冷ます。

糖質	3.1g	タンパク質	5.6g

エネルギー 73kcal　**炭水化物** 7.7g
脂質 3.5g　**食物繊維** 4.6g

副菜
野菜・海藻

タコとひじきの甘酢和え

歯ごたえのあるタコは食べごたえ充分。
糖質の代謝に働くビタミンB_2も豊富。

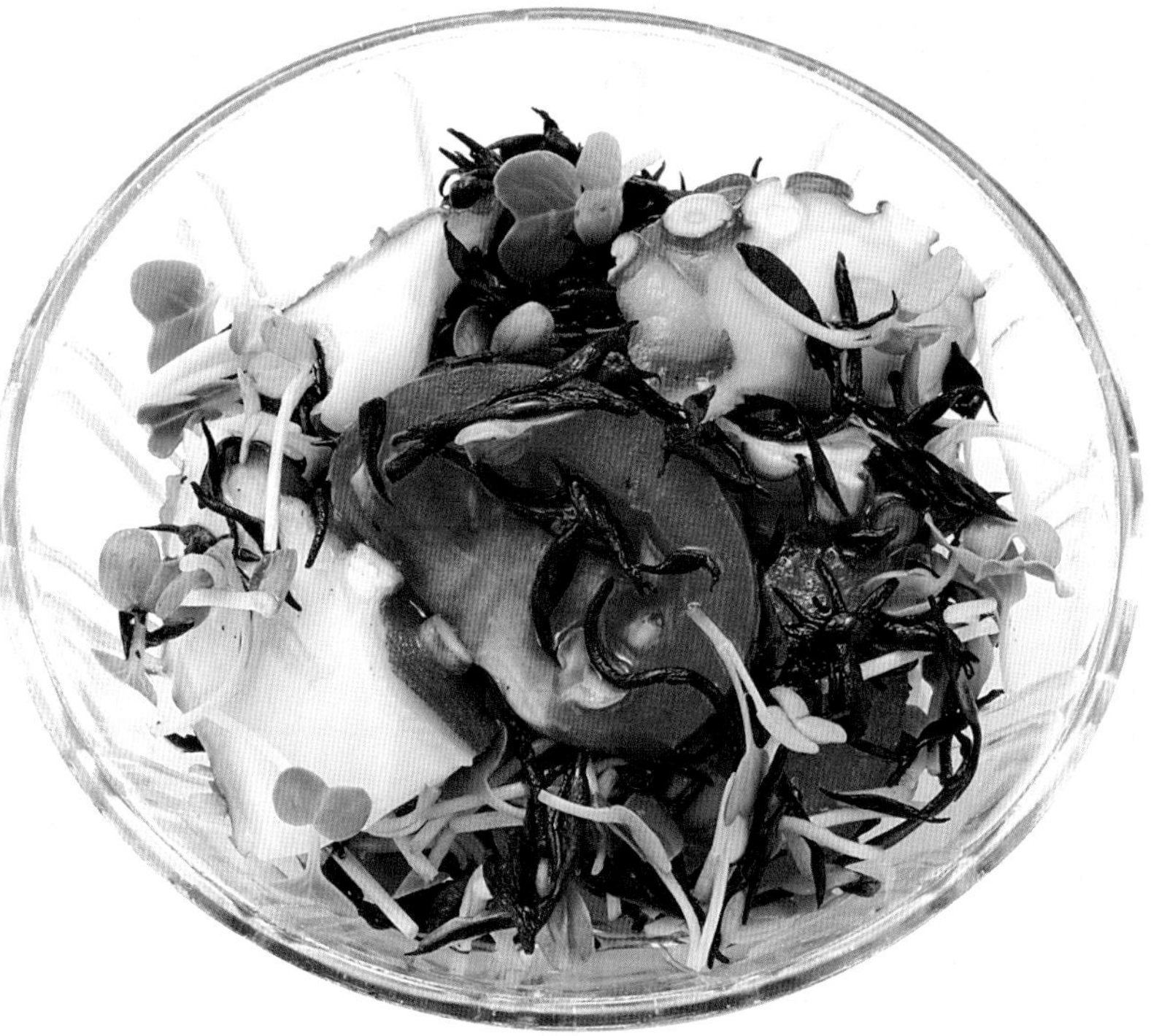

糖質	2.6g	タンパク質	10g

エネルギー 115kcal　炭水化物 5.5g　脂質 6.5g　食物繊維 2.9g

材料（2人分：つくりやすい分量）

ゆでタコ……………………………80g
芽ひじき（乾燥）…………………10g
トマト……………………………1/2個
かいわれ大根……………………30g
A
酢………………………………大さじ1
オリーブオイル………………大さじ1
醤油…………………………小さじ2/3
塩…………………………………少々
ラカントS……………………ふたつまみ

つくり方

1 ゆでタコは薄切りにする。トマトは乱切りにする。かいわれ大根は、根を落として2㎝長さに切る。

2 芽ひじきはぬるま湯で戻して、サッとゆでてザルにあげ、水気をきる。熱いうちに**A**とタコを加えて和える。

3 粗熱がとれたら、かいわれ大根、トマトを加えてさっくり和える。

副菜
野菜·海藻

しらたきとキュウリのエスニック和え

低糖質なしらたきをキュウリ、エビと一緒にピリッと仕上げました。

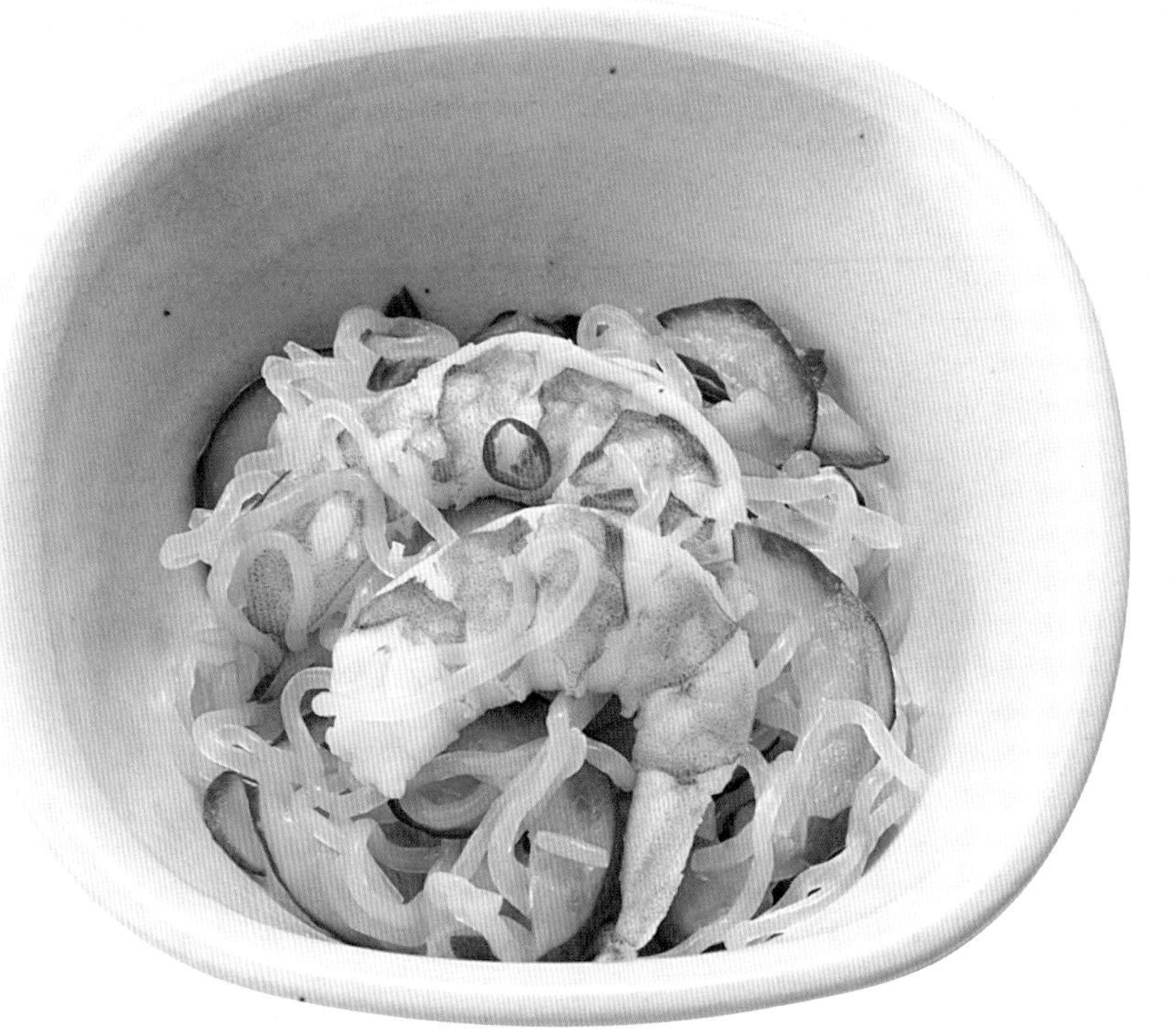

糖質	1.9g	タンパク質	4.2g

エネルギー 31kcal　炭水化物 4.5g　脂質 0.3g　食物繊維 2.6g

■ 材料（2人分：つくりやすい分量）

しらたき……………………………100g
無頭エビ……………………………2尾
キュウリ……………………………小1本
塩……………………………………少々

A
ナンプラー………………大さじ2/3
にんにく（みじん切り）……………1/2片分
赤唐辛子（小口切り）…………1/4本分
レモン汁…………………大さじ1/2

■ つくり方

1 しらたきはひたひたの水と一緒に火にかける。煮立ったらザルにあげて、はさみでザク切りにして、熱いうちに**A**と和える。

2 無頭エビは、殻をむいて塩ゆでして、背から半分に切る。キュウリは縦半分に切ってから斜め薄切りにする。塩をふってしばらくおき、水気を絞る。

3 **1**に**2**を加えてさっくり和える。

食材memo

しらたきは熱いうちに調味料と混ぜる

しらたきを火からおろして適当な大きさに切ったら、後回しにせずに、熱いうちに調味料と混ぜておきましょう。しらたきに味が染み込みやすくなります。味が薄いと感じると、必要以上の調味料を足して糖質も上げてしまいがちですが、うまく調理すれば決められた分量でおいしく仕上げることができます。

副菜
野菜・海藻

たたきキュウリの香味ラー油

調味料が染み込んだキュウリに、ラー油がきいたピリ辛の仕上がりです。

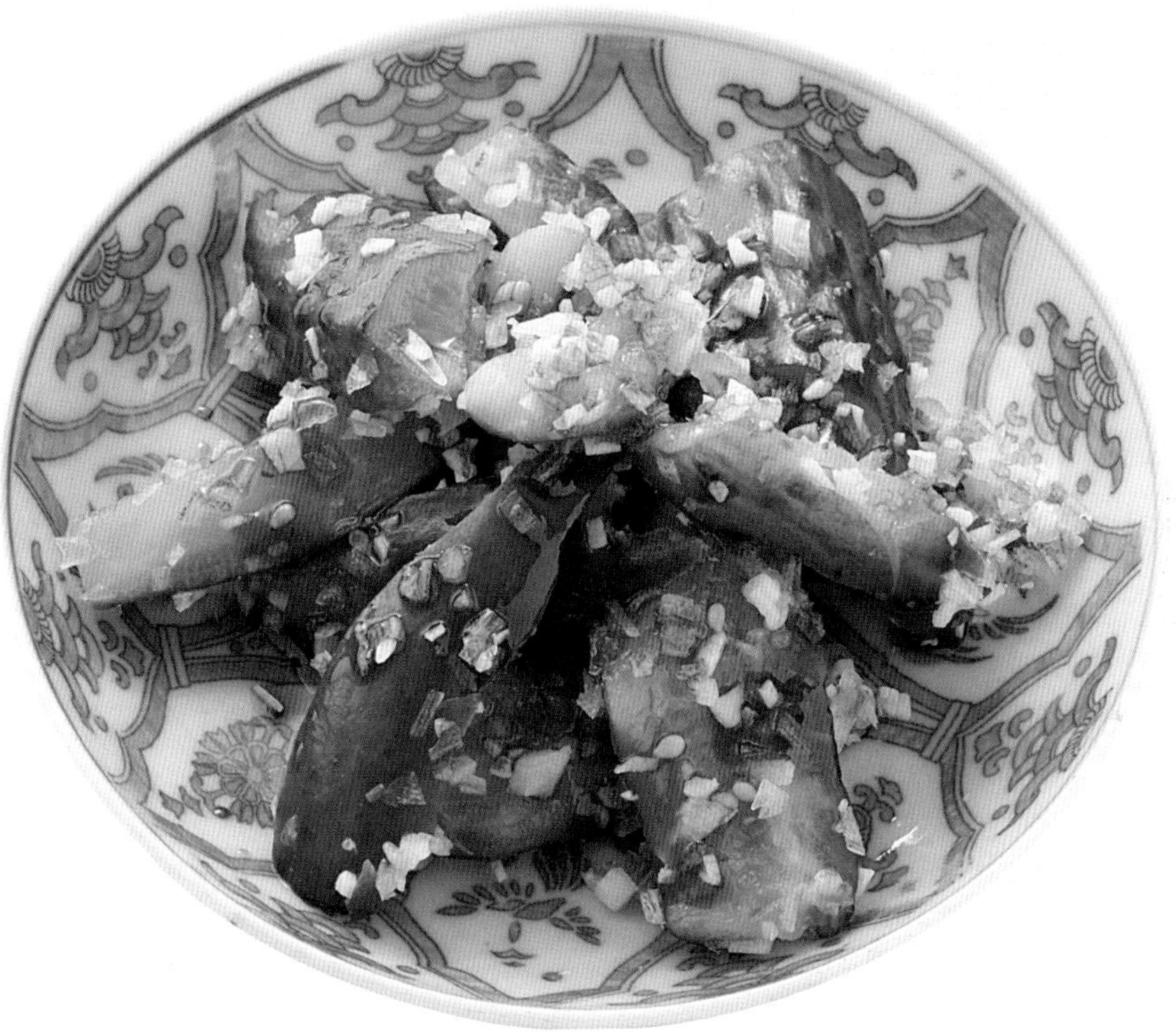

糖質	1.2g	タンパク質	0.7g

エネルギー 32kcal　炭水化物 1.9g　脂質 2.5g　食物繊維 0.8g

■ 材料（1人分）

キュウリ……………………………1本

A
- 顆粒鶏がらスープの素……………小さじ1/3
- 塩…………………………小さじ1/3

B
- ミョウガ（みじん切り）…………1個分
- しょうが（みじん切り）………1/2片分
- 白炒りゴマ………………小さじ1/2

ラー油…………………………………適量

■ つくり方

1 キュウリはポリ袋に入れて麺棒などで叩く。ヘタをとり、食べやすい大きさに切る。袋に戻す。

2 **1**のポリ袋に**A**を加えてもみ、15分ほどおく。

3 キュウリの水気をペーパータオルでふき、**B**と混ぜ合わせて器に盛り、ラー油をかける。

食材memo

トウガラシ活用術

トウガラシは、ネギやニンニクと相性がよく、一緒に炒めたり、スープに入れたりすると抗酸化力がプラスされ、体のサビ止め効果が期待できます。また、洗面器にお湯を張り、ちぎったトウガラシを入れて足湯にしても。足先の血行がよくなり、冷えからくるむくみが解消します。

副菜
野菜・海藻

やわらかいナスのナムル。糸唐辛子がアクセントに。

レンジナスのナムル

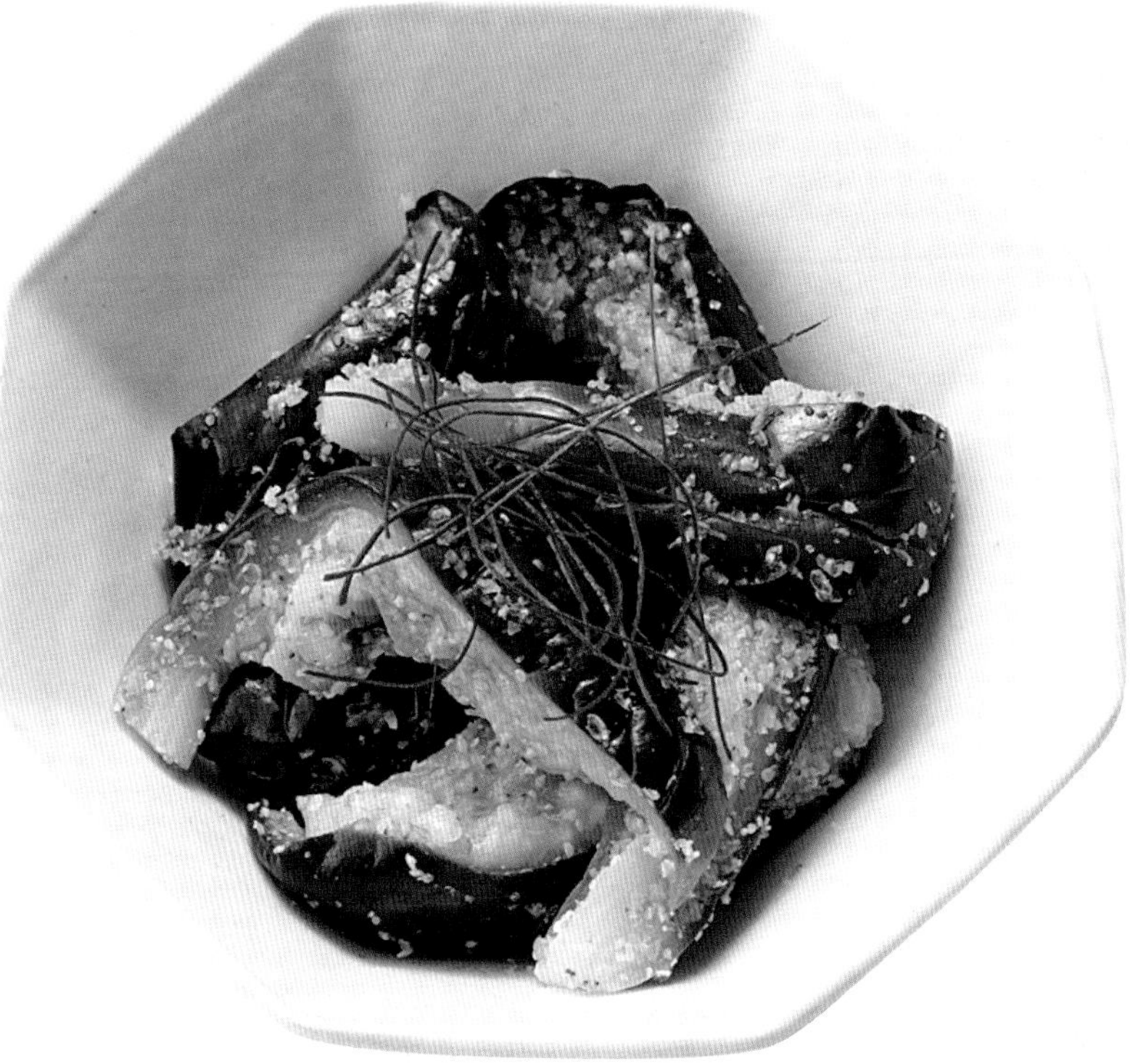

糖質	3.0g	タンパク質	1.7g

エネルギー 95kcal　炭水化物 5.4g　脂質 7.8g　食物繊維 2.4g

材料（2人分：つくりやすい分量）

ナス……3本

A
- ゴマ油……大さじ1
- 白すりゴマ……小さじ2
- 醤油、ラカントS……各小さじ1/3
- 塩……少々
- にんにく（すりおろし）……小さじ1/4

糸唐辛子……少々

つくり方

1 ナスはヘタを切り落としてラップに包み、電子レンジで4分加熱して冷水にとる。

2 粗熱がとれたら水気をよく絞り、食べやすく縦に裂く。

3 ボウルに**A**を合わせて、**2**を加えて和え、糸唐辛子をのせる。

食材memo

ニンニクの使い方

アリシンは、熱に弱いのですりおろして生で食べるのが効果的。油との相性はよく、ビタミンB_1と結合すると、代謝効果がパワーアップします。ダイエット中はビタミンB_1を含む豚肉やレバーなどと炒めるのがおすすめ。

副菜
野菜・海藻

カブと生ハムのマリネ

半日冷蔵庫でおくと味が染み込み、生ハムの塩気が出てやわらかくなります。

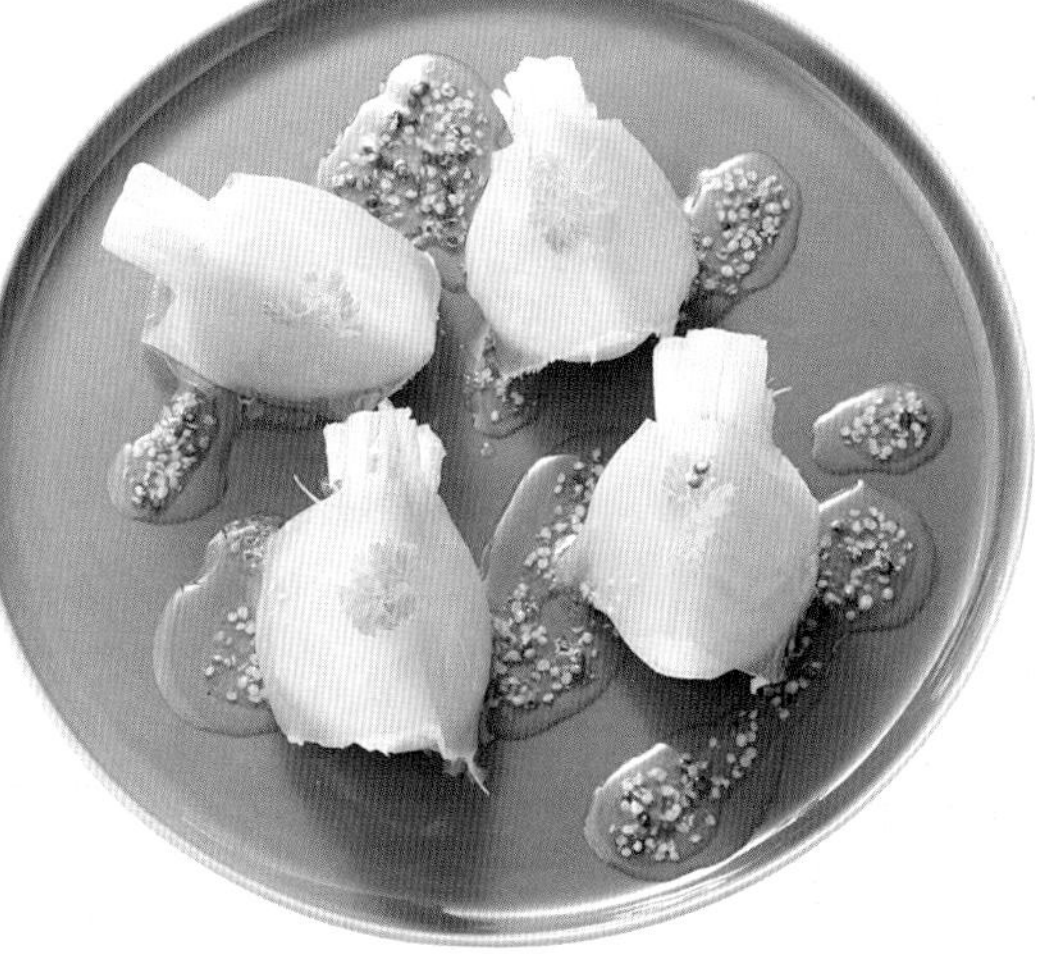

■ 材料 (2人分：つくりやすい分量)

カブ……………………………………小2個
生ハム………………………………4枚(40g)
A
- 酢………………………………………小さじ2
- 粒マスタード……………………大さじ1/2
- オリーブオイル…………大さじ1と1/2
- 塩、こしょう…………………………各少々

セルフィーユ……………………………適量

■ つくり方

1 カブは茎を少し残して皮をむき、縦に4等分に切る。生ハムは半分に切る。

2 カブに生ハムを巻いて、**A**を合わせてからまわしかけて冷蔵庫で馴染ませる。セルフィーユを添える。

糖質	1.6g	タンパク質	5.5g

エネルギー 152kcal　**炭水化物** 2g
脂質 13.2g　**食物繊維** 0.4g

副菜
野菜・海藻

ズッキーニとかにかまの土佐酢

さっぱり酢の物。材料を合わせて馴染ませるだけの簡単調理です。

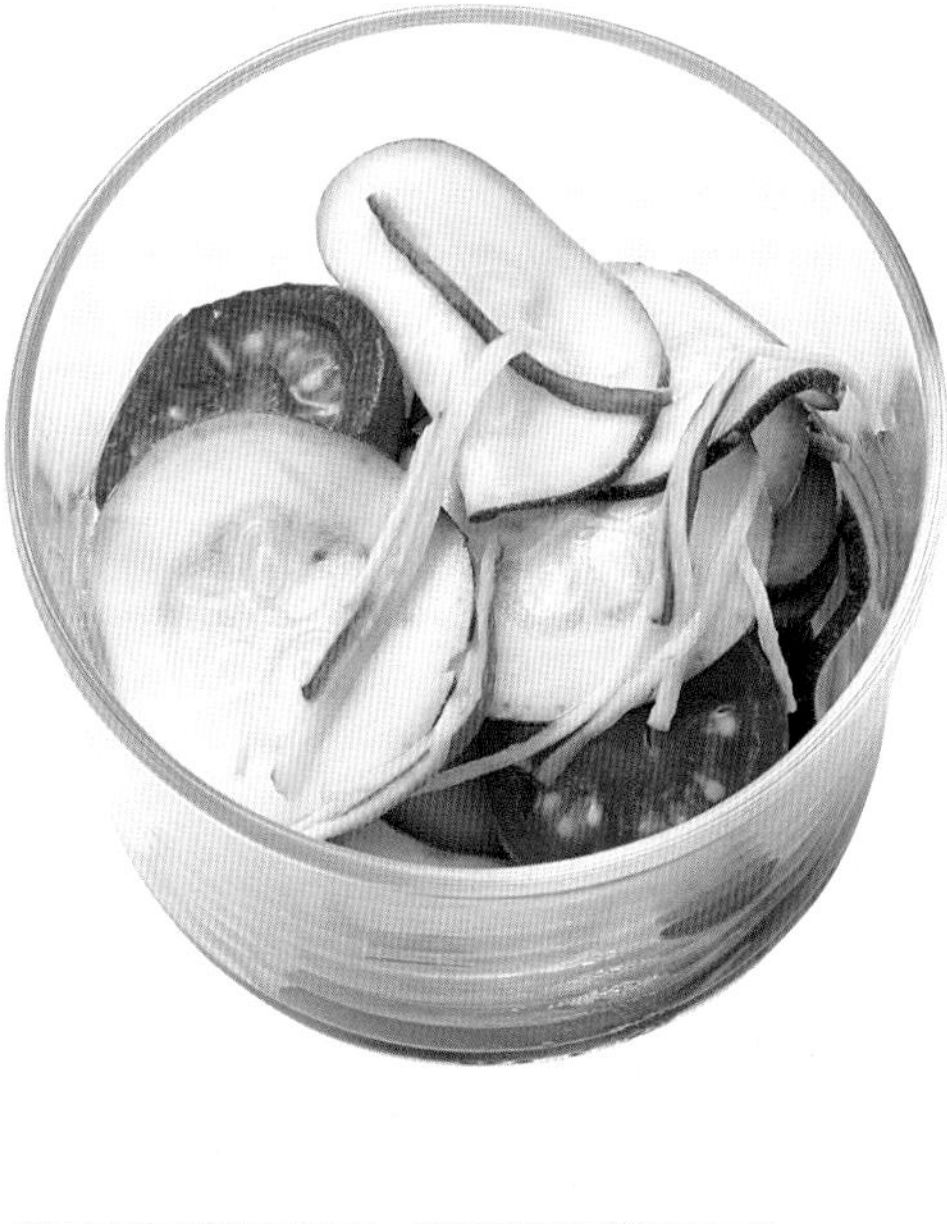

■ 材料 (2人分：つくりやすい分量)

ズッキーニ……………………………………1本
かに風味かまぼこ…………………………1本
ミニトマト…………………………………2個
A
- だし汁…………………………大さじ1/2
- 醤油……………………………大さじ1/2
- 酢………………………………………小さじ2
- 昆布…………………………………3㎝角1枚
- 塩……………………………………………少々

■ つくり方

1 ズッキーニは薄切りにする。ミニトマトはヘタを取って半分に切る。かに風味かまぼこは長さを半分にして食べやすく裂く。

2 **A**を合わせて**1**とさっくりと和え、冷蔵庫で30分ほどおいて馴染ませる。

糖質	4.0g	タンパク質	2.6g

エネルギー 30kcal　**炭水化物** 6.1g
脂質 0.1g　**食物繊維** 2.1g

副菜
野菜・海藻

彩り野菜のゴマ酢和え

シャキシャキとした食感とさっぱりした味わいが箸休めにも。

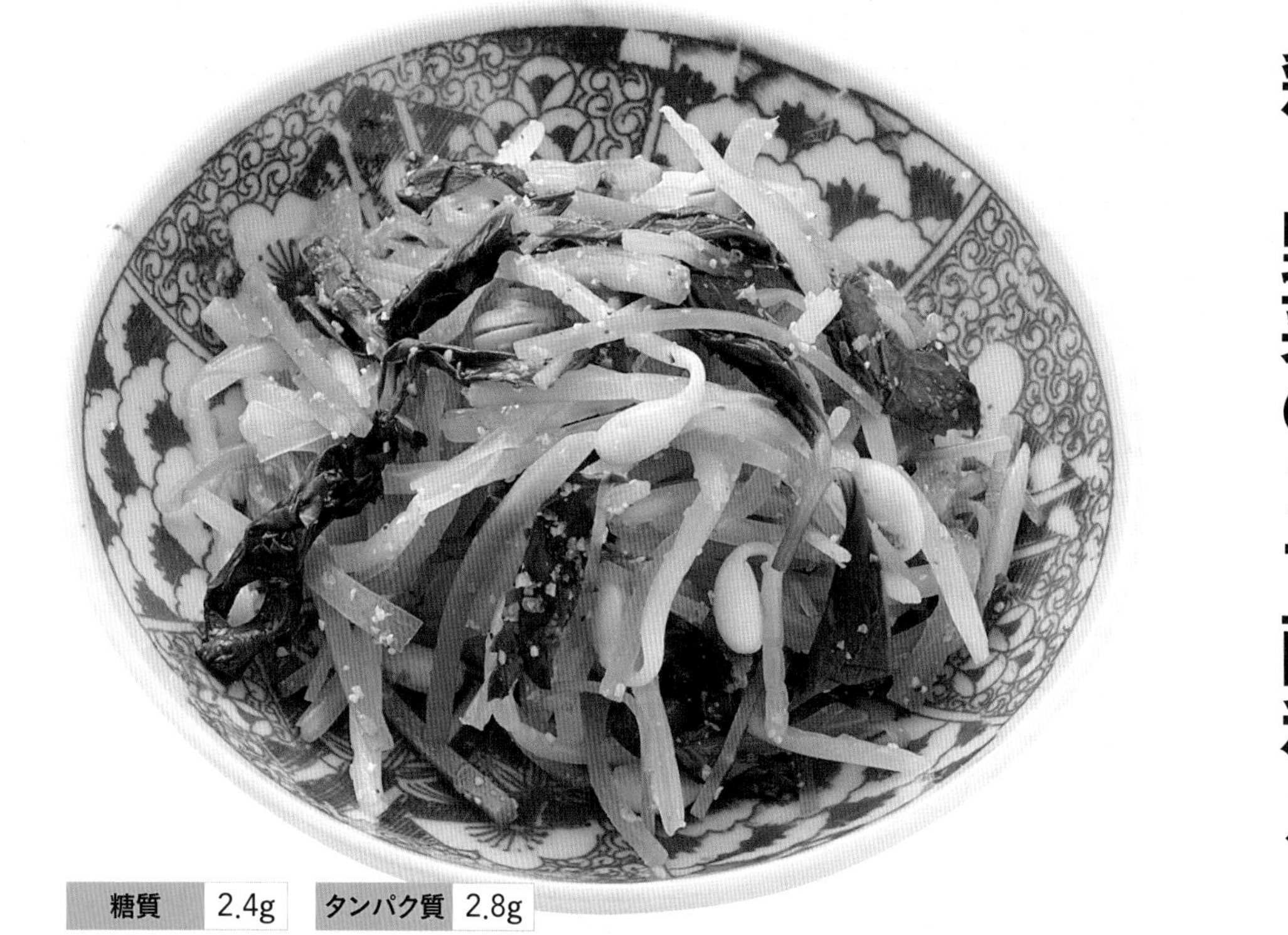

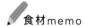

糖質	2.4g	タンパク質	2.8g

エネルギー 56kcal　炭水化物 4.9g　脂質 3.1g　食物繊維 2.5g

■ 材料（2人分：つくりやすい分量）

豆もやし……………………………80g
三つ葉………………………………30g
ニンジン……………………………1/4本
A
白すりゴマ……………………大さじ1
酢、薄口醤油…………………各大さじ1/2
ラカントS……………………小さじ1

■ つくり方

1 豆もやしはひげ根を取る。三つ葉はザク切りにする。ニンジンは細切りにする。

2 **1**を熱湯でサッとゆでてザルにあげ、水気をよくきって冷ます。

3 ボウルに**A**を合わせて、**2**を加えて和える。

食材memo

おすすめのゴマの食べ方

ゴマのさまざまな栄養素を体内に吸収させやすくするには、すって食べるのがおすすめ。ただ、時間がたつとリノール酸が酸化してしまうため、食べる直前にすりましょう。

《ゴマの種類》

●白ゴマ…ほのかな甘みがあり、味はマイルド。脂質が多めなのでセサミンも多い。

●黒ゴマ…香りが強く、コクもある。アントシアニンがやや多い。

●金ゴマ…香りがよく、濃厚な味わい。抗菌作用のあるフラボノイドを含む。

野菜をもっとおいしく

3種の低糖質ドレッシング

サラダに万能のドレッシングを3種類紹介します。
冷蔵保存期間以内に使い切るようにしましょう。

シーザードレッシング

まろやかでコクのある
ドレッシングです。

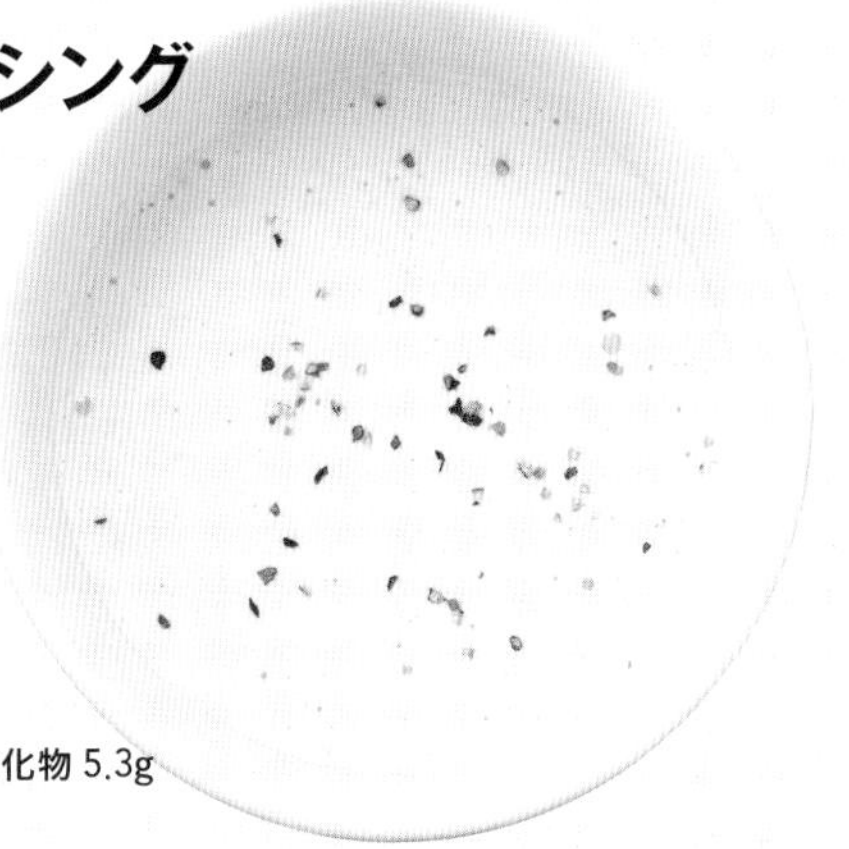

冷蔵保存
2~3日

糖質	5.3g
タンパク質	7.3g

エネルギー 498kcal　**炭水化物** 5.3g
脂質 49.6g　**食物繊維** 0g

■材料（つくりやすい分量 約120mℓ）

マヨネーズ………………大さじ4
粉チーズ…………………大さじ2
アンチョビフィレ（細かく刻む）
……………………………1枚分
レモン汁、牛乳………各大さじ1
にんにく（すりおろし）‥小さじ1/2
粗挽き黒こしょう……小さじ1/4
塩……………………………少々

■ つくり方

すべての材量を混ぜ合わせる。

梅かつおドレッシング

梅干しとかつお節で和風テイストに。

■材料（つくりやすい分量 約120mℓ）

梅干し（種をとって叩く）….2個分
かつお節…………1パック（3g）
醤油……………………大さじ1
ラカントS………………大さじ1
酢………………………大さじ2
菜種油…………………大さじ3

■ つくり方

すべての材量を混ぜ合わせる。

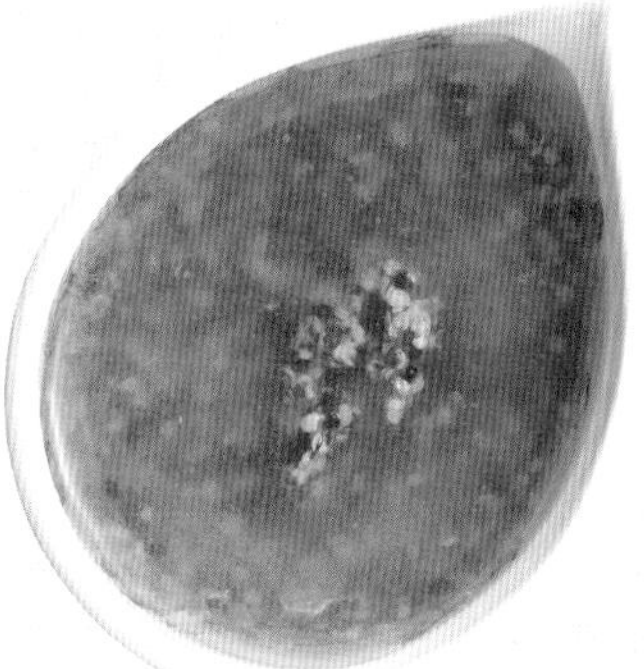

冷蔵保存
7日間

糖質	3.9g
タンパク質	1.3g

エネルギー 497kcal　**炭水化物** 3.9g
脂質 50.9g　**食物繊維** 0g

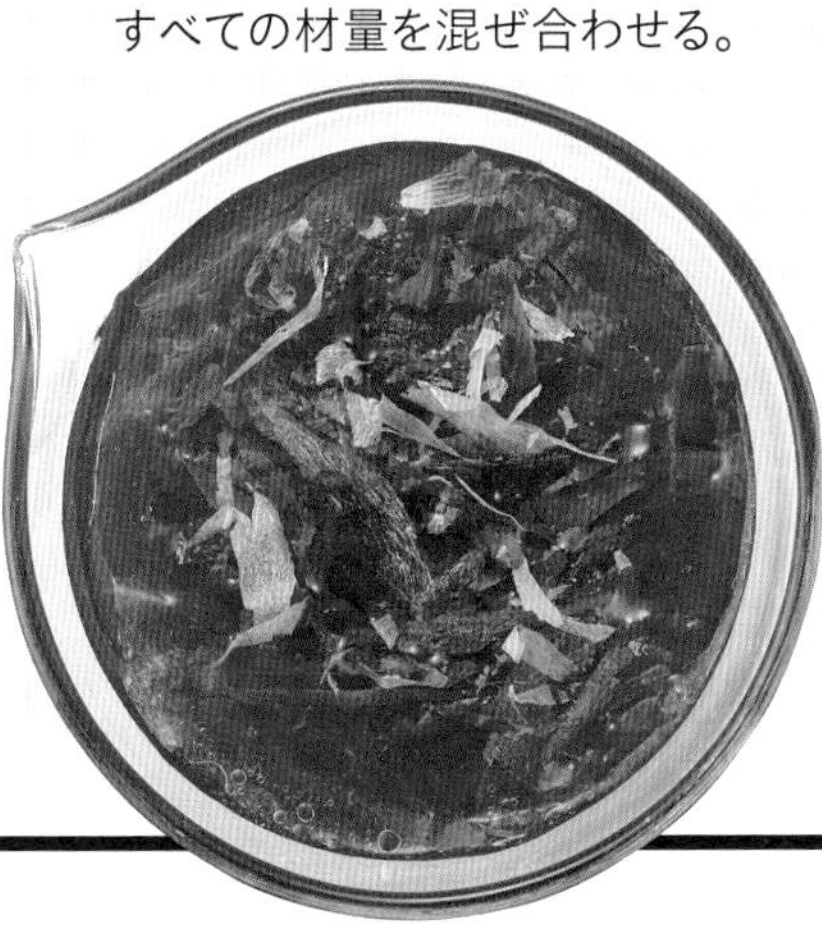

冷蔵保存
7日間

糖質	4.8g
タンパク質	4.2g

エネルギー 381kcal
炭水化物 5.9g
脂質 36.3g
食物繊維 1.1g

粒マスタードドレッシング

粒マスタードのピリッとしたアクセントを追加。

■ 材料（つくりやすい分量 約120mℓ）

粒マスタード………大さじ1と1/2
白ワインビネガー…大さじ2と1/2
オリーブオイル…………大さじ4
ラカントS………………小さじ1/2
塩…………………………小さじ1/4

■ つくり方

すべての材量を混ぜ合わせる。

忙しいときはこれ一皿！

半日分の野菜&1食分のタンパク質

忙しくてどうしても何品もつくれない！ という人におすすめ。調理の手間と時間が短縮されます。

肉や魚介を加熱調理してつくりおいておけば、さらに手軽に！

手づくりのドレッシング(P.91)をかけてどうぞ。

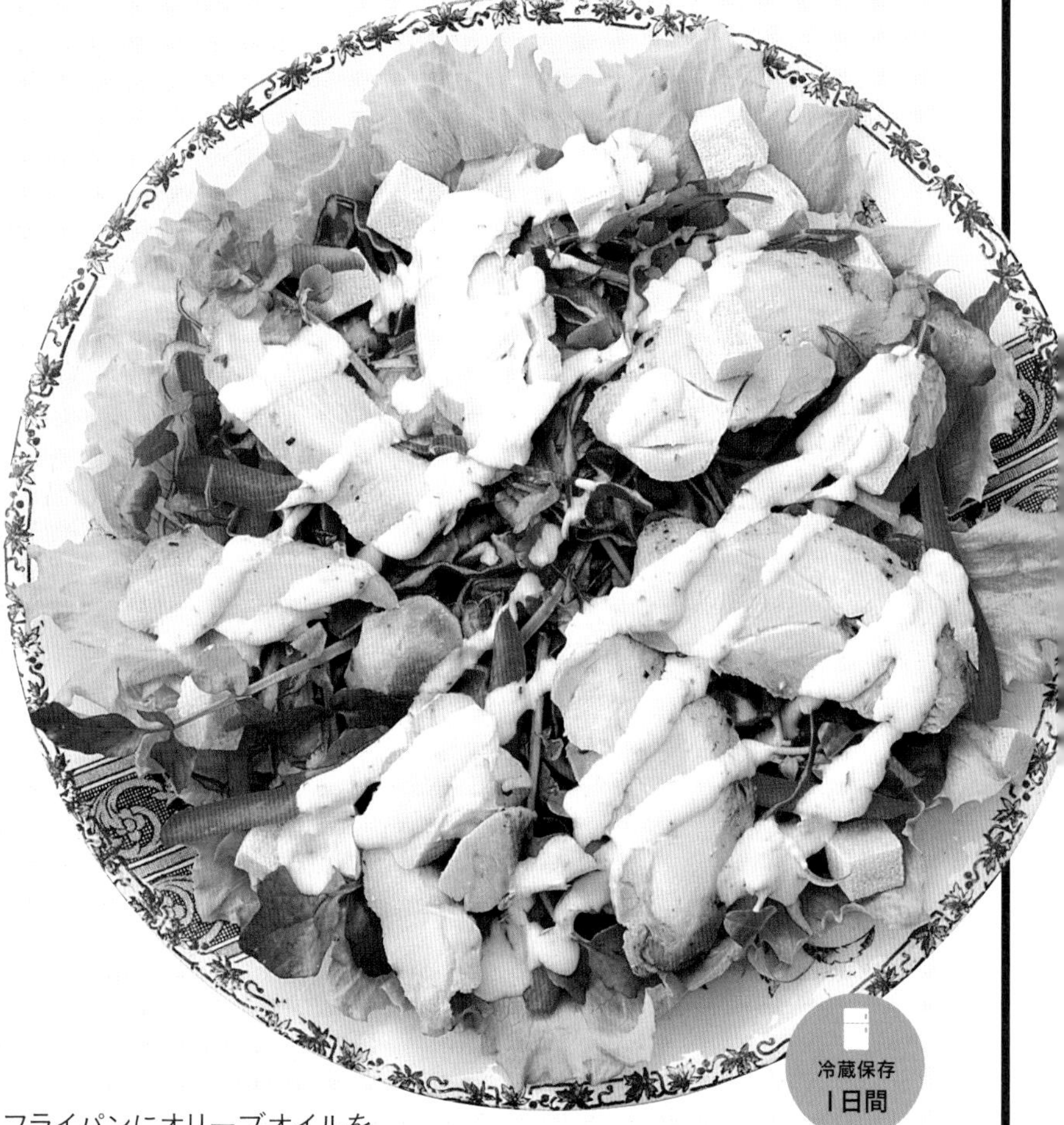

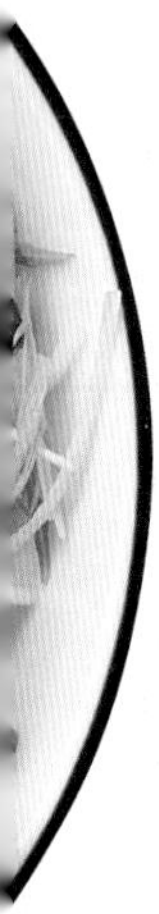

グリルチキンのシーザーサラダ

シーザーサラダに必須のクルトンは、高野豆腐でカリカリにつくりました。

■ 材料(1人分)

- 鶏もも肉(皮なし)……90g
- ハーブソルト……小さじ1/2
- オリーブオイル……大さじ1/2
- 高野豆腐……1個
- 揚げ油……適量
- レタス……100g
- 紫キャベツ……30g
- クレソン……20g
- パプリカ(赤)……1/4個
- シーザードレッシング(P.91)……40mℓ

冷蔵保存
1日間

■ つくり方

1 鶏肉はハーブソルトをまぶす。フライパンにオリーブオイルを熱して焼き、そぎ切りにする。

2 高野豆腐は水で戻して水気を絞り、1cm角に切って170℃の揚げ油で揚げてクルトンにする。

3 レタスはちぎる。紫キャベツはせん切り、クレソンは葉を摘む。パプリカは細切りにする。

4 器に**3**、**2**、**1**の順で盛り、シーザードレッシングをかける。

糖質	6.8g
タンパク質	34.6g

エネルギー 365kcal　炭水化物 8.2g
脂質 22.8g　食物繊維 3.4g

豚しゃぶサラダ梅かつお風味

しゃぶしゃぶ用の豚肉を和風のドレッシングでサッパリといただきます。

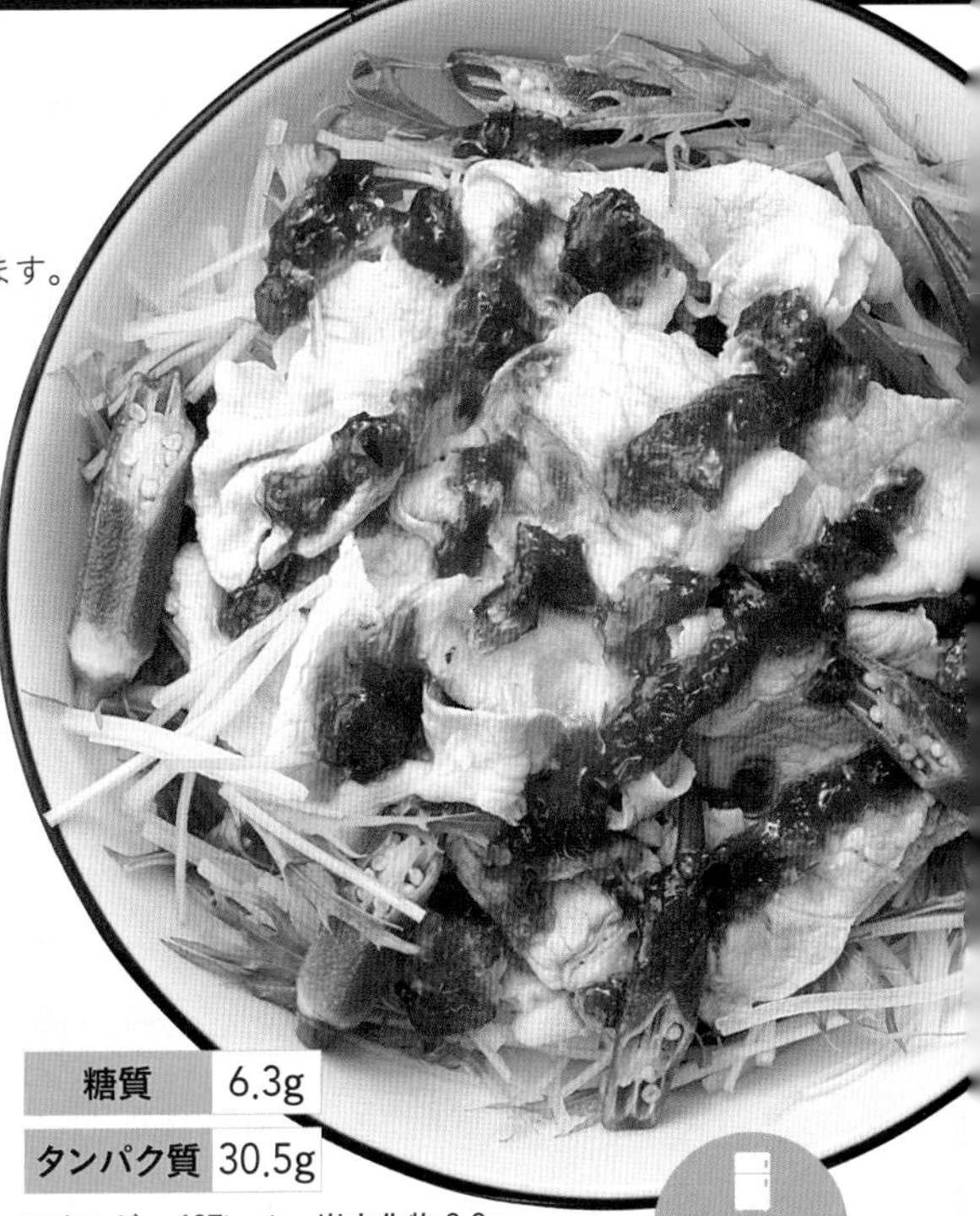

■ 材料（1人分）

豚ロース肉（しゃぶしゃぶ用）
……………………………140g
大根…………………………130g
水菜…………………………50g
オクラ………………………3本
梅かつおドレッシング（P.91）
……………………………40mℓ

■ つくり方

1 豚肉は酒、塩各適量（分量外）を加えた熱湯でゆで、ペーパータオルにあげて水気をきる。

2 大根は皮をむいてせん切り、水菜はザク切り、オクラは塩ゆでして斜め半分に切る。

3 器に**2**を盛り**1**をのせ、梅かつおドレッシングをかける。

糖質	6.3g
タンパク質	30.5g

エネルギー 407kcal　炭水化物 8.8g
脂質 27.1g　食物繊維 4.1g

冷蔵保存
1日間

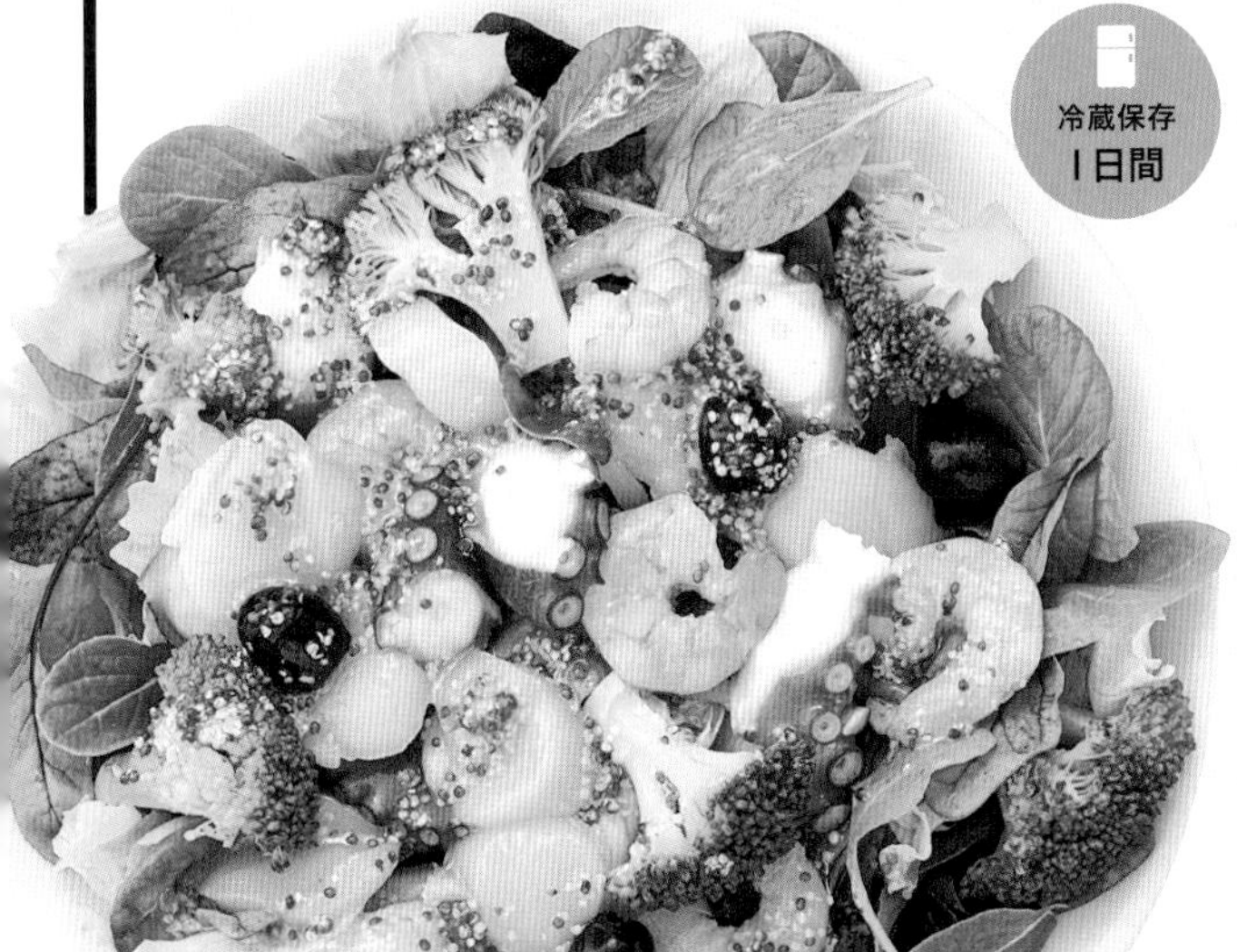

冷蔵保存
1日間

魚介の粒マスタードサラダ

魚介たっぷりサラダ。
タコやブロッコリーで食べごたえがUPします。

■ 材料（1人分）

ゆでタコ……………………50g
むきエビ……………………50g
ホタテ貝柱（刺し身用）……50g
ブロッコリー………………80g
レタス………………………50g
ベビーリーフ………………50g
黒オリーブ（種抜き）………4個
粒マスタードドレッシング（P.91）
……………………………40mℓ

■ つくり方

1 むきエビは背ワタがあれば取ってゆでる。ゆでタコ、ホタテは食べやすく切る。

2 ブロッコリーは熱湯でゆでて冷水にとり、ザルにあげる。

3 レタスはちぎってベビーリーフと合わせて器に盛り、黒オリーブ、**1**、**2**をのせ、粒マスタードドレッシングをかける。

糖質	4.6g
タンパク質	30.8g

エネルギー 180kcal
炭水化物 8.6g　脂質 3.4g
食物繊維 5.4g

常備菜におすすめ

低糖質で高タンパクの卵

卵は、それだけで完全食品といわれるように栄養価が高い食材です。特にゆで卵は、食材が寂しいときにプラスしたり、おやつにしたりできるのでおすすめです。

ゆで卵を常備菜に

低糖質で高タンパクの卵は、ダイエットや筋肉トレーニング中には特におすすめです。**ビタミンやミネラルも豊富**なので、毎日摂ってもいいでしょう。卵を使った料理はいろいろありますが、まとめてゆで卵をつくっておき、常備菜にしておけばいつでも手軽に食べることができて便利です。

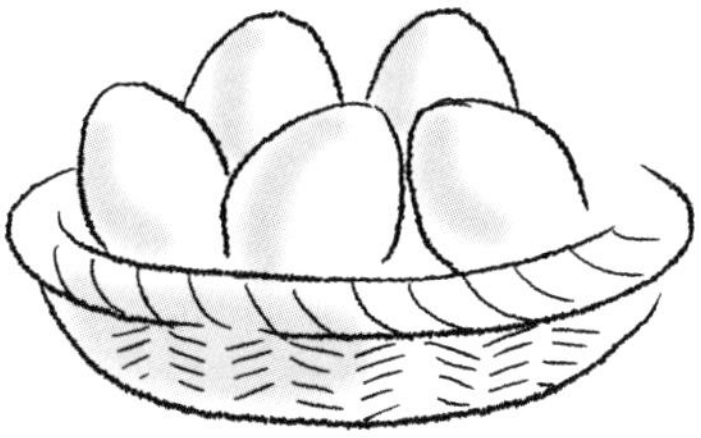

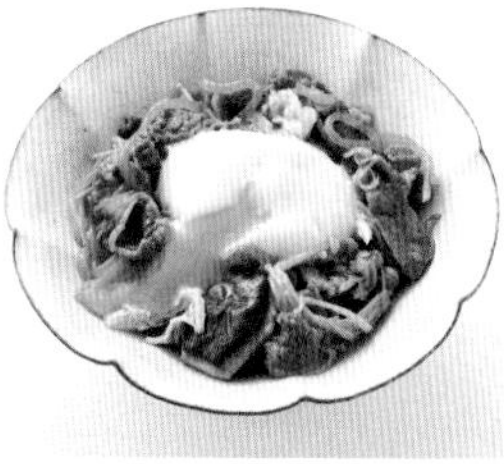

牛すき煮に温泉たまごをプラスしただけで、タンパク質がたっぷりとれて、ゴージャスな一品に（レシピ P.37）。

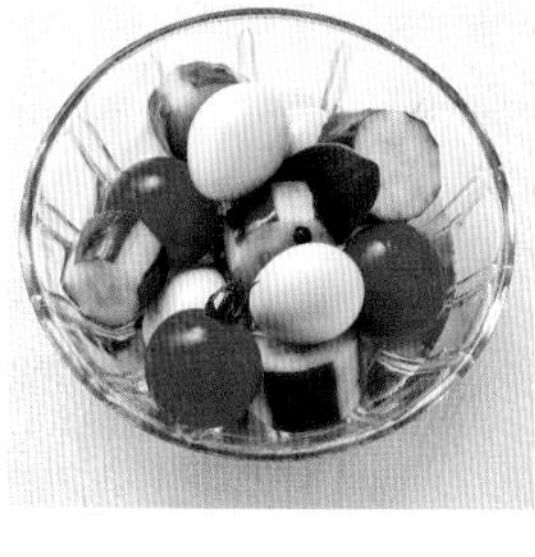

うずら卵のピクルスをつくっておけば、朝食にもお弁当にも。冷蔵で7日間保存可能です（レシピ P.96）。

ゆで卵、温泉卵のつくり方

ゆで卵は、ゆで時間によって黄身の固さが変わります。好みや料理に合わせてゆで卵をつくりましょう。

●ゆで卵のつくり方

卵は水からゆで始めます。沸騰後の時間によって黄身の固さの調節を。

【沸騰後のゆで時間】

◎6分…　黄身がトロトロの半熟。

◎8分…　黄身に透明感があるオレンジの半熟。

◎10分　黄身に、ややねっとり感が残る固ゆで。

◎12分　黄身がキレイなレモン色の固ゆで。

●温泉卵のつくり方

1. 鍋で卵がかぶるぐらいの量の水を、ぼこぼこするぐらい沸騰させる。
2. 沸騰したら火を止め、卵を入れて12～15分放置して出来上がり。

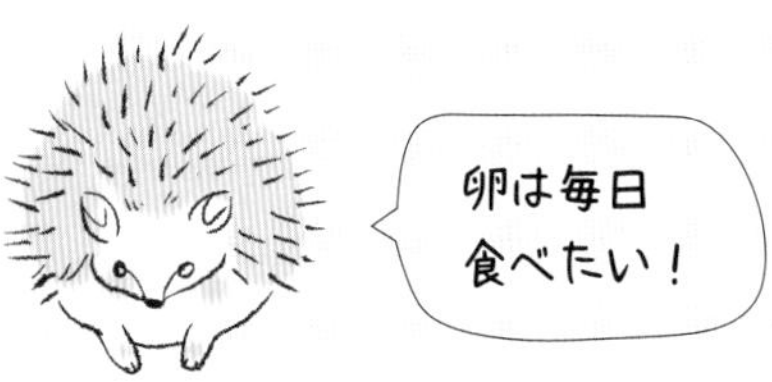

副菜
タンパク質

ネギとじゃこのマヨ卵焼き

マヨネーズを加えてコクとうまみをUP。ふわふわな仕上がりに。

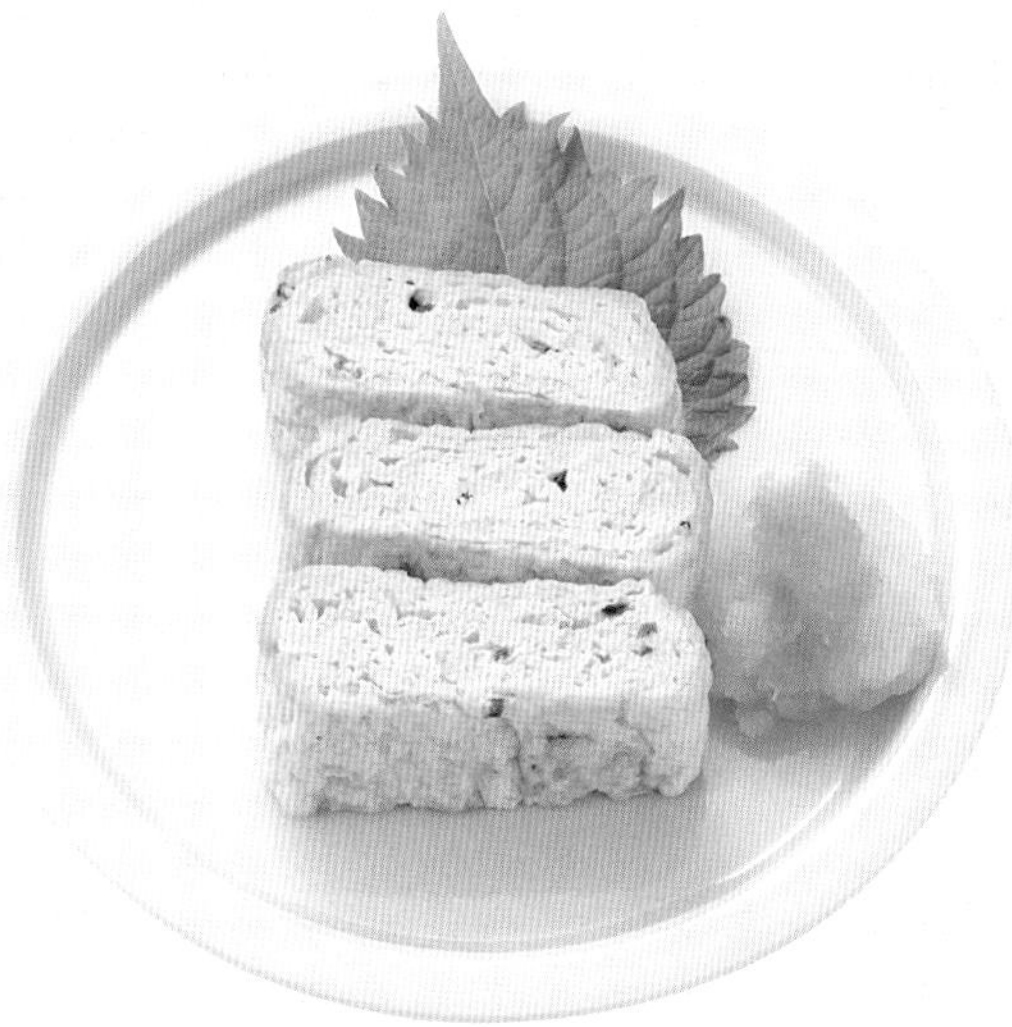

■ **材料（2人分：つくりやすい分量）**

卵……3個
万能ネギ……2本
A ちりめんじゃこ……大さじ1
　マヨネーズ、水……各大さじ1と1/2
　顆粒だしの素……少々
菜種油……大さじ1
大根おろし……適量
青じそ……2枚
醤油……少々

■ **つくり方**

1 万能ネギは小口切りにする。

2 ボウルに卵を溶きほぐし、**1**、**A**を加えて混ぜ合わせる。

3 卵焼き器に菜種油を薄くひいて熱し、**2**を適量流し入れて巻く、を繰り返す。

4 食べやすく切り分けて器に盛り、大根おろし、青じそを添え、醤油をかける。

糖質	1.4g	タンパク質	10.3g

エネルギー 260kcal　**炭水化物** 1.9g
脂質 22.6g　**食物繊維** 0.5g

副菜
タンパク質

絹さやの卵炒め

マヨネーズ入りでふわふわの卵に絹さやの食感をプラス。

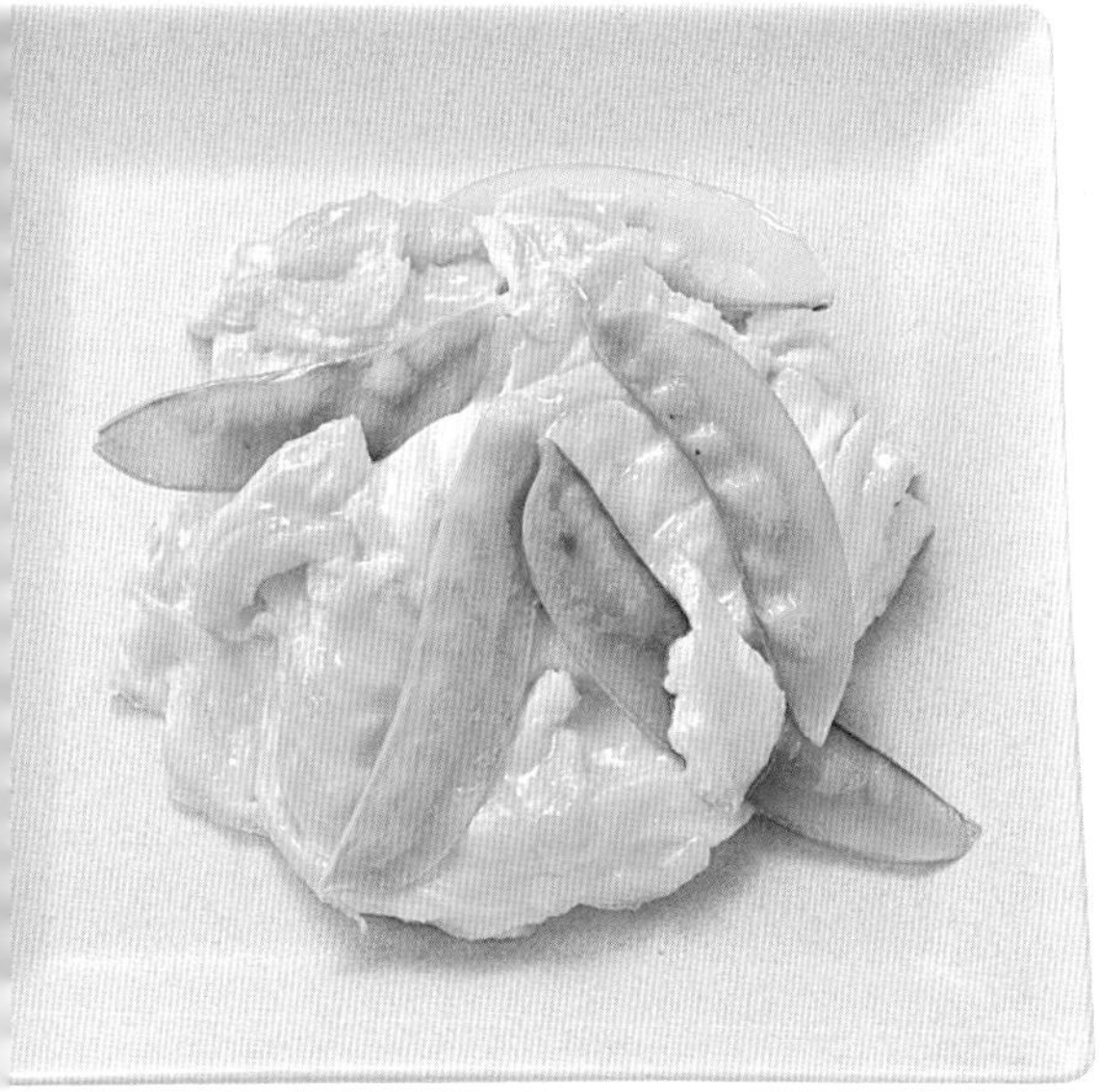

■ **材料（2人分：つくりやすい分量）**

絹さや……10枚
卵……2個
オリーブオイル……小さじ1
A 水……小さじ1
　塩……少々
B マヨネーズ……小さじ1
　塩……少々

■ **つくり方**

1 絹さやは筋をとる。卵は割りほぐして**B**を混ぜる。

2 フライパンにオリーブオイルを熱し、絹さやを炒める。**A**を加えて色鮮やかになったら、**1**の卵液を加えて大きく混ぜるように炒め合わせる。

糖質	0.7g	タンパク質	6.6g

エネルギー 130kcal　**炭水化物** 1g
脂質 10.6g　**食物繊維** 0.3g

副菜
タンパク質

うずらとキュウリのピクルス

鶏卵だけでなくうずらの卵もOK。
卵料理のレパートリーを増やせます。

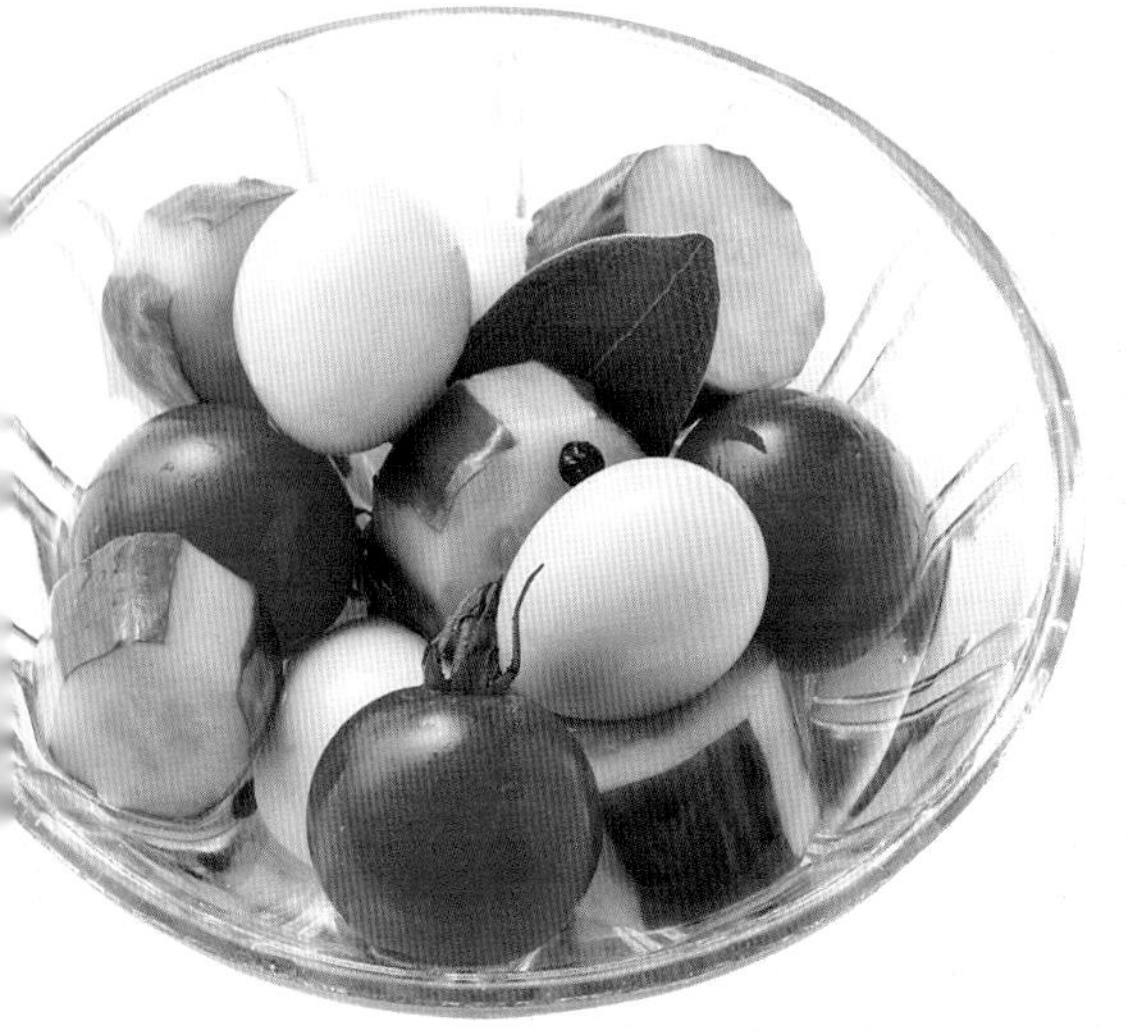

■ 材料（2人分：つくりやすい分量）

キュウリ……1本
ミニトマト……4個
うずら卵（水煮）……8個
A
- 酢……1/4カップ
- 水……1/2カップ
- ラカントS……大さじ2
- 塩……小さじ2/3
- 粒黒こしょう……5粒
- ローリエ……1枚

■ つくり方

1 キュウリはピーラーで縞目を入れて1.5㎝幅の輪切りにする。ミニトマトはヘタごとしっかり洗う。

2 **A**を鍋でひと煮立ちさせて粗熱をとる。

3 すべての材料を保存容器に入れて半日ほどつける。

糖質	3.4g	タンパク質	7.4g

エネルギー 128kcal　**炭水化物** 4.4g
脂質 8.6g　**食物繊維** 1g

副菜
タンパク質

ズッキーニのスペイン風オムレツ

チーズの風味とズッキーニの食感が
おいしいオムレツです。

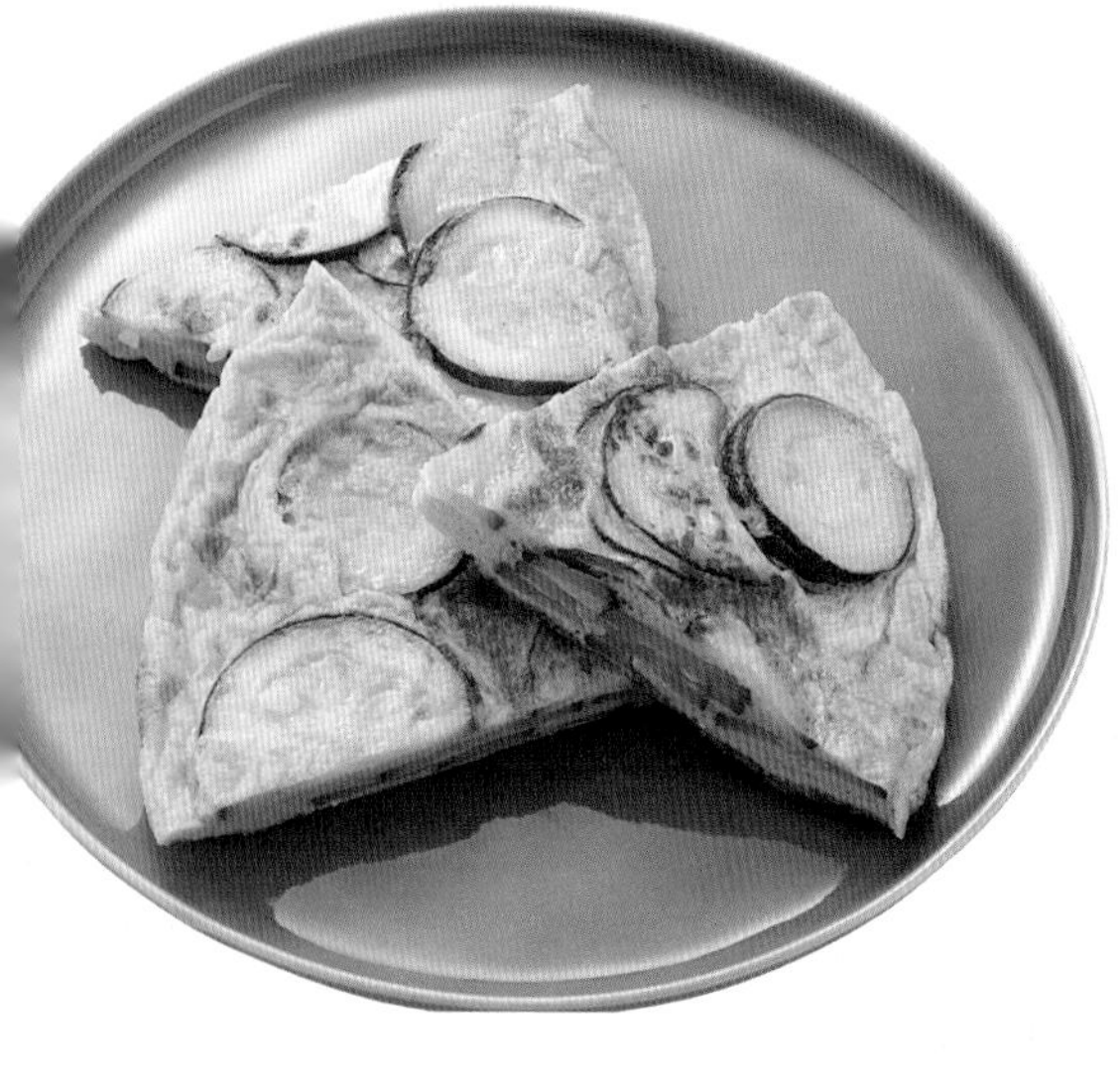

■ 材料（2人分：つくりやすい分量）

卵……3個
粉チーズ……大さじ2
ズッキーニ……1本
オリーブオイル……大さじ1
塩……小さじ1/4
こしょう……少々

■ つくり方

1 卵は粉チーズを加えてよく溶いておく。ズッキーニは薄切りにする。

2 フライパン（直径20㎝ほどがおすすめ）にオリーブオイルを熱しズッキーニを炒める。塩、こしょうをふりこんがりと焼き色がつくまで3分ほど炒める。

3 **1**の卵液を加えてヘラで大きく混ぜて半熟状に焼き、ふたをして弱火で3分焼く。裏返して4分焼いて放射状に切り分ける。

糖質	1.9g	タンパク質	13.1g

エネルギー 212kcal　**炭水化物** 3.2g
脂質 15.6g　**食物繊維** 1.3g

副菜
タンパク質

アスパラのポーチドエッグサラダ

シャキシャキのアスパラとポーチドエッグがおしゃれな一皿です。

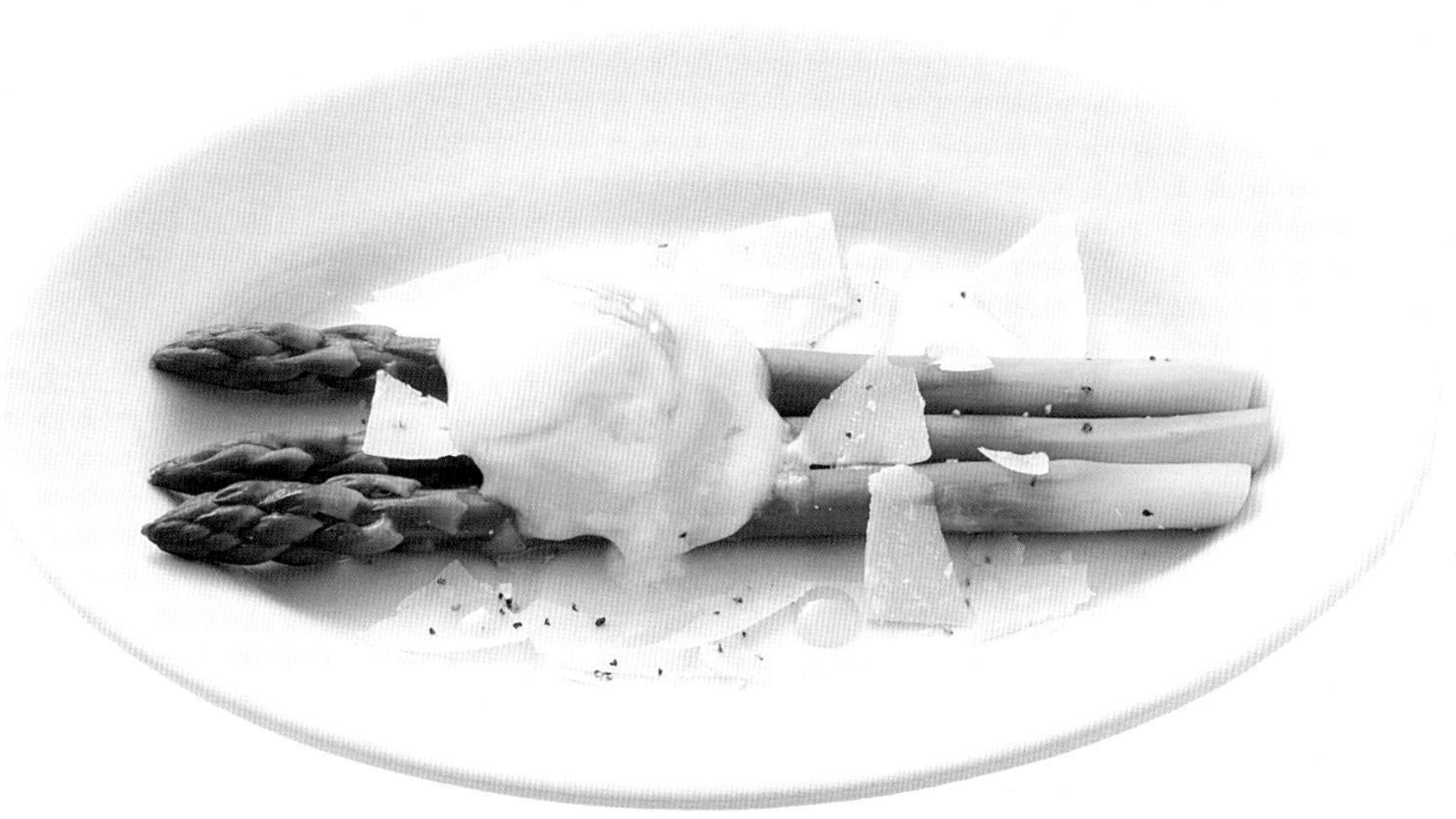

糖質	2.0g	タンパク質	10.4g

エネルギー 173kcal　**炭水化物** 3.4g　**脂質** 12.9g　**食物繊維** 1.4g

材料(2人分：つくりやすい分量)

グリーンアスパラガス……………………6本
卵…………………………………………2個
塩、こしょう……………………………各適量
パルメザンチーズ………………………10g
オリーブオイル……………………大さじ1

つくり方

1 アスパラガスは、根元とはかまを落として塩ゆでする。

2 耐熱皿に水1/2カップ(分量外)を入れ、卵を1個割り入れる。黄身を爪楊枝で2カ所刺して、ラップをせずに、電子レンジで1～1分半加熱してポーチドエッグをつくる。同様にもう1個つくる。

3 アスパラガスを器に並べ、**2**をのせる。塩、こしょう、薄く削ったパルメザンチーズをちらし、オリーブオイルをまわしかける。

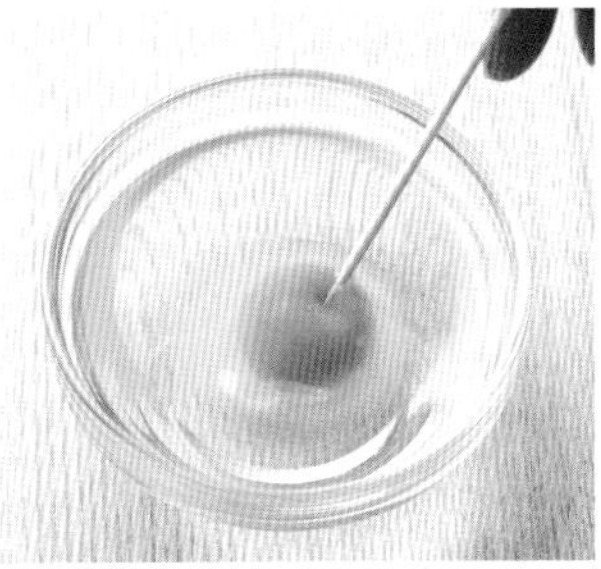

Point

卵をそのまま電子レンジで温めてしまうと、熱の逃げ場がなくなり爆発してしまいます。爪楊枝で黄身を2カ所ほど刺して、爆発を防ぎましょう。

ヘルシーで栄養価の高い

「豆類」と「大豆製品」

大豆や大豆製品は、良質なタンパク質が含まれており、さらに低糖質で満腹感も得られるためダイエット中にはおすすめの食材です。

レシチンで体の中からキレイに

大豆に含まれるレシチンは、エネルギーを生み出し、脳からの情報を体に伝える神経伝達物質を構成する物質です。血管の中で長く留まる性質があるため、動脈硬化や高脂血症、心臓病の予防、悪玉コレステロールの抑制、血液内の老廃物を流す「身体の掃除役」となり、めぐりのいい体を保つことができます。

大豆レシチンの効率的な摂り方

大豆レシチンは大豆そのものに多く含まれますが、豆腐や納豆などの加工製品になると若干減ります。**効率よく摂るためには、蒸し大豆が一番おすすめ。大豆製品で摂るなら、1日に2～3品を食べるようにしましょう。**豆腐などはそのまま食べるだけでなく、かさ増しに使ったり、ペースト状にしてドレッシングにしたり、牛乳のかわりに豆乳を使うなどするとレパートリーも広がります。

蒸し大豆は手づくりでも市販品でもOK

蒸し大豆は、乾燥大豆から手づくりもできますし、「蒸し大豆」で売られている商品もあります。手づくりする場合は、乾燥大豆を軽く洗ったあと、水に浸して、丸1日置き火が通りやすくなるまで戻します。圧力鍋か蒸し器に水を張り、蒸し台の上に大豆を広げます。圧力鍋の場合は、火にかけて蒸気が出はじめたら中火で5分程蒸し、火を止め余熱で10分置きます。蒸し器の場合は沸騰したら中火で1時間程蒸します。大豆がやわらかくなれば完成。

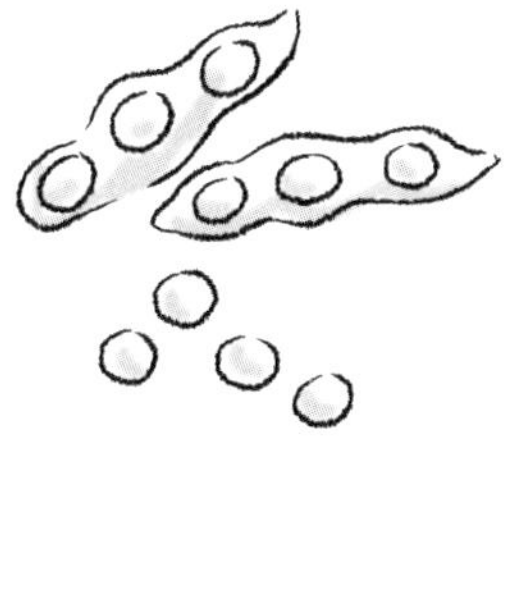

大豆のイソフラボンでいつまでも若々しく！

また、**大豆イソフラボンは体に入ると女性ホルモンのエストロゲンと似た作用をします。**その効果は、張りのある肌やコシのある髪を保つ、薄毛を改善する、ドロドロ血液になるのを予防する、骨質をよくして骨粗しょう症を予防するなど。1日に2～3品の大豆製品を摂取するように心がけましょう。

副菜
タンパク質

油揚げのメンチカツ風

衣を油揚げでつくって低糖質に。ボリューム満点で満足感のある一品。

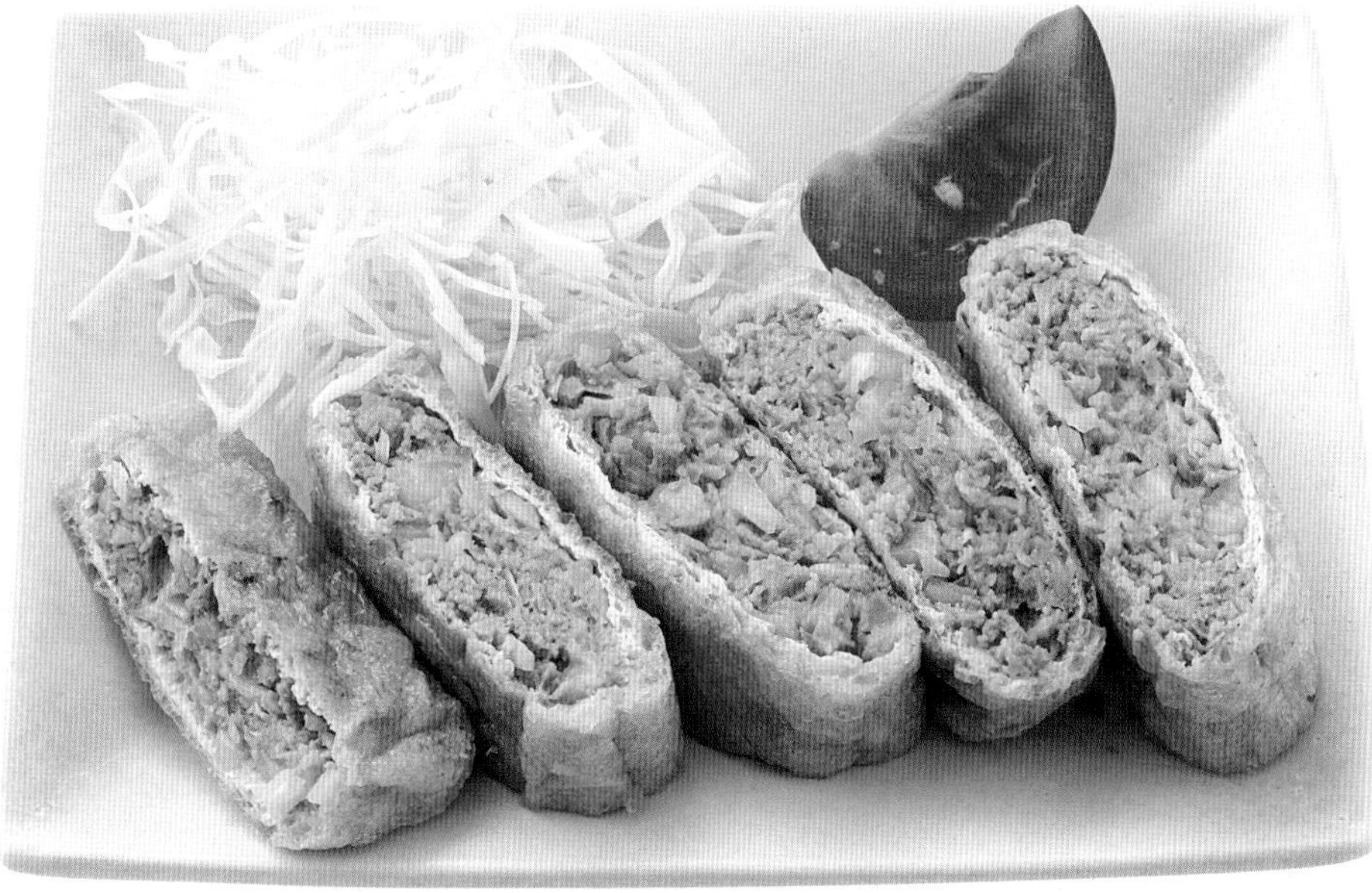

糖質	4.4g	タンパク質	17.7g

エネルギー 343kcal　炭水化物 6.7g　脂質 26.3g　食物繊維 2.2g

■ **材料（1人分）**

油揚げ……………………………………1枚
合挽き肉…………………………………60g
キャベツ…………………………………60g
A ┌ 糖質ゼロ料理酒………………小さじ1
　 │ ゴマ油、オイスターソース
　 └ …………………………各小さじ1弱
ゴマ油……………………………小さじ1/2
キャベツ（せん切り）…………………適量
トマト（くし切り）…………………1/6個分

■ **つくり方**

1 キャベツは粗みじん切りにしてボウルに入れ、塩少々（分量外）をふって軽くもむ。しんなりしたら水気を絞る。

2 ボウルに合挽き肉を入れて練り、**1**と**A**を加えてさらに練り混ぜる。

3 油揚げは辺の短いほうと長いほうの1片切り落として中を広げ、切り落とした部分は細かく切って**2**と混ぜて油揚げに詰める。

4 フライパンにゴマ油を熱し、**3**を入れて焼き色がついたら裏返し、ふたをして弱火で蒸し焼きにする。

5 ふたをとって強火で表面を焼いて食べやすく切り、器に盛り、キャベツのせん切りとトマトを添える。

副菜
タンパク質

ブロッコリーの豆腐クリームグラタン

小麦粉のかわりに、豆腐と生クリームのホワイトソースでコクを出しました。

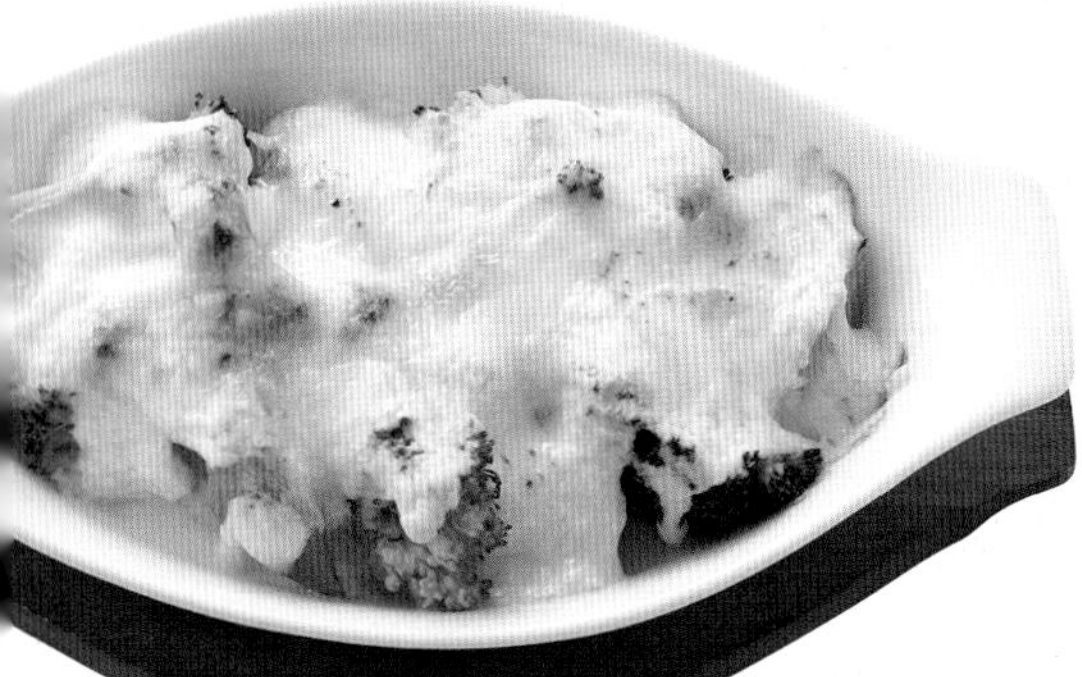

■ **材料（2人分：つくりやすい分量）**

ブロッコリー……120g
ニンジン……50g
絹ごし豆腐……約1/3丁（120g）
生クリーム……大さじ1と1/2
A 顆粒コンソメスープの素……小さじ1/3
A 塩……小さじ1/4
ピザ用チーズ……20g

■ **つくり方**

1 ブロッコリーは小房に分ける。ニンジンは小さめの乱切りにして、ともにゆでる。

2 絹ごし豆腐はペーパータオルで水気をふいてボウルに入れ、生クリームを少しずつ加えながら泡立て器で混ぜ、なめらかになったら**A**を加えて混ぜる。

3 耐熱皿に**1**を等分に入れて、**2**とピザ用チーズをかけて、オーブントースターで表面に焼き色がつくまで5分ほど焼く。

糖質	3.8g	タンパク質	8.6g

エネルギー 153kcal　**炭水化物** 7.3g
脂質 10.4g　**食物繊維** 3.5g

副菜
タンパク質

豆腐とハムのポテトサラダ風

高糖質なジャガイモを豆腐で代用。豆腐をしっかり水きりして。

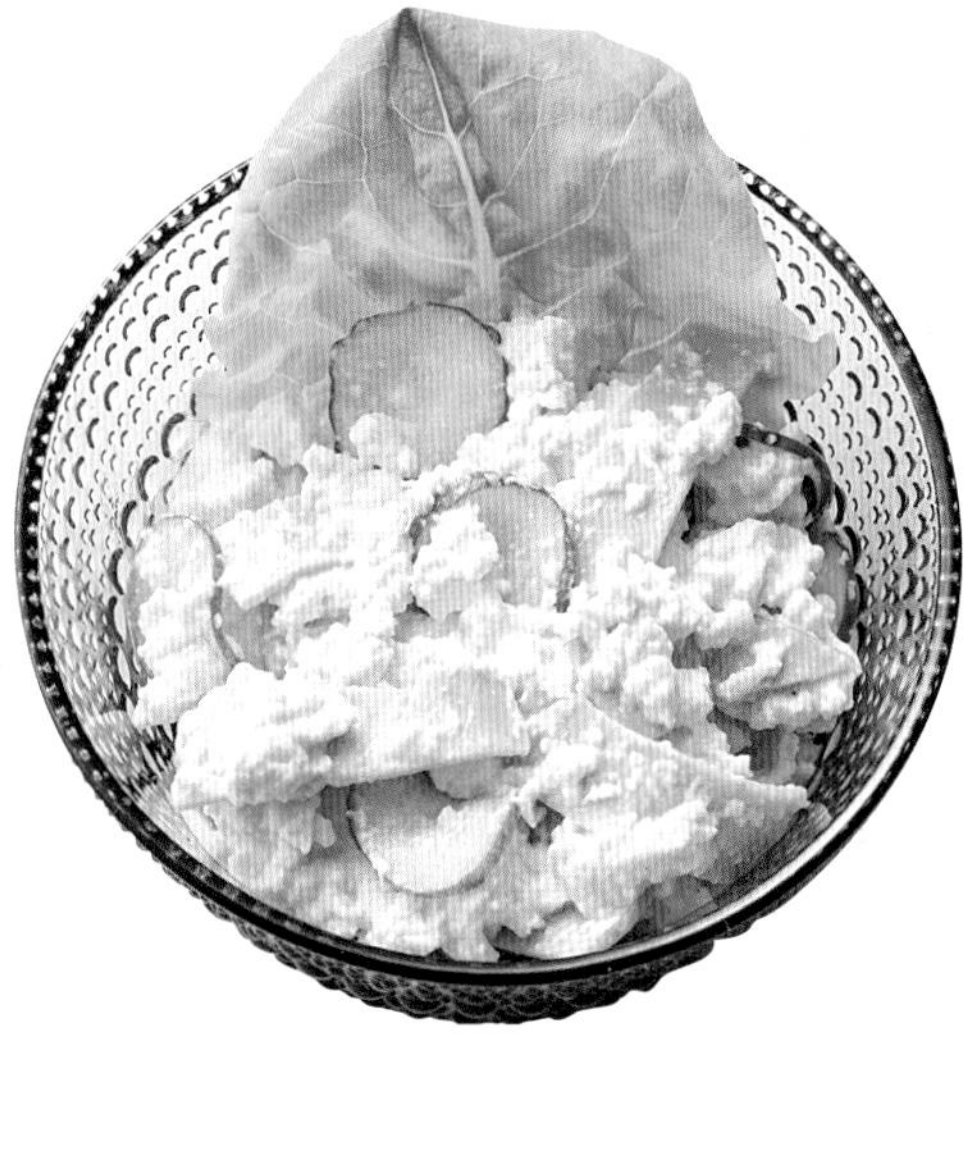

■ **材料（2人分：つくりやすい分量）**

木綿豆腐……1丁弱（250g）
キュウリ……1/2本
ロースハム……2枚
A マヨネーズ……大さじ3
A 塩……小さじ1/4
A こしょう……少々
サラダ菜……適量

■ **つくり方**

1 木綿豆腐はレンジで2分加熱し、粗熱をとってからフォークなどで粗くつぶす。

2 キュウリは薄切りにし、塩少々（分量外）を加えてもみ、しんなりしたら水気を絞る。

3 ロースハムは短冊切りにする。

4 ボウルに**A**を入れて、**1**、**2**、**3**を加えて和え、器に盛り、サラダ菜を添える。

糖質	3.3g	タンパク質	12.2g

エネルギー 291kcal　**炭水化物** 4.2g
脂質 25.0g　**食物繊維** 0.9g

主菜

豆腐とおからの炒飯

米を使わなくても、豆腐とおからでパラパラの炒飯ができます。

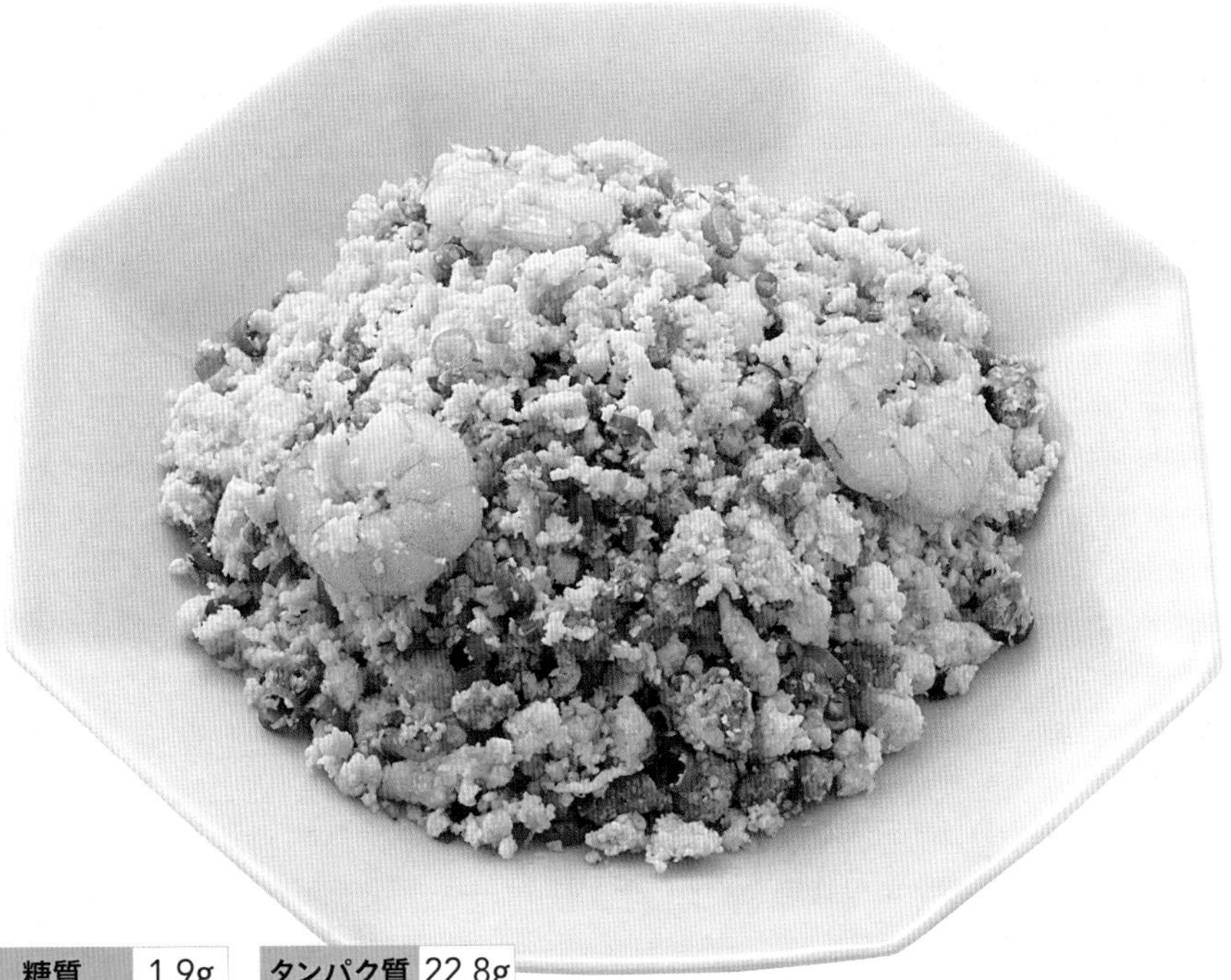

糖質	1.9g	タンパク質	22.8g

エネルギー 338kcal　炭水化物 5.9g　脂質 23.7g　食物繊維 4.0g

■ 材料（1人分＋アレンジ1食分）

木綿豆腐……………約1/3丁（80～100ｇ）
万能ネギ……………………………………3本
生おから……………………………………50ｇ
ゴマ油……………………………………大さじ1
豚挽き肉……………………………………40ｇ
むきエビ……………………………………5尾
A
- 卵……………………………………2個
- 白炒りゴマ…………………大さじ1/2
- 顆粒鶏がらスープの素………小さじ1

B
- 塩、こしょう…………………各少々
- 醤油……………………………小さじ1/2

■ 下準備

豆腐はペーパータオルで包んで重しをし、10分ほどおいて水きりをする。万能ネギは根元の白い部分と青い部分に分け、それぞれ小口切りにする。卵は溶いておく。

■ つくり方

1 フライパンに油をひかずに豆腐を粗くちぎって入れ、強火にかける。木ベラで崩しながら炒め、細かくなったらおからを加えて炒め合わせる。ポロポロになったら一度とり出す。

2 フライパンをペーパータオルでサッとふき、ゴマ油を熱し、万能ネギの白い部分を炒める。油がまわったら挽き肉、エビ、**1**、**A**を順に加えて炒め合わせる。

3 全体が馴染んだら、**B**を加えてサッと混ぜる。2/3量を器に盛る。

簡単アレンジ

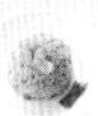

豆腐とおからの炒飯 紅しょうが添え

材料（1人分）

「豆腐とおからの炒飯」……… ⅓量
紅しょうが………………………… 5g

つくり方

1 炒飯を温め直し、エビ以外を水で濡らした器に詰めて、皿にのせてひっくり返す。

2 エビをのせて紅しょうがを添える。

糖質	1.0g	タンパク質	11.4g

エネルギー 170kcal　炭水化物 3.1g
脂質 11.8g　食物繊維 2.1g

副菜
タンパク質

ベーコンのうまみが
大豆や野菜を引き立てます。

洋風五目豆

■ 材料(2人分:つくりやすい分量)

- 大豆(水煮)…………100g
- にんにく………………1片
- ベーコン‥1と1/2枚(30g)
- セロリ………………1/2本
- ニンジン……………1/2本
- シイタケ………………2枚
- パプリカ(赤)………1/4個
- オリーブオイル‥大さじ1/2
- 白ワイン………大さじ1/2
- 水…………………1カップ
- 固形コンソメ‥1/2個(2g)
- 塩、こしょう……各少々

糖質	7.1g
タンパク質	10.2g

エネルギー 205kcal　炭水化物 13.5g
脂質 12.6g　食物繊維 6.4g

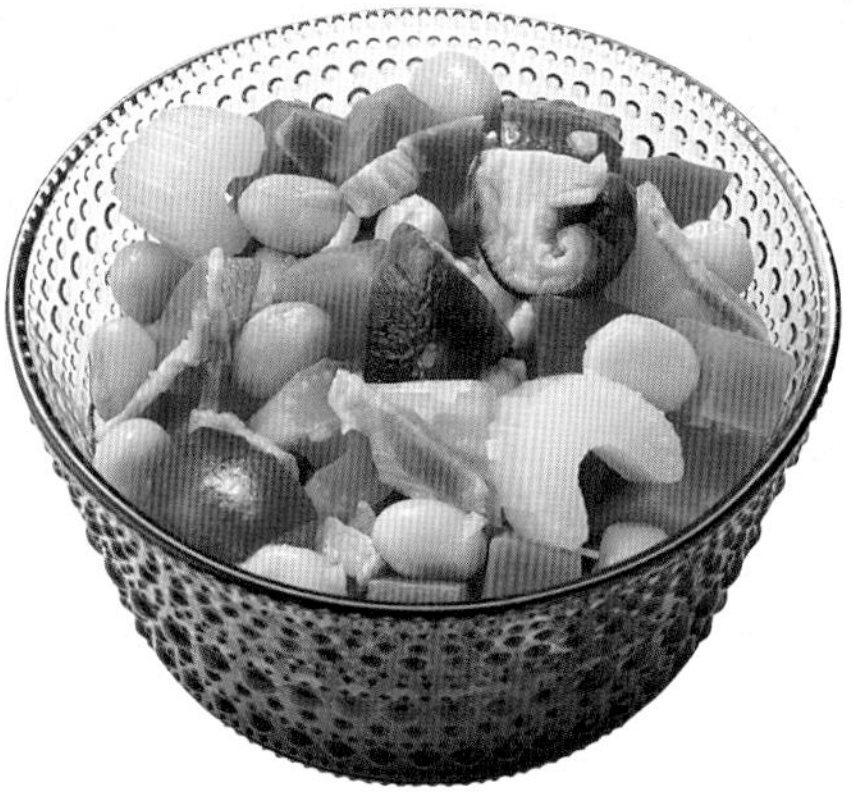

■ つくり方

1 にんにくはみじん切りにする。ベーコンは5㎜幅に切る。セロリ、ニンジン、シイタケ、パプリカは1.5㎝角に切る。

2 鍋にオリーブオイルを熱し、にんにく、ベーコンを炒める。大豆、セロリ、ニンジン、シイタケ、パプリカを加えて油がまわったら、白ワインを加える。水とコンソメを加えて煮立て、10分ほど汁気がなくなるまで煮て塩、こしょうで調味する。

副菜
タンパク質

ゴロゴロと入った厚揚げとブロッコリーは
食べごたえ充分!

厚揚げとブロッコリーのマヨグラタン

■ 材料(2人分:つくりやすい分量)

- 厚揚げ………………………1/2丁(100g)
- ブロッコリー…………………………100g
- 塩、こしょう……………………各少々
- 一味唐辛子……………………………少々
- A
  - マヨネーズ…………………大さじ2
  - 粉チーズ……………大さじ1と1/2
  - 牛乳……………………大さじ1/2

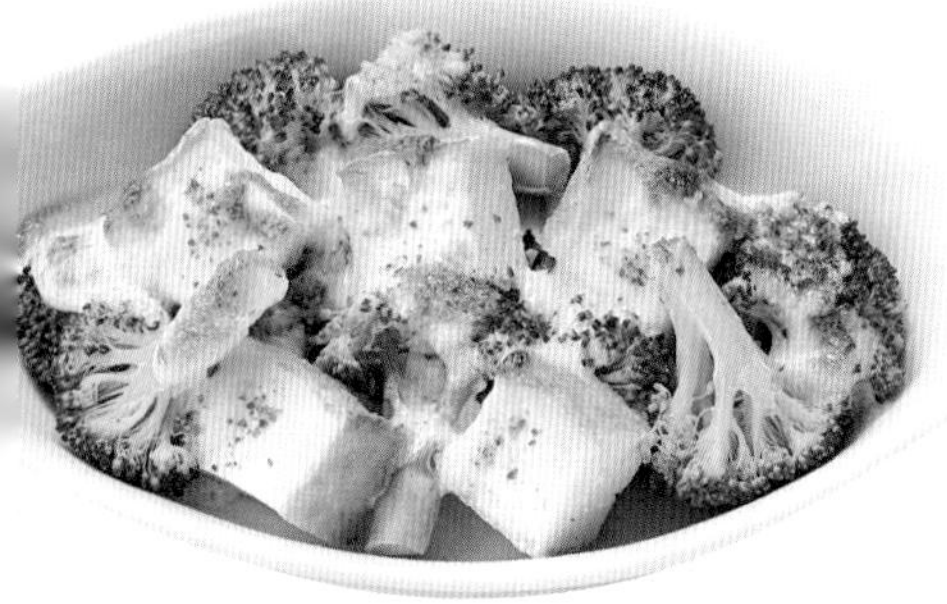

糖質	1.2g	タンパク質	10g

エネルギー 227kcal　炭水化物 3.8g
脂質 19.2g　食物繊維 2.6g

■ つくり方

1 ブロッコリーは小房に分けて塩ゆでしておく。厚揚げはひと口大に切る。

2 耐熱皿2つに厚揚げを等分に入れて塩、こしょうをふる。オーブントースターで3分ほどこんがりと焼き色をつける。

3 厚揚げから汁気が出ていればきって、ブロッコリーを等分に加え、合わせた**A**をかける。オーブントースターでこんがりと焼き色がつくまで3～5分焼いて一味唐辛子をふる。

副菜
タンパク質

おからとカリフラワーのタブレ風

フランスの家庭的なパスタ料理タブレを、おからとカリフラワーで再現。

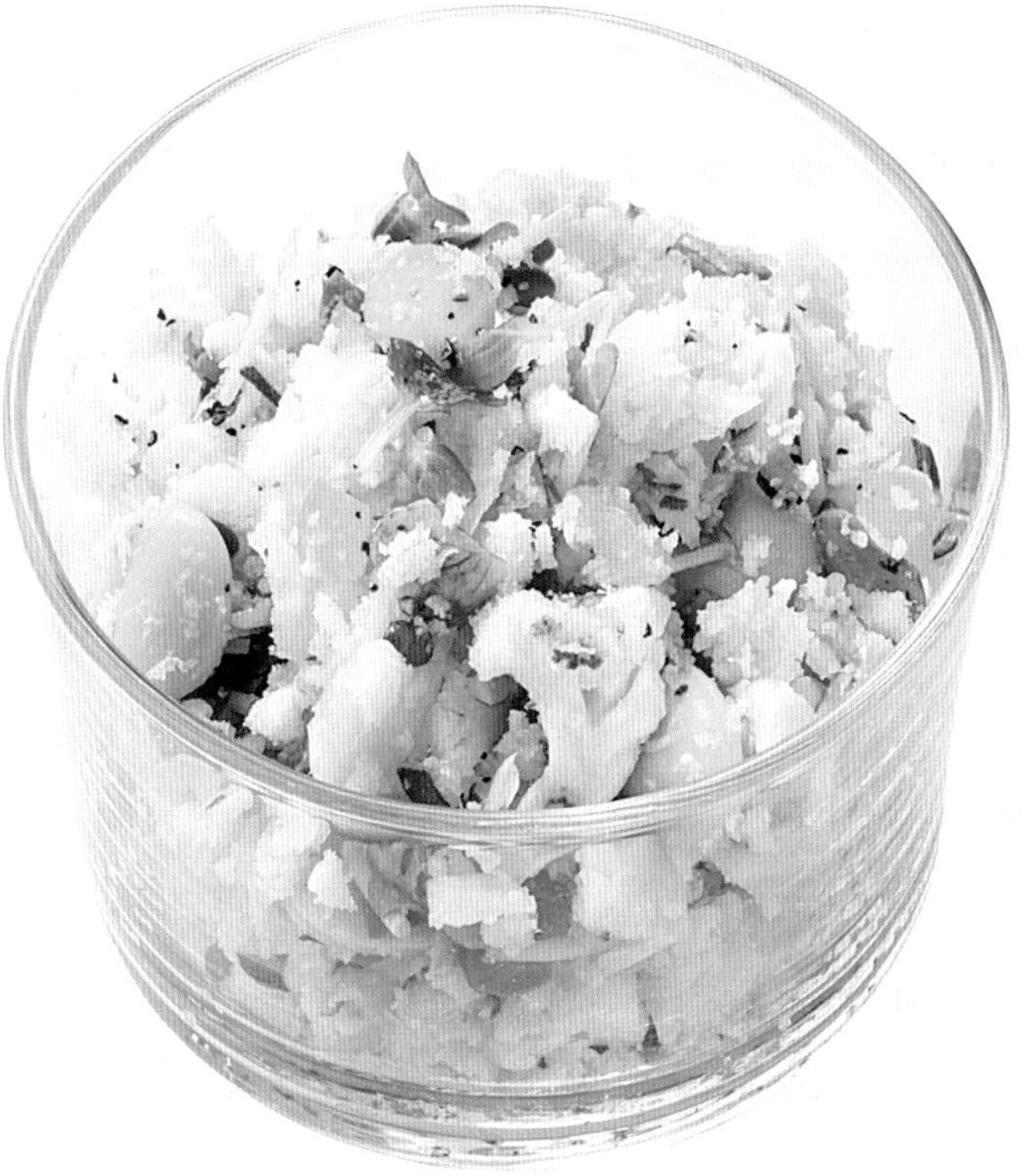

糖質	9.1g	タンパク質	7.8g

エネルギー 264kcal　炭水化物 16.8g　脂質 18.8g　食物繊維 7.7g

■ 材料（2人分：つくりやすい分量）

カリフラワー……150g
生おから……50g
枝豆（ゆでたもの）……正味50g
パプリカ（黄）……1/2個
紫玉ネギ……1/4個
かいわれ大根……50g
にんにく……1片
オリーブオイル……小さじ2
塩、粗挽き黒こしょう……各少々
A オリーブオイル……大さじ2
A 酢……大さじ1
A 塩……小さじ1/3
A こしょう……少々

■ つくり方

1 カリフラワーはひと口大に切る。パプリカ、紫玉ネギは、5㎜角に切る。かいわれ大根は5㎜幅に切る。にんにくはみじん切りにする。

2 フライパンにオリーブオイル小さじ1を熱し、カリフラワーを加えて、あまりさわらずに焼き色をつけながら炒めてとり出す。粗熱がとれたら粗くみじん切りにする。

3 あいたフライパンに、オリーブオイル小さじ1とにんにくを入れて炒める。香りが立ったらおからを加えてパラパラになるまで炒めて塩、粗挽き黒こしょうをふる。

4 すべての材料を合わせてさっくり混ぜる。

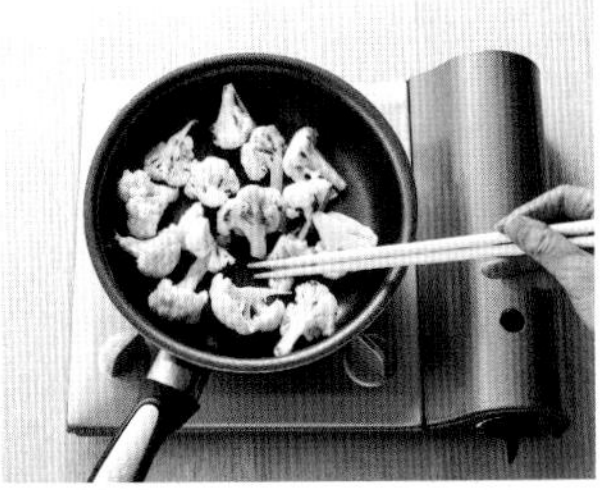

Point

カリフラワーは焼き色がつくまで焼くことで、香ばしい香りと味が出ます。

風邪やおなかの調子がよくないときに

摂りたい低糖質食品

低糖質食を実践しているときに、風邪やおなかの調子が悪くなった場合、おかゆやうどんのかわりに、どんな回復食を食べればいいのでしょうか。

水溶性の食物繊維が多い食材がおすすめ

胃腸にかかる負担が少なく、消化を助ける働きがある水溶性の食物繊維を中心に摂りましょう。**キャベツ、ダイコン、ホウレン草や小松菜、アボカドなど**がおすすめの食材です。

キャベツには胃の粘膜を保護してくれる作用があり、ダイコンにはジアスターゼやプロテアーゼといった胃腸の消化を促す働きがあります。ホウレン草や小松菜と一緒にやわらかく煮て食べると消化もアップし、おすすめです。

アボカドは脂が多く消化が悪いのでは？と思われますが、実はバナナと同じくらい消化がよく、栄養もたっぷり。体調不良のときはおすすめです。普段はサラダやディップなど冷たい料理で食べていても、胃腸が弱っているときは、卵とじにするなど、温かい料理にして食べましょう。

消化のいいタンパク質もしっかり摂ろう

体調が悪いときは栄養もしっかり摂りたいので、消化のいいタンパク質は欠かせません。固ゆで卵や目玉焼き、生卵は消化しづらいので、**半熟卵がおすすめ。胃腸にもやさしく、消化のスピードがよく、栄養豊富です。**特に卵白にはリゾチウムという酵素が含まれています。殻から侵入する細菌から卵黄を守る役割があり、風邪の菌に対しても働きます。また気管支やのどの炎症をおさえる役目もするので、せきやのどの腫れを鎮めたり、熱をおさえてくれます。

卵のほかに、**豆腐や鶏ささみ肉、むね肉なども良質なタンパク質で、胃腸にやさしい食材です。**

免疫力をアップさせ、のどの痛み、せきを止める食材

ショウガや大葉は風邪のときにはぜひ摂り入れたい食材。ショウガは、体を温めて免疫力を高め、せきを止める効果があります。大葉も免疫力を高める働きや、殺菌作用も持っています。ビタミンやミネラルも豊富で、せきや発熱や寒気を伴うときも効果的です。

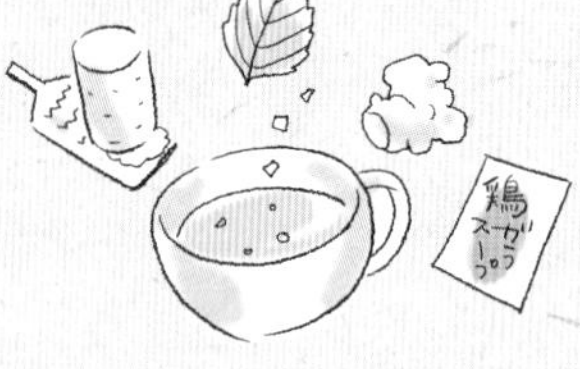

Column
about Heath

甘いものが食べたいときは
食べてストレスを解消しよう

ダイエットをしていて甘いものが恋しくなってしまったら、我慢してストレスをためないで食べましょう。ダイエット中のスイーツは、頑張っている自分へのご褒美です。

チョコレートならカカオの含有率量70％以上のものを

ダイエット中でも無性に甘いものが食べたくなるときはあるでしょう。そんなときは思い切って食べてしまいましょう。**おすすめは、カカオの含有率が70％以上のタイプや、ダークタイプで砂糖が少ないチョコレートです。**原料のカカオ豆は、抗酸化成分のポリフェノールを含み、ストレスを予防・緩和する効用もあります。さらに皮ふの代謝を助ける亜鉛も含まれています。ホワイトチョコレートは、カカオを含んでいないのでNGです。

天然由来の甘味料を使ったもの、低糖質のスイーツなら〇

甘味料でおすすめなのは、天然由来の「エリスリトール」や「ラカントS」。血糖値を上げず、カロリーもゼロです。ただし、大量摂取すると下痢になる可能性もあるので、注意が必要です。また、**材料に大豆粉やアーモンドプードル、豆乳、おからなどを使った糖質ひかえめのスイーツなら、適度に食べても大丈夫です。**

RIZAP POINT!

高カカオのチョコレートや、天然由来の甘味料「エリスリトール」「ラカントS」などを使ったものを食べましょう。

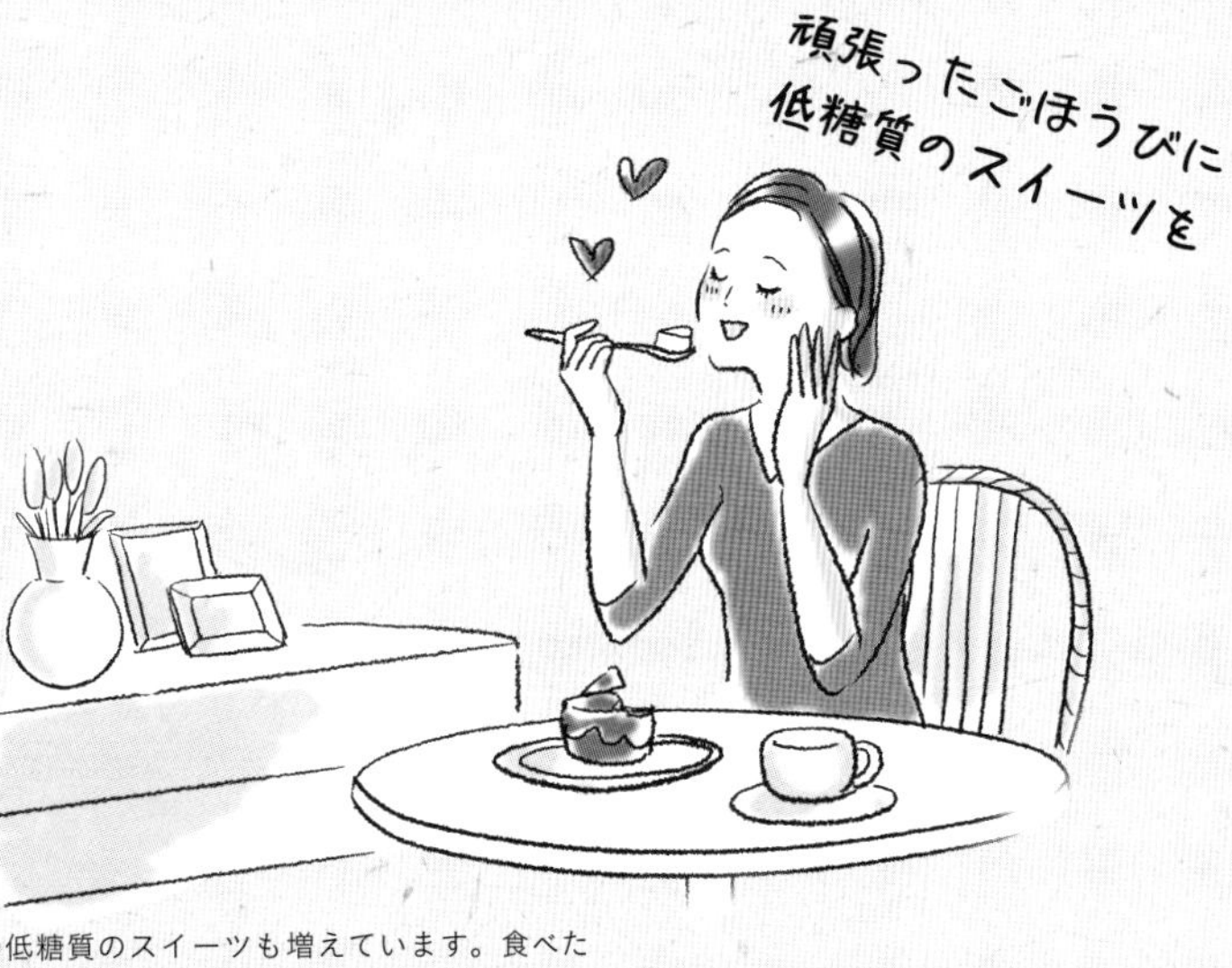

市販の低糖質のスイーツも増えています。食べたいときは食べてストレス解消を。

ダイエット中でも食べられる！

ご褒美スイーツ

甘いものが食べたい！そんなときにササッと手づくりできるスイーツを紹介します。
材料に配慮しているので、ダイエット中でも罪悪感なくいただけます。

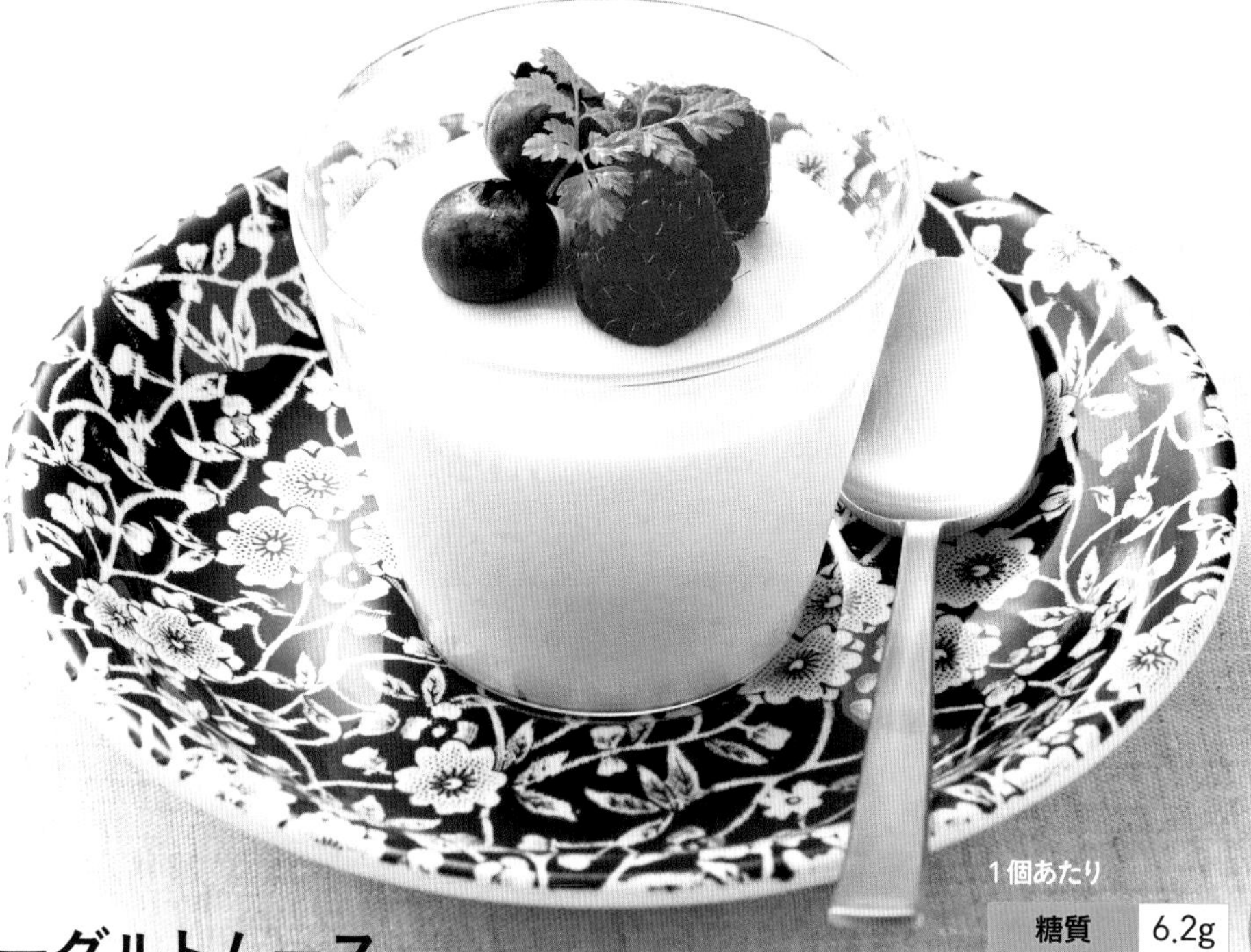

1個あたり

糖質	6.2g
タンパク質	5.2g

冷蔵保存 2~3日

エネルギー 195kcal　炭水化物 6.7g
脂質 16.1g　食物繊維 0.4g

ヨーグルトムース

プレーンヨーグルトを使って、さっぱりとした上品な甘さに仕上げました。

■ **材料（250㎖グラス 4個分）**

ヨーグルト（無糖）…………350g
粉ゼラチン……………………6g
冷水……………………… 大さじ2
生クリーム…………………120㎖
ラカントS……………… 大さじ4
レモン汁………………… 大さじ1
ミックスベリー、チャービル
………………………… 各適量

■ **つくり方**

1 粉ゼラチンは冷水にふり入れてふやかしておく。

2 生クリームはボウルに入れ、氷水にあててハンドミキサーで七分立てにする。

3 別のボウルにヨーグルト、ラカントS、レモン汁を入れて泡立て器でよく混ぜる。

4 **1**を電子レンジで40秒加熱し、粗熱がとれたら**2**、**3**と混ぜ合わせる。

5 器に等分に流し、冷蔵庫で2～3時間冷やし固める。ミックスベリー、チャービルを添える。

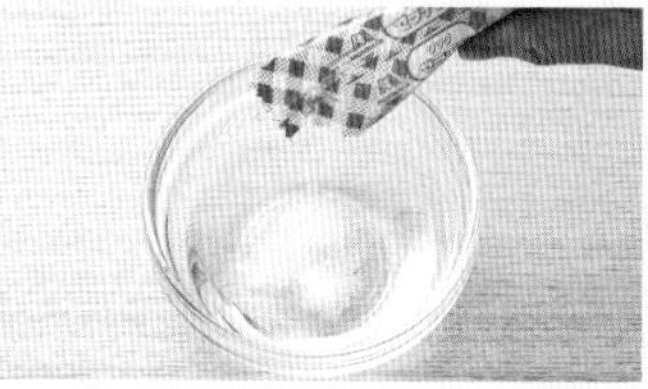

Point

粉ゼラチンはお湯でふやかそうとするとダマになってしまい、うまくいきません。冷水を用意するようにしましょう。

おからとくるみのココアマフィン

小麦粉は使わずにおからで糖質オフ。
しっとりとやわらかい仕上がりです。

■ 材料（直径6㎝マフィン型6個分）

バター（無塩）……………… 120g
ラカントS………………………90g
卵………………………………2個
生おから………………………80g
A ┌ アーモンドパウダー……60g
　│ ココアパウダー…………30g
　└ ベーキングパウダー‥小さじ1
くるみ（無塩）…………………80g

■ つくり方

1 おからは耐熱皿に広げ、ラップをせずに電子レンジで4分加熱して冷ましておく。

2 ボウルに室温に戻したバターを入れて、泡立て器でなめらかになるまで混ぜる。

3 ラカントSを加えて白っぽくなるまで混ぜ、室温に戻した溶いた卵を少しずつ加えてさらによく混ぜる。

4 **1**を加えて混ぜ、**A**をふり入れて、粗く刻んだくるみを加えてさっくりと混ぜ合わせる。

5 マフィン型に紙カップを敷き、スプーンで**4**を等分に流し入れて、180℃に予熱したオーブンで20分ほど焼く。

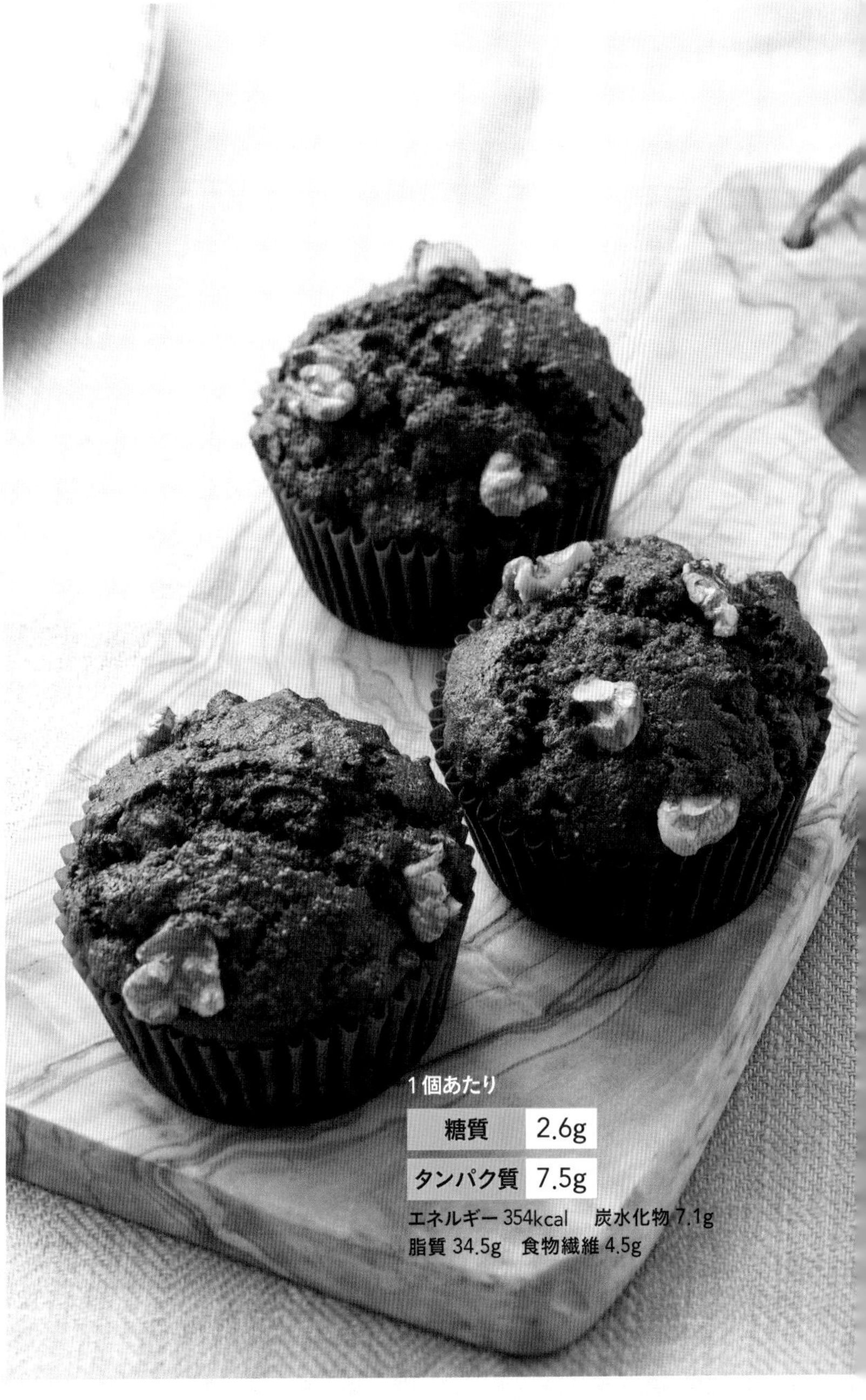

1個あたり

糖質	2.6g
タンパク質	7.5g

エネルギー 354kcal　炭水化物 7.1g
脂質 34.5g　食物繊維 4.5g

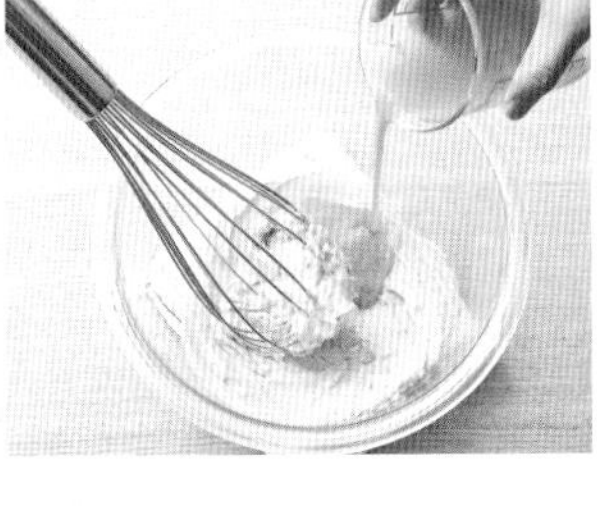

Point

溶き卵は室温に戻したものを使います。一気に加えてしまうとバターと混ざらず、分離してしまいます。生地に少しずつ加え、なめらかになるまでしっかりと混ぜ合わせましょう。

冷蔵保存
2~3日

冷凍保存
10～14日間

ダイエットの困った！を解決

正しいダイエットを継続していくなかで、よくある「困った！」を解決します。

困った1 食べると眠くなります！

食後は、食べたものを消化するために、内臓の活動が活発になります。血流も消化活動に集中するので、だるくなったり眠くなったりするのです。これはある意味、自然な流れです。

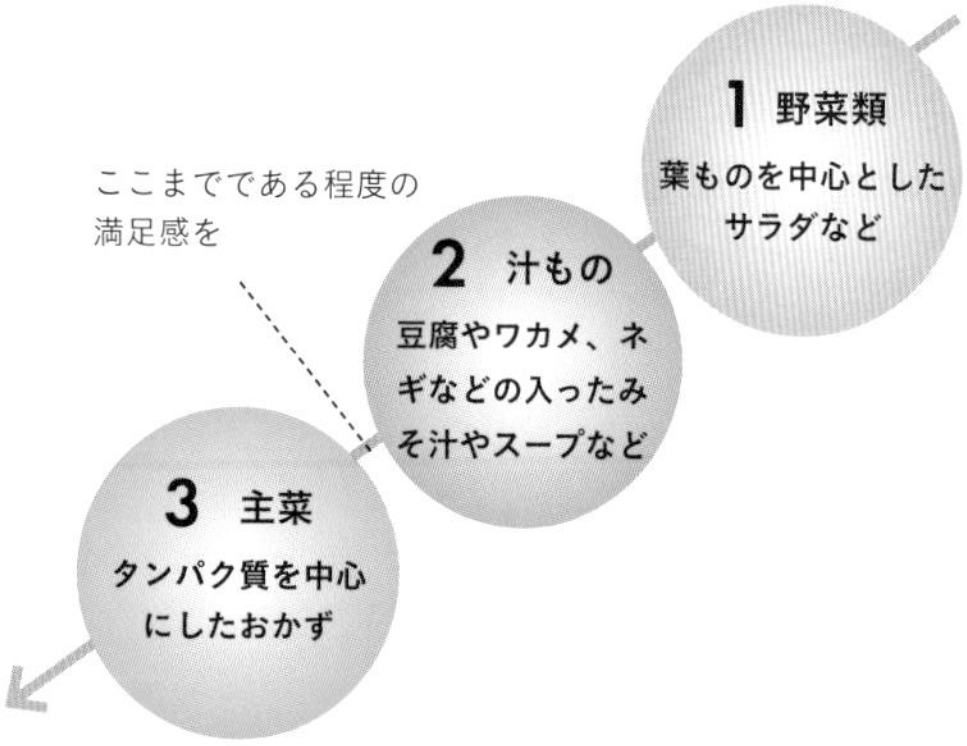

血糖値をゆるやかに上げる食事の順番

また食事をすると血糖値が上昇し、すい臓からインスリンというホルモンが分泌されます。インスリンには、血液中のブドウ糖を肝臓に移動させて、血糖値を下げるという働きがあります。急激に血糖値が上昇すると、大量にインスリンが分泌され、ぼーっとしたり、だるくなったりの症状を起こします。この状態を繰り返していると、すい臓を疲れさせ、糖尿病のリスクを高めます。

そうならないためには、できるだけ**「ゆるやかに血糖値を上げる」ようにすることが大切。**血糖値をゆるやかに上げるためには、**食べる順番を野菜類→汁もの→主菜→主食にします。**太りにくい体づくりにもつながる食べ方なので、ぜひ実践しましょう。

困った2 朝、食欲がわきません。

朝食をしっかり食べるためには、ま**ず夕食の時間を早めましょう。食べものの消化には2〜4時間かかるので、せめて寝る3時間前に食べ終わっているのがベスト。**ほとんどが消化され、眠っている間の基礎代謝でエネルギーもほどよく使われるので、朝も食欲がわくでしょう。

また夕食後は、日中と比べても消費カロリーが少なめです。**夕食のバランスは、3食の中でも一番少なくするように心がけましょう**（P.23）。使わないエネルギーは脂肪となって蓄積され、太る原因にもなります。

困った3

便秘になってしまいます！

便秘は加齢による筋力の低下でも起こるといわれています。特に腹筋が弱い人は、腸が下がり便秘がちになります。また、低糖質食を行っている場合、水分摂取量が減って便秘になることも。

主食のごはんは、米にたっぷり水を吸わせて炊き上げるので、食べるだけで水分補給になりますが、ごはんをひかえると、その分の水分摂取がありません。**意識的な水分補給が必要になります。**

排便を促すには**食物繊維の摂取も大切です。**食物繊維には水溶性と不溶性があり、**水溶性は食べたものをゲル状にして進みやすくし、不溶性は大腸を刺激し、ぜん動運動を活発にして排便につなげます。**そのため、どちらの食物繊維も快便には必要になります。

さらに、**腸内環境を整えるために必要なのは善玉菌です。**善玉菌は腸内細菌の一つで、食べものの消化・吸収を助けたり腸内環境を整えて、便秘や下痢を防ぎます。

快便体質を手に入れるカギ

1

水分補給

1日の水分補給の目安は1.5ℓです。朝と食事前の水や白湯の1杯はおすすめ。朝は眠っていた胃腸を起こし、食事前は満腹中枢を刺激して、食べる量も減ります。

2

食物繊維を摂る

水溶性と不溶性の食物繊維をバランスよく摂るのがおすすめ

- **水溶性食物繊維が多い食材**…海藻類。
- **不溶性食物繊維が多い食材**…きのこ類。

3

善玉菌を増やす

善玉菌を増やす食材を摂ることは効果的ですが、善玉菌は胃酸や胆汁酸に弱いので、生きたまま腸に届けることが大切です。

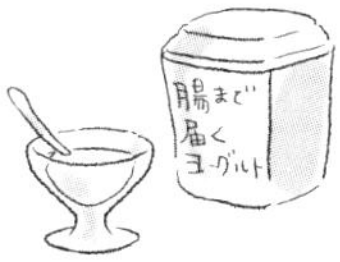

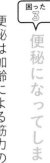

- **ヨーグルト**…「生きたまま腸まで届く乳酸菌配合」などの表記があるものがおすすめ。
- **みそや漬物などの発酵食品**…生きたまま腸に届く可能性が高いといわれています。
- **オリゴ糖と食物繊維**…善玉菌の栄養となります。

困った4 減量が止まってしまった！

最初のうちは体重がよく落ちても、途中で減量が止まってしまう、いわゆる停滞期という時期は、誰にでもやってきます。そんなときは、食事、運動、睡眠のどれかが崩れている可能性があります。無闇に食事量を減らすのではなく、生活全体を見直してみましょう。

困った5 ダイエットを続けるのがつらくなってきた。

ひとりで抱え込むとつらくなるかもしれません。周囲の人の励ましは力になるので、目標や成果を話してみるのもよいでしょう。また、小さな目標を立て、達成するたびに自分をほめてあげてください。毎日体重測定して記録をとったり、服のフィット感の変化を確認するのもモチベーションアップにつながります。

困った6 炭水化物がどうしても食べたい！

ごはんが食べたくなったときにおすすめなのが、豆腐の「ごはん風」。しっかりと水気を切った木綿豆腐を手で崩し、水分がほどよく抜けるまでにフライパンで炒ります。器に盛りつけ、上に親子丼の具などをのせると、食べごたえ抜群の一品に。

パスタやパンが食べたいときは、ライザップが展開する、**糖質をおさえながらもおいしく糖質コントロールできる、「ライザップフード」シリーズをとり入れるのもおすすめです。**

困った7 目標を達成したあとも糖質制限を続けるべき？

食事内容を急にもとに戻すと、リバウンドの危険があります。目標達成のころには、食べすぎてはいけないものや、正しい食習慣もわかってくるはずです。糖質量を自分でコントロールしながら、理想の体型をキープしましょう。トレーニングも無理のない範囲で続けるのが理想です。P.28の「ライザップの理想の体づくり」も参考にしてください。

ふすまパン（ブランロール）

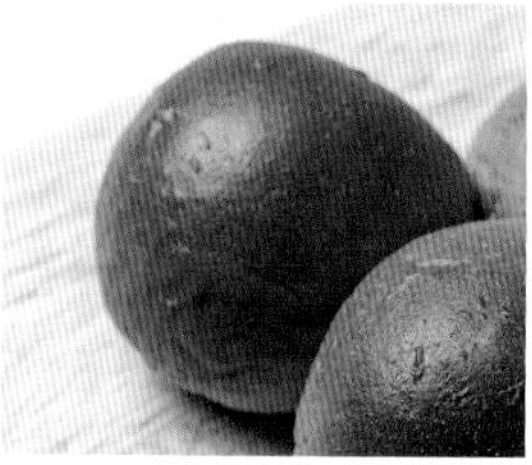

ライザップでも販売中。小麦ふすまを使った低糖質パン。ふすまは小麦粉に比べて糖質がかなり少なく、食パンなどと比べると、ふすまパンの糖質量は約1/5。コンビニなどでも扱われています。

大豆粉パン

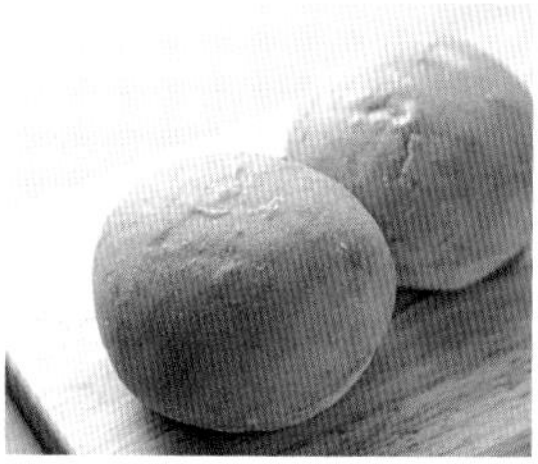

ライザップの大豆粉パンは、日本食品標準成分表2015「ロールパン」と比較して84％糖質カット。大豆粉のクセも少なく食べやすい味わいです。

こんにゃく米

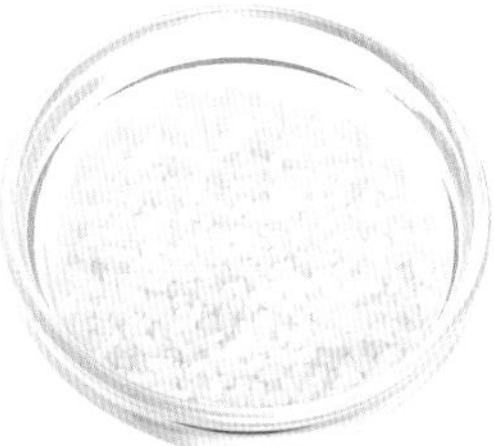

米と一緒に炊くことでボリュームUPし、通常のごはんよりも糖質をカットできます。米と混ぜずにそのまま炊くことも可能です。

低糖質麺

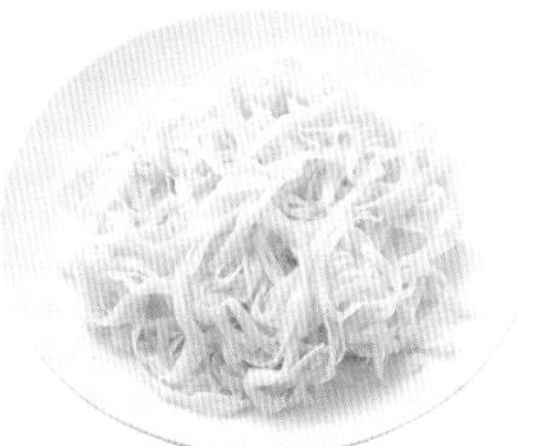

おからやこんにゃくなどを使ってつくられた麺。低糖質のものや糖質ゼロのものなど種類があるので、用途やダイエットの状況によって判断して使えます。

白湯はダイエットはもちろん、冷え性やむくみにも効く！

白湯を飲む習慣はありますか？　実は白湯は冷え性やむくみには最適な飲みものです。その理由を紹介していきましょう。

白湯がいい理由

お茶と白湯を比べると、なんとなくお茶を飲んだほうが体にいい気がしますが、実はその反対。**緑茶は体を冷やす**効果があるので、冷え性の人はひかえたほうが◎。ウーロン茶は体を温めるといわれていますが、ウーロン茶をはじめ、すべてのお茶にはポリフェノールなど、さまざまな成分が入っているため、飲むとそれを消化するために内臓が活発になり、体に負担がかかる場合も……。その点、**白湯は胃の中に入っても何の負担もなく、内臓の血行をよくしてくれるだけ！**　そこが白湯のいいところなのです。

白湯を飲むと起こるよい連鎖

白湯を飲んで内臓が温められると、胃腸の調子がよくなります。**食べものの消化吸収もよくなり、利尿作用や便秘改善にも効果的。**さらに血行が良くなるので、**むくみも改善、基礎代謝もアップし、内臓温度も上がりやすくなります。**これによって冷えも改善していくでしょう。冷えが改善されてくると、冷えによって引き起こされていた**生理痛や肩こりもよくなる**ことが期待できます。

白湯を飲むベストなタイミング

白湯を飲むのは朝、夜、食事中がおすすめです。**朝は内臓を目覚めさせ、夜は体を温めて快眠へいざない、食事中は消化吸収を助けてくれます。**ただ、いくらよいとはいえども飲みすぎには注意しましょう。1日800㎖が目安です。飲むときも、ゆっくりと、体に流し込むように飲みましょう。

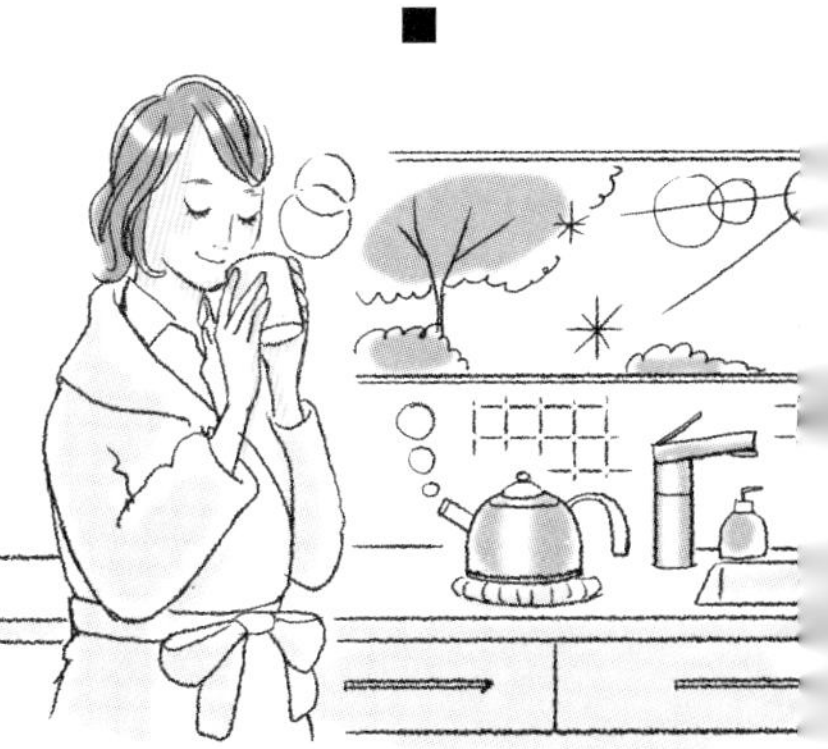

白湯のつくり方

1. ヤカンや鍋に、水（水道水でもミネラルウォーターでも可）を入れ沸騰させる。
2. 沸騰したら中火にして、ふたを開けたまま15分火にかけ続ける。
3. 50～60度に冷まして飲む。

※マグカップの水を電子レンジで最大3分加熱する方法でもOK。ただやけどには十分注意を。この場合も50度程度に冷ましてから飲みましょう。

たるみ、むくみをすっきり解消！
小顔＆若返りストレッチ

顔の筋肉やリンパを刺激することで、たるみやむくみを解消します。
毎日の習慣にすれば、小顔＆若々しい表情に！

リンパの流れをよくして小顔にするストレッチ

首の左右にあるリンパを刺激することで流れがよくなり、
顔から首にかけてのむくみが緩和されます。

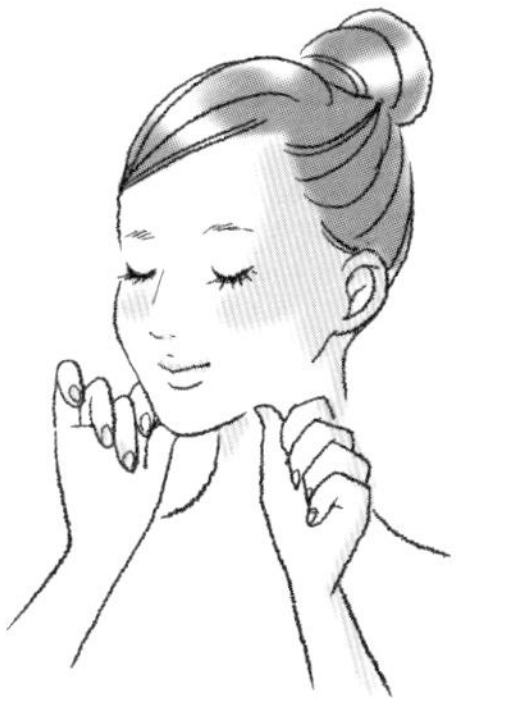

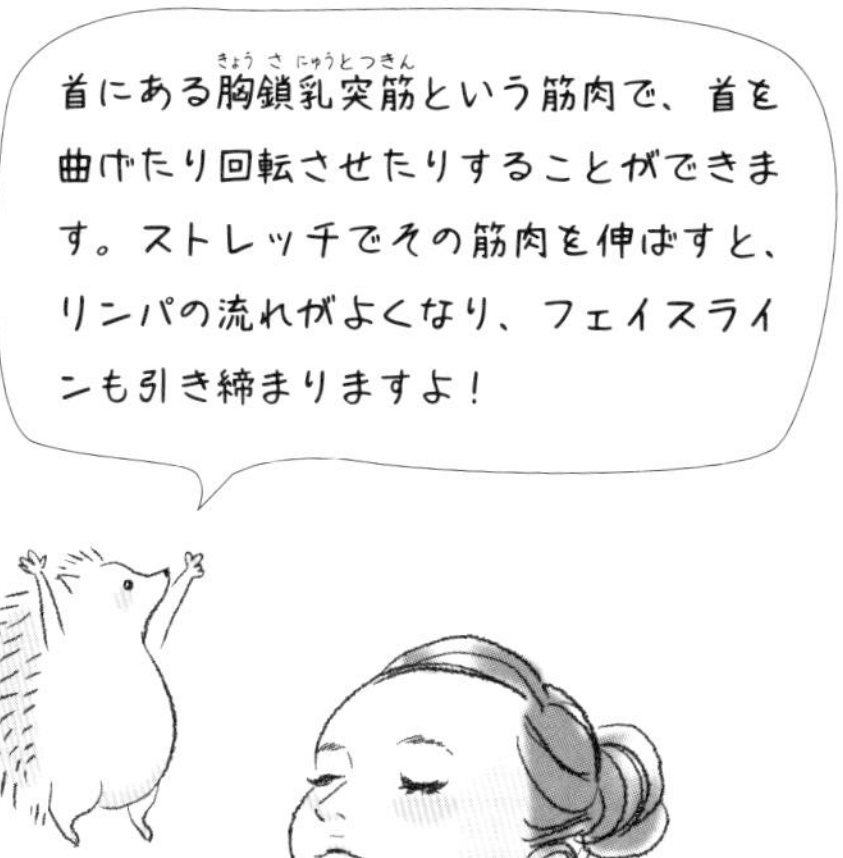
首にある胸鎖乳突筋《きょうさにゅうとつきん》という筋肉で、首を曲げたり回転させたりすることができます。ストレッチでその筋肉を伸ばすと、リンパの流れがよくなり、フェイスラインも引き締まりますよ！

1.顔を正面に向けて、左右の親指であごの下あたりを押さえる（親指であごの骨をひっかけるイメージ）。

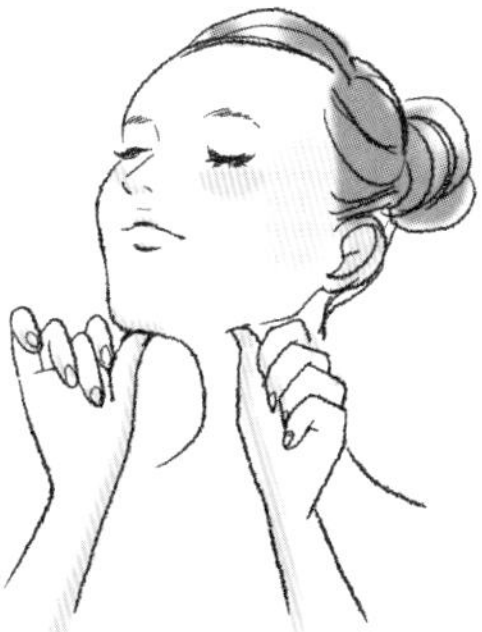

2.親指をぐっと上に押し上げながら、あごを天井のほうへ向けていく。
3.首の筋肉を伸ばすように意識して、そのまま10秒キープする。

目じりのしわやたるみ、ほうれい線を薄くするストレッチ

目の周りの眼輪筋《がんりん》を鍛えることで目じりのしわを、口の周りの
口輪筋《こうりん》を鍛えることでほうれい線を薄くしていきます。

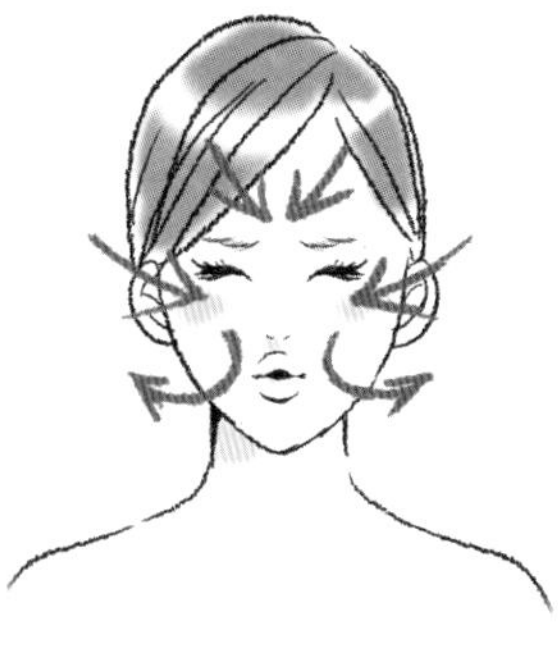

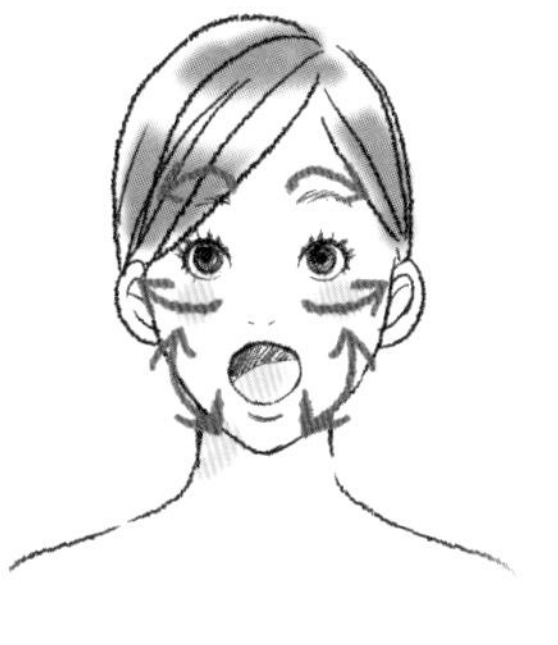

1.顔の中心に向かってパーツを集めるように思いっきり顔をすぼめ、全体の筋肉を収縮させる。

2.目を見開き、口も大きく開けて、顔全体の筋肉を外側に広げるように伸ばす。1→2を5回繰り返す。

アロマテラピーで 暴飲暴食を撃退しよう

花やハーブ、果実の香りにはさまざまな薬理作用があり、その力を借りて体や心の調子を整えていく健康法（芳香療法）がアロマテラピーです。ダイエットにおすすめの香りもあるので紹介します。

香りが体に効く理由

香りが心身に働きかけ、体内に伝わるルートは3つ。

1つは鼻。鼻からよい香りをかぐと脳に伝わり、「よい香り」ということが認識されて、気持ちが落ち着きます。

2つめは口。呼吸によって口や鼻から取り入れた香りは肺に入り、器官から全身に運ばれます。風邪予防として抗菌・殺菌作用のある精油を呼吸でとり入れるのもよいでしょう。

3つめは皮ふ。入浴やマッサージに使った場合は、皮ふを通り抜けて血管やリンパへ運ばれます。美肌効果や血行を促進し疲労回復につながります。

※マッサージや入浴に使用する場合は、精油の原液が肌に直接つかないように注意しましょう。

ダイエットにおすすめの香り

ダイエットにおすすめといわれるのは、**サイプレスやジョニパーベリーの香り。暴飲暴食を抑制する効果があります。**利尿作用もあるため、アロマオイルマッサージを行い、余分な水分や老廃物を排出することで、むくみの解消もできます。またダイエット中にイライラしたり、感情が高ぶったりしたときは、ペパーミントがおすすめです。

運動後の疲れをとりたいときにおすすめの香り

運動後や仕事の疲れを残さない香りとしておすすめなのは、マンダリンやイランイランです。緊張やストレスを緩和させ、体と心をしっかりと休めてくれます。またカモミール・ローマンやラベンダーの香りには、リラックス効果があるので、心身の健康を保ちたい人は試してみても。

アロマテラピー用の精油の種類はとても多いので、目的を絞りながら、自分の好きな香りを探してみましょう。

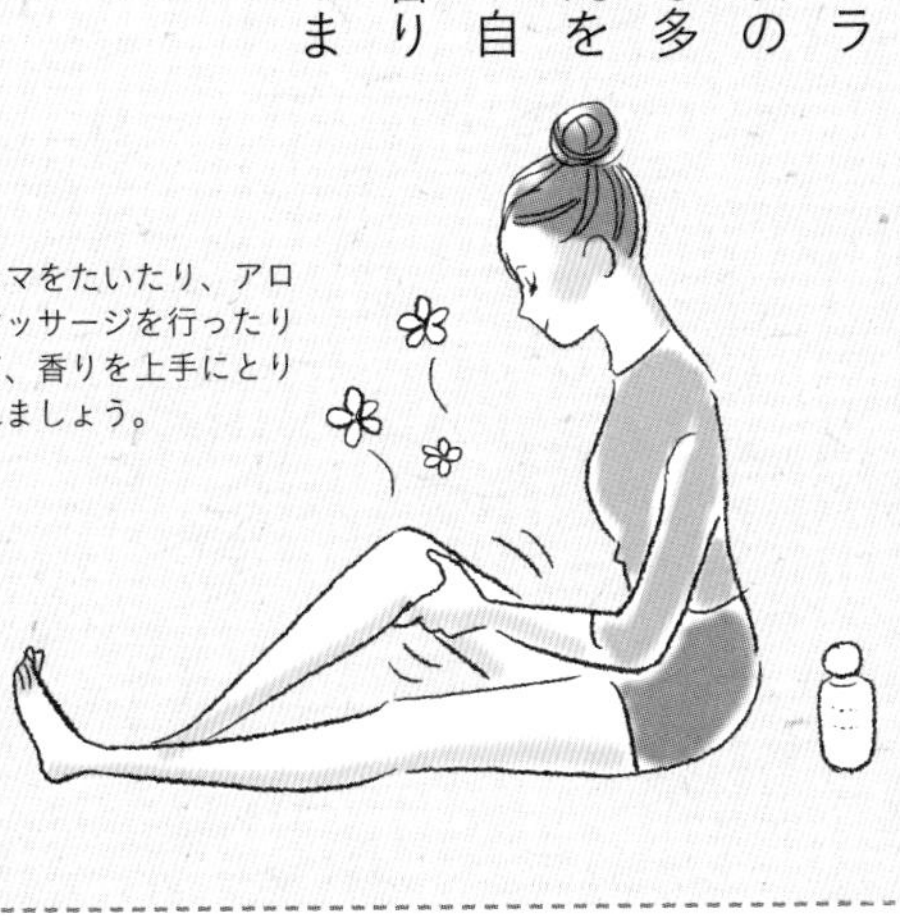

アロマをたいたり、アロママッサージを行ったりして、香りを上手にとり入れましょう。

そんなにやせて危険じゃないの？

不安を解消！ 医療研究結果で証明された
ライザップ式ダイエットの安全性

安心してライザップの食事法とトレーニングを行っていただくため、ライザップでは、それらが健康に与える影響について研究を続けています。ライザップで実施している短期間（２カ月間）のプログラムによって、生活習慣病などのリスクに関わる数値が改善すること、代謝物とホルモン濃度の変動が正常値範囲内であることが発表されています（ページ下囲み参照）。ライザップメソッドは無理なダイエット法ではなく、糖質が体に与える影響を考慮した、健康な体づくりのための方法なのです。

糖質のとりすぎが体に及ぼす影響って？

糖質を摂取すると体内の血糖値が上昇し、エネルギーとならずに余った分は中性脂肪となり、体に蓄積されます。これが肥満の原因となり、病気を引き起こしやすい状態に陥ることもあります。ライザップでは、このような個人の状態に合わせて適切なアドバイスを行っています。

「健康な体」をつくるライザップメソッド

ライザップがゲストに提案するのは、見た目や体重だけを落とすダイエットではありません。右記のような病気にならずに、健康に生き生きと活動できる体づくりです。そのためエネルギー不足を引き起こしかねないカロリー制限ではなく、ほかの栄養素からエネルギーを補える、糖質をコントロールする方法を取り入れているのです。個人に合わせた食事と運動指導で肥満を改善することで、健康な体をつくります。

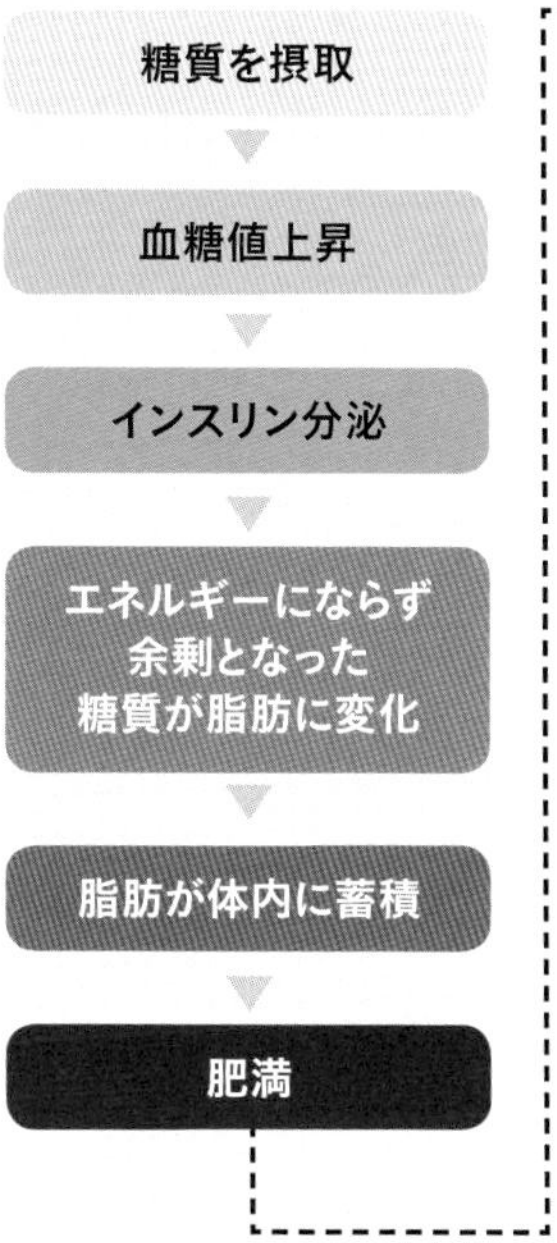

メタボリックシンドローム

高血圧や糖尿病など、複数の病気、異常が重なっている状態です。放置すると動脈硬化が進行し、脳卒中や心筋梗塞など、重大な事態を招く原因となります。

ロコモティブシンドローム

筋肉や骨、関節が衰え、歩行や立ち座りなどに支障が出ている状態です。寝たきりになるリスクが高くなります。

関節への負担

膝などへ負担がかかると、動こうという意識が削がれ、筋肉が減少します。筋肉が減少すると代謝が下がるので、さらに肥満になるという悪循環を引き起こし、ロコモティブシンドロームにも繋がるリスクがあります。

ライザップのプログラムが体に与える影響についての研究結果

短期間で行う低糖質食事法とレジスタンス運動（筋肉に抵抗をかける運動を繰り返すトレーニング）が体に与える影響について、ライザップと共同研究を行っている東京大学理学系研究科生物科学専攻 黒田研究室と、筑波大学体育系 渡部厚一准教授は、2017年に開催された第72回 日本体力医学会大会にてそれぞれの研究結果を発表しました。

血液データは正常値範囲内で体脂肪率が減少

黒田研究室は、5名の被験者に対しライザップのプログラムを実施。体重あたりの筋重量を増加させつつ体脂肪率が減少しました。また、100種の血中代謝物とホルモン濃度はすべて正常値範囲内であり、大きな変化を示すものはありませんでした。

8週間で肝機能などの数値が改善

渡部准教授は、ライザップで実施された８週間の食事法とトレーニングプログラム参加者259名の血液データを分析。その結果、脂質・糖代謝項目や肝機能が改善し、プログラム前に認めた異常値の平均がプログラム後に正常値となりました。

CHAPTER 3

ダイエット効果を上げる！自宅でできる簡単ボディメイク

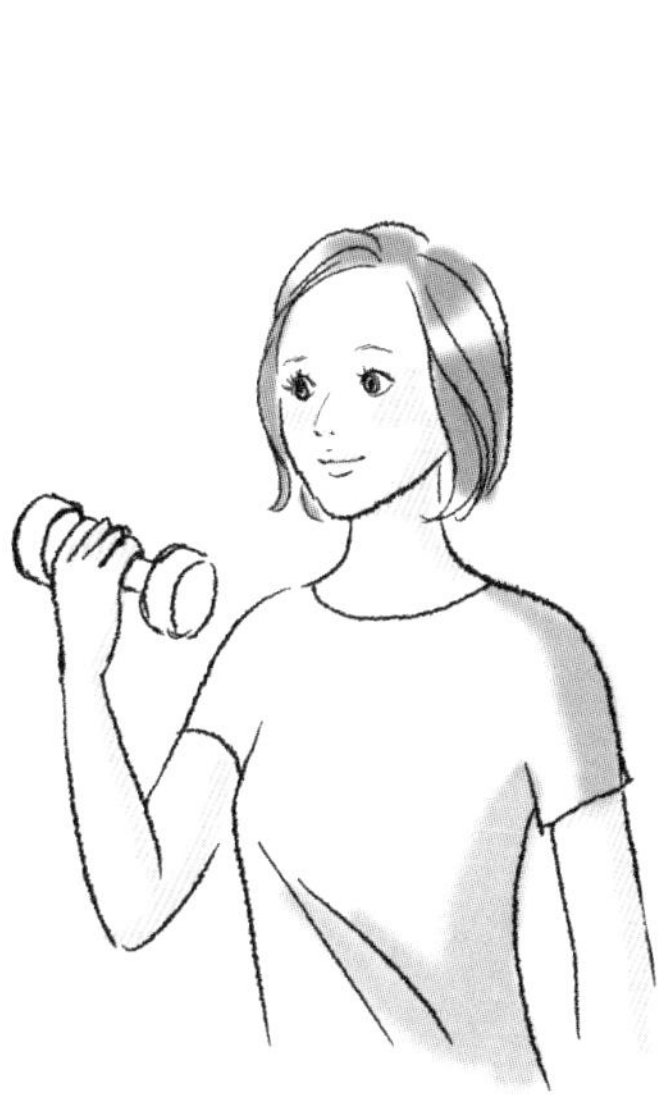

基礎代謝を上げて効率的にダイエット

家で無理なくボディメイクにトライしたい！と思っている方に手軽に始められるトレーニングを紹介します。短い時間でも継続することが大切です。

筋トレで基礎代謝を上げる

効率よくダイエットをするためには筋トレが効果的。特におすすめは、**体幹《たいかん》を鍛えることです。**体幹とは広い範囲では胴体全体のこと、狭い範囲でいうと6つの筋肉（胸《きょう》筋・腹直《ふくちょく》筋・腹斜《ふくしゃ》筋・僧帽《そうぼう》筋・脊柱《せきちゅう》起《き》立《りつ》筋・広背《こうはい》筋）のことをいいます。

ちなみに、「体幹トレーニング」といわれるのは、これら6つの筋肉を鍛えることです。同時に複数箇所を鍛えることができるため、とても効率的です。これを**毎日続けることで、代謝が上がり余分な脂肪は燃焼されるようになるため、徐々に体が引き締まります。**さらに筋肉が胴体をしっかり支えることができるため、ウォーキングやランニングなどの有酸素運動をしても疲れにくい体になります。

体幹トレーニングでは胴体の筋肉を強化するため、姿勢も正されてバストアップもかなえてくれます。また腰周りの筋肉と腹筋を鍛えることで骨盤が適切な位置に戻るので、腰痛の緩和にもつながります。さらに気になる部分を引き締めるトレーニングをプラスすればキレイなボディラインが手に入ります。

体幹トレーニングは毎日、他のトレーニングは週に2回を目標に行いますが、最初は無理をせず、慣れてきたら目安の回数を行うようにしましょう。行うのは朝でも夜でもOK。朝は1日の始まりに代謝を上げられるという利点も。夜は睡眠の妨げにならないよう、就寝2時間前までに行います。

同じ体重でも１日の基礎代謝量が違うと…

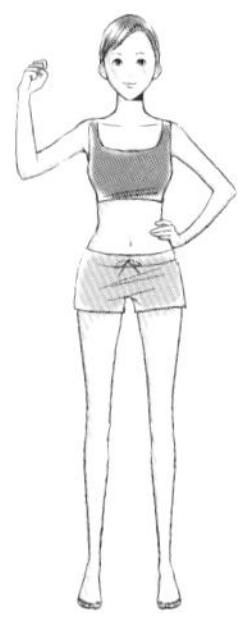

基礎代謝量
1600kcal

－

基礎代謝量
1400kcal

＝

１日の基礎代謝量の差
200kcal
↓
1年（365日）の差は
73,000kcal

体重 60kg
筋肉量：多

体重 60kg
筋肉量：少

脂質に換算※すると8kgの差！

※脂質
1g＝9kcal で計算

トレーニングを続けるための3つのポイント

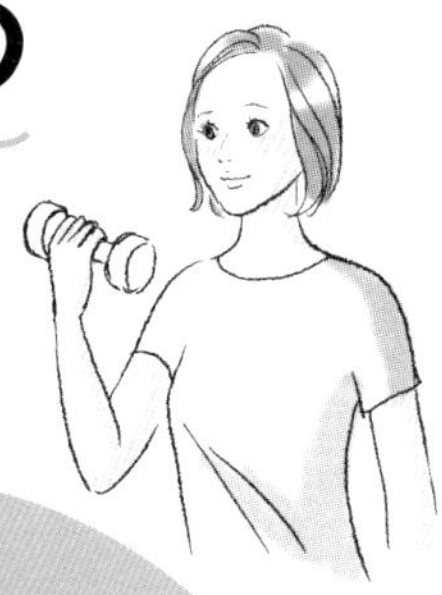

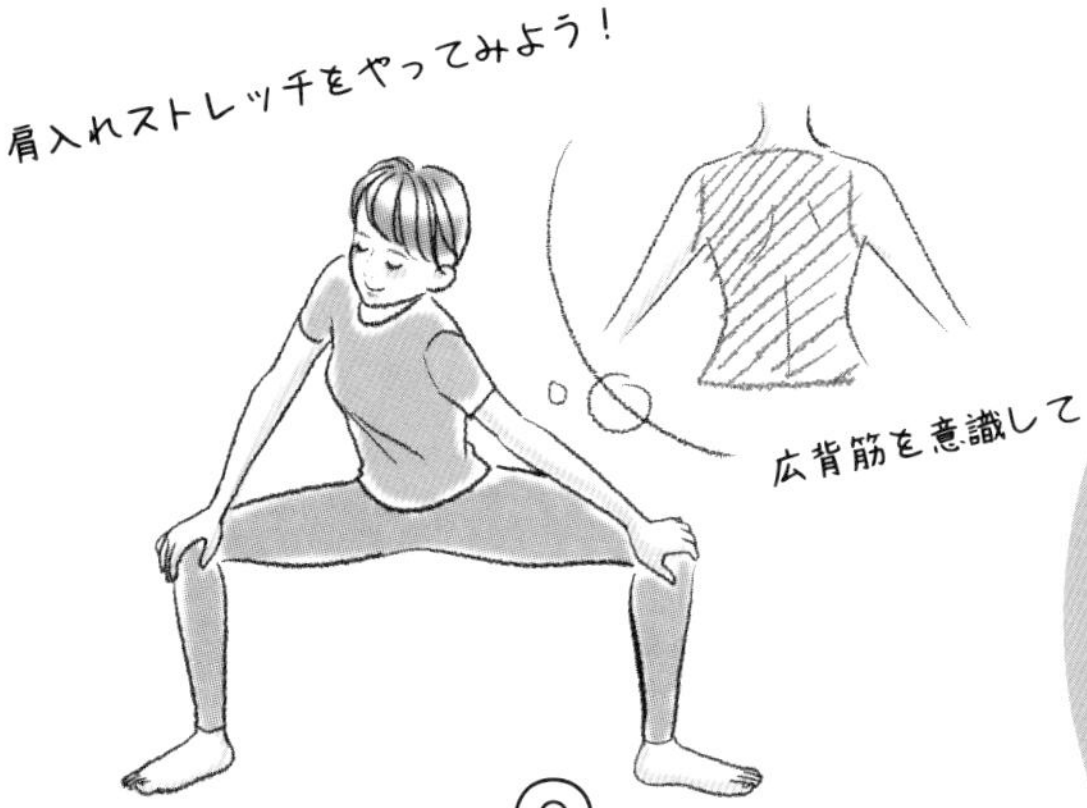
肩入れストレッチをやってみよう！
広背筋を意識して

1

体重や体脂肪率の測定を日課にしよう！

自分の体の変化を知っておくことはとても大切。体重や体脂肪率は毎日測るようにします。1日1回なら朝起きて排便を済ませたあとに、2回なら朝に加え、就寝前など決まった時間に測りましょう。

2

トレーニングは目標を立てると続けやすい！

ダイエットは目標があったほうが続けやすいもの。まずはどれくらいの期間で何キロやせるか、なぜやせたいのか自分の目標を立ててみましょう。理想の自分を目指してスタートします！

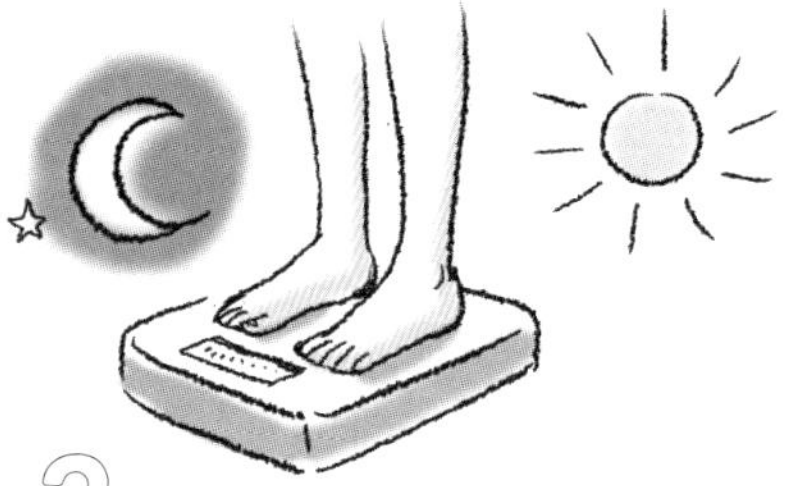

3

ダイエット日記をつける！

体の状態を客観的に見るためにも、体重の変化やその日の食事内容、トレーニングのメニューなどを毎日記録します。便通や体調、睡眠時間を記入しておくと健康管理にもなります。

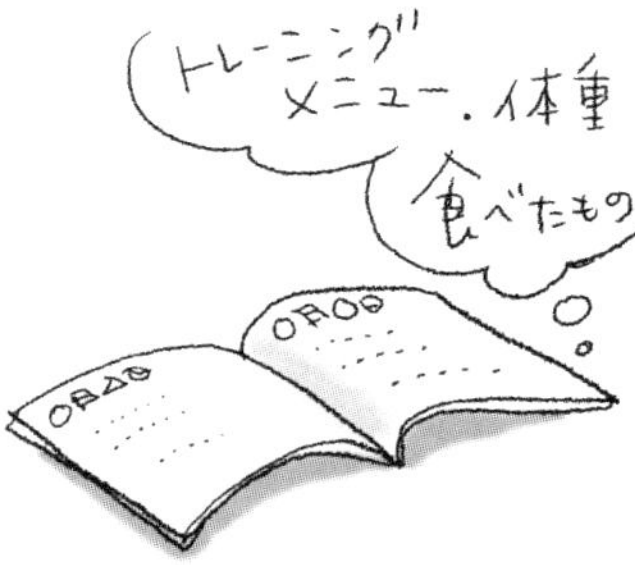
トレーニング
メニュー．体重
食べたもの

体幹トレーニングⅠ

胴体全体の筋肉を鍛えて、太りにくい体質になりましょう。

1 プランク

体幹トレーニングの一番の基本メニューです。体幹に意識を集中させましょう。

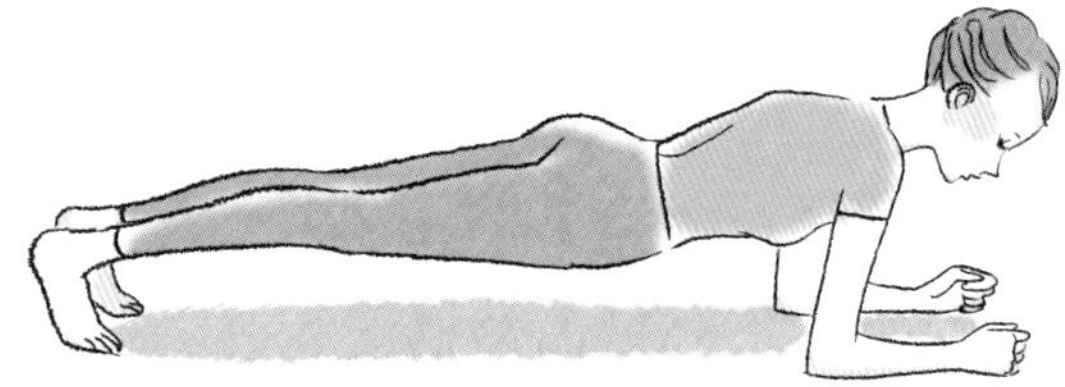

1.ひじを直角についた状態でうつ伏せになる。
2.足はつま先で支え、体を一直線にした状態を30秒キープ。
3セットを目安に行う。

2 ストレートアームプランク

二の腕の筋肉強化やシェイプアップに効果的です。

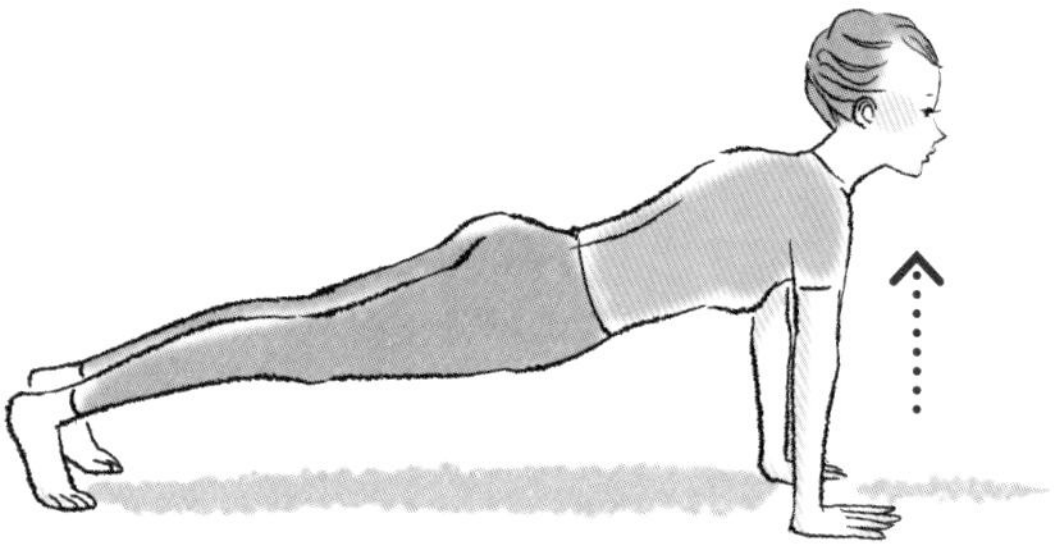

1.プランクの状態になる。
2.両ひじを伸ばし、手のひらでしっかりと床を押して上体を起こす。
3. 2の状態で30秒キープ。3セットを目安に行う。

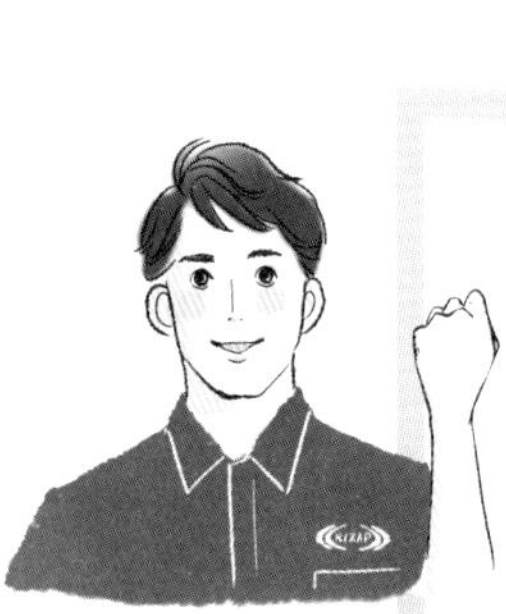

体幹トレーニング後に行いたい！

短期間でのダイエット効果をねらうなら、体幹トレーニングの後に筋力トレーニングの腕立て伏せとスクワットを行うのがおすすめ。**腕立て伏せは1日1～10回程度、スクワットは1日10回程度**で、慣れてきたら回数を増やします。どちらも反動をつけないで、**ゆっくり筋肉を意識しながら行うと筋肉への刺激が高まります。**

＼ 慣れてきたら③をとり入れましょう！ ／

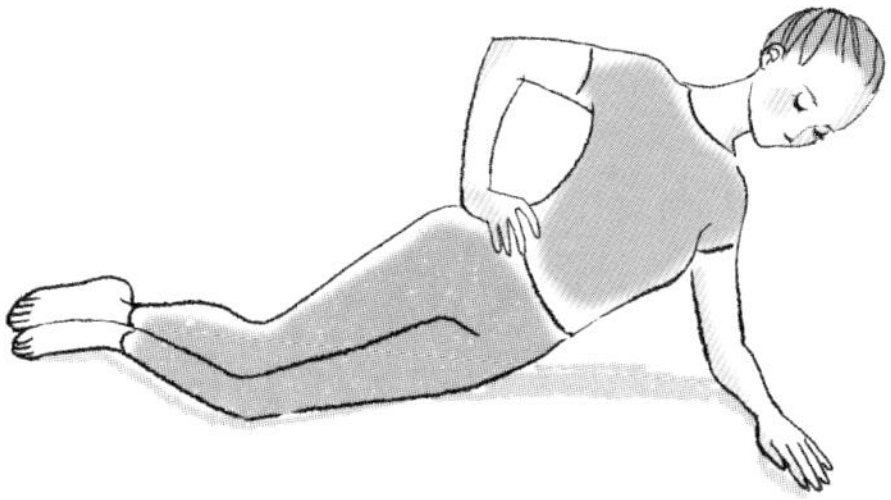

1.左ひじを床につけて、膝を少し曲げて横になり、右手を腰に当てる。

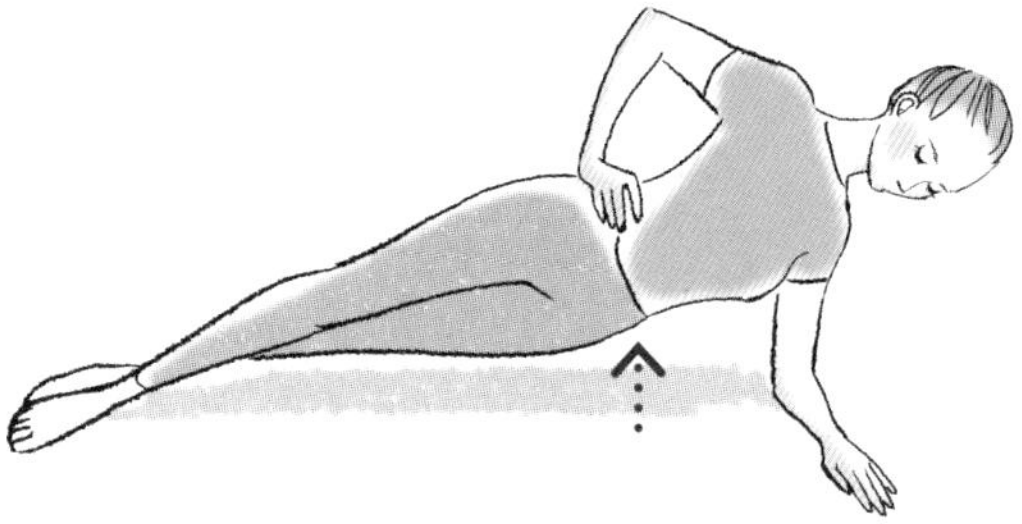

2.骨盤を持ち上げて頭からつま先までが一直線になるように体勢を整える。

3.呼吸は自然に続けておなかをへこませてキープ。息を吐いて元に戻す。左右を1日３～５回を目安に行う。

3

サイドポジション

慣れてきたらプランクの横向きバージョンもとり入れて。腹斜《ふくしゃ》筋に効果的なトレーニングですが、腰に負担がかかりやすいので、腰の状態に不安がある人はひかえましょう。

体幹トレーニングII

キュッと引き締まったウエストをつくります。

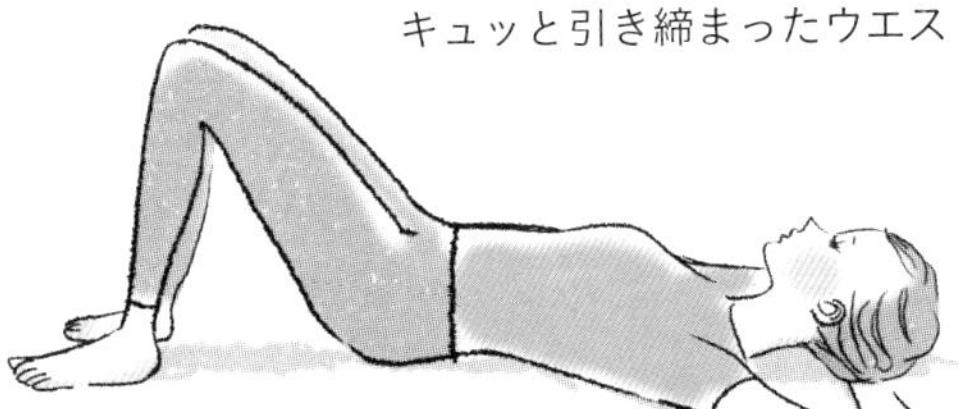

1.あお向けになり膝を曲げ、頭の後ろで手を組む。

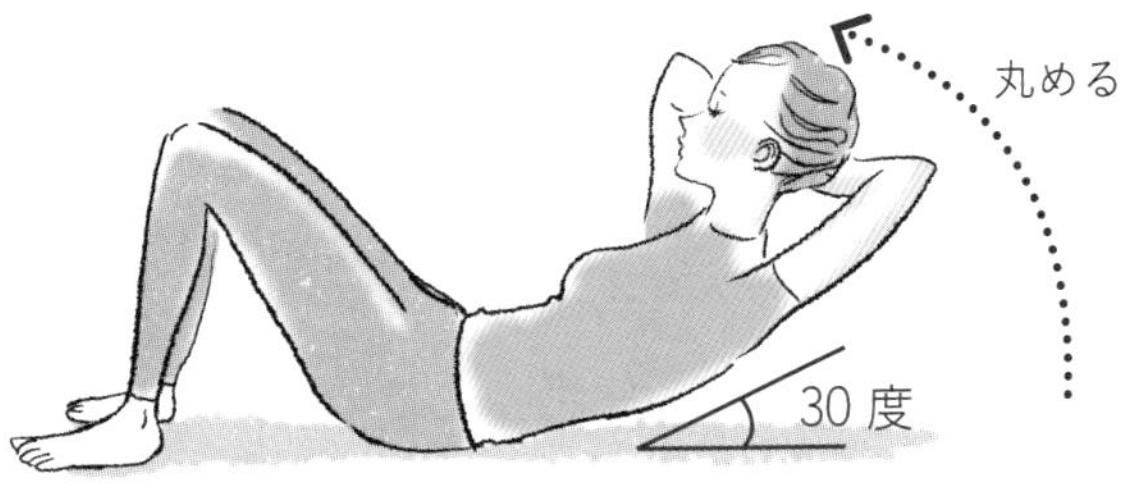

2.息を吐きながら上半身を約30度にゆっくり持ち上げてV字型をつくり、元に戻す。1日15～20回を3セットを目安に行う。

4

クランチ

手で頭を無理に持ち上げるのではなく、腹筋を使って上半身全体を引き上げる感じで起こしましょう。

5
ヒップリフト ウエスト スクイーズ

毎日続けることでウエストに効くトレーニング。

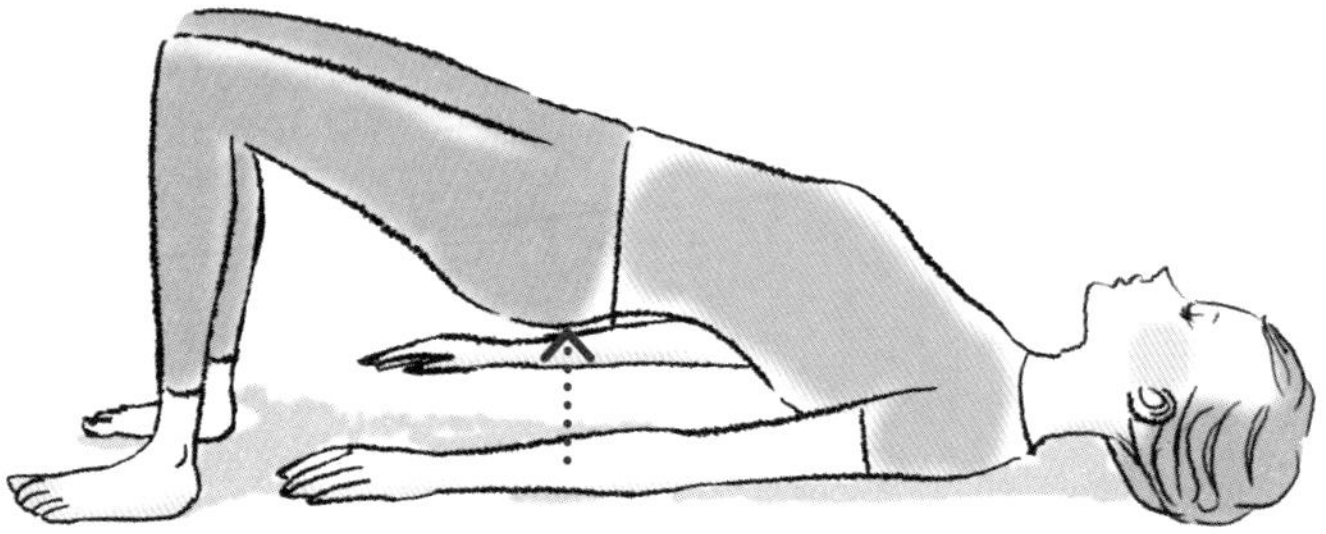

1. あお向けになって膝を直角に曲げる。肩から膝までが一直線になるように、お尻をグッと持ち上げる。

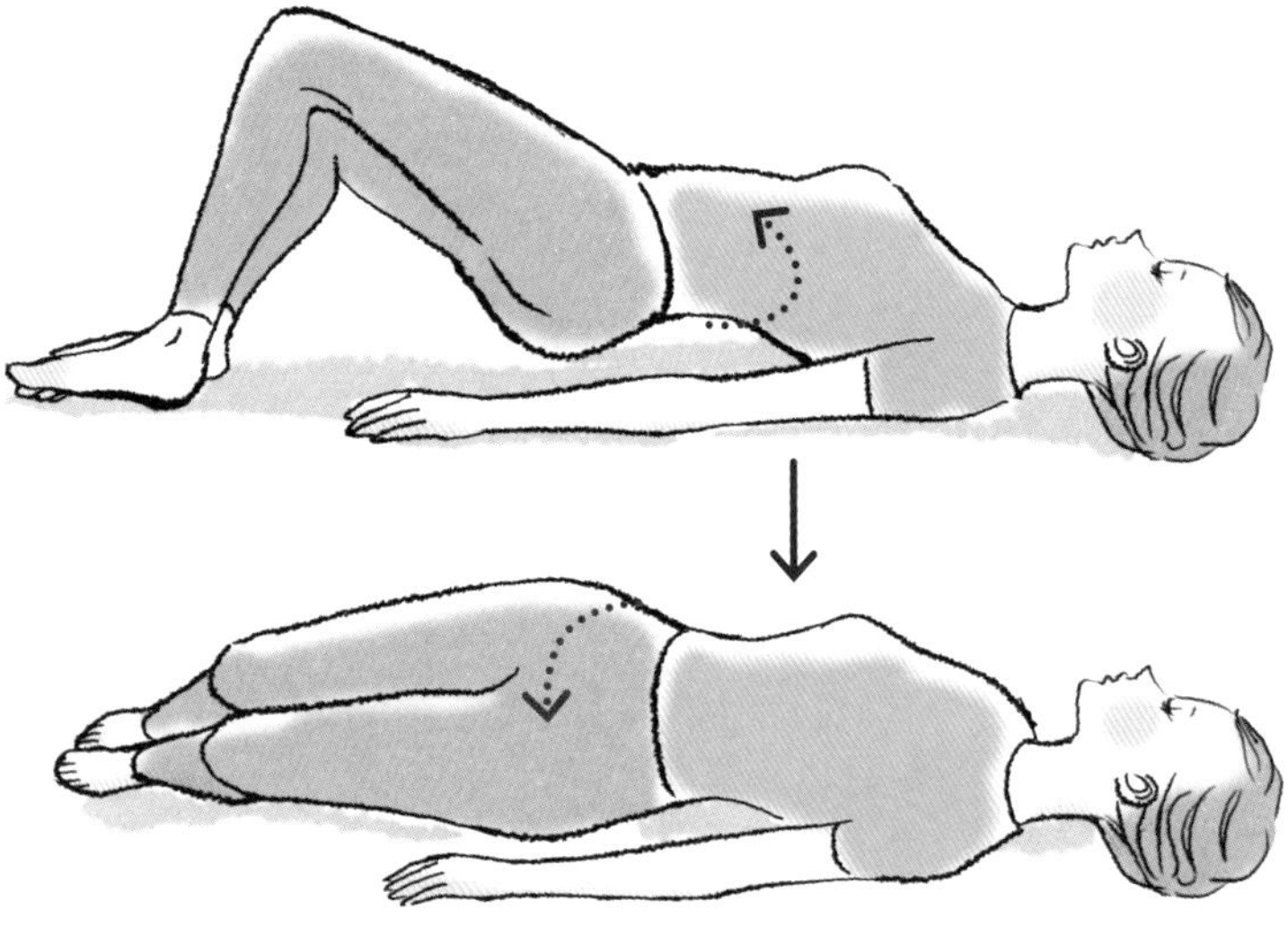

2. 肩を固定し、膝を左右に動かしてウエストをひねる。途中でお尻が床につかないように。1日15回を3セットを目安に行う。

※床につかないように。

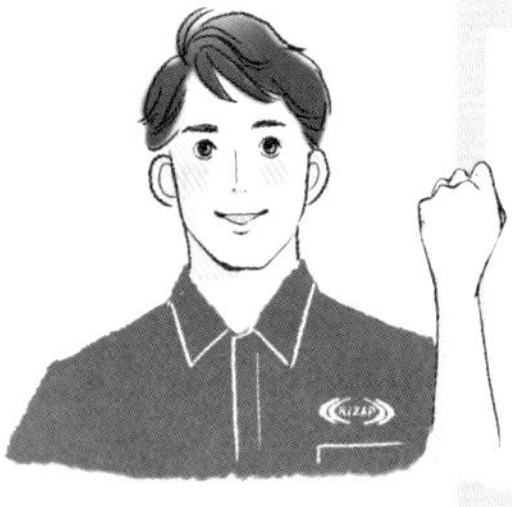

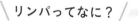

リンパってなに？

体内には全身を流れる血管に沿って、栄養や老廃物を流すリンパ管があります。このリンパが滞っていると、下半身がやせない、太りやすいなどの原因になることが。**リンパの流れをよくして老廃物を排出することは、下半身やせのポイントになります。**

二の腕を鍛える

ぷるぷる二の腕は鍛えることで撃退できます。

1 キックバック

ダンベル、または水を入れたペットボトルを持ちながら行いましょう。

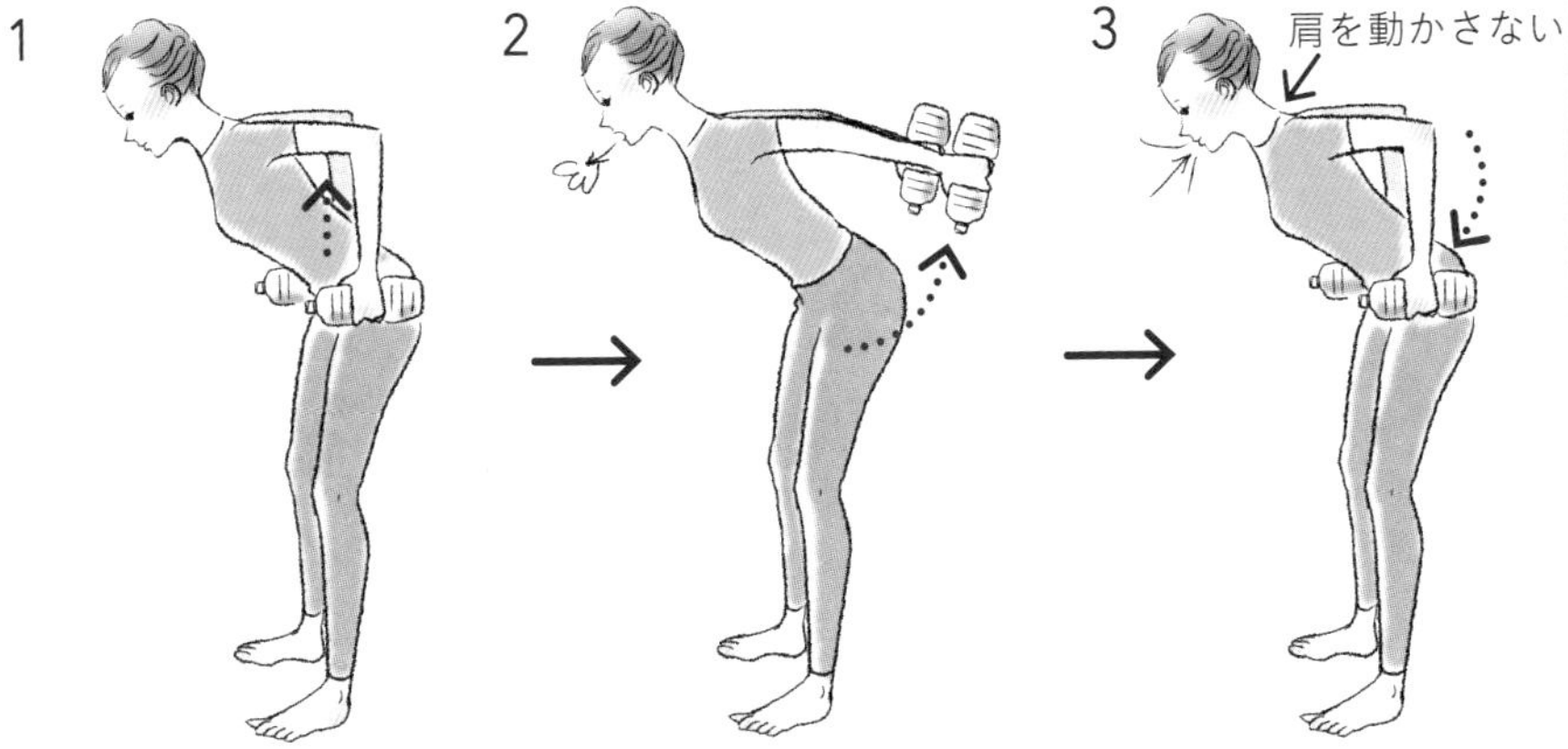

1.足は肩幅くらいに開き、膝を軽く曲げて骨盤を前傾させながら上半身を倒す。背筋はまっすぐに伸ばし、上腕と床が平行になる位置までひじを持ち上げる。

2.息を吐きながらひじを固定し、ペットボトルを持った手を肩から一直線になるように後ろに伸ばす。そのとき、肩を動かさないようにしましょう。

3.息を吸いながら元の位置に戻す。背中を丸めないように注意し、15回を２〜３セットを目安に行う。

2 トライセプエクステンション

ダンベル、または水を入れたペットボトルを持ちながら行いましょう。

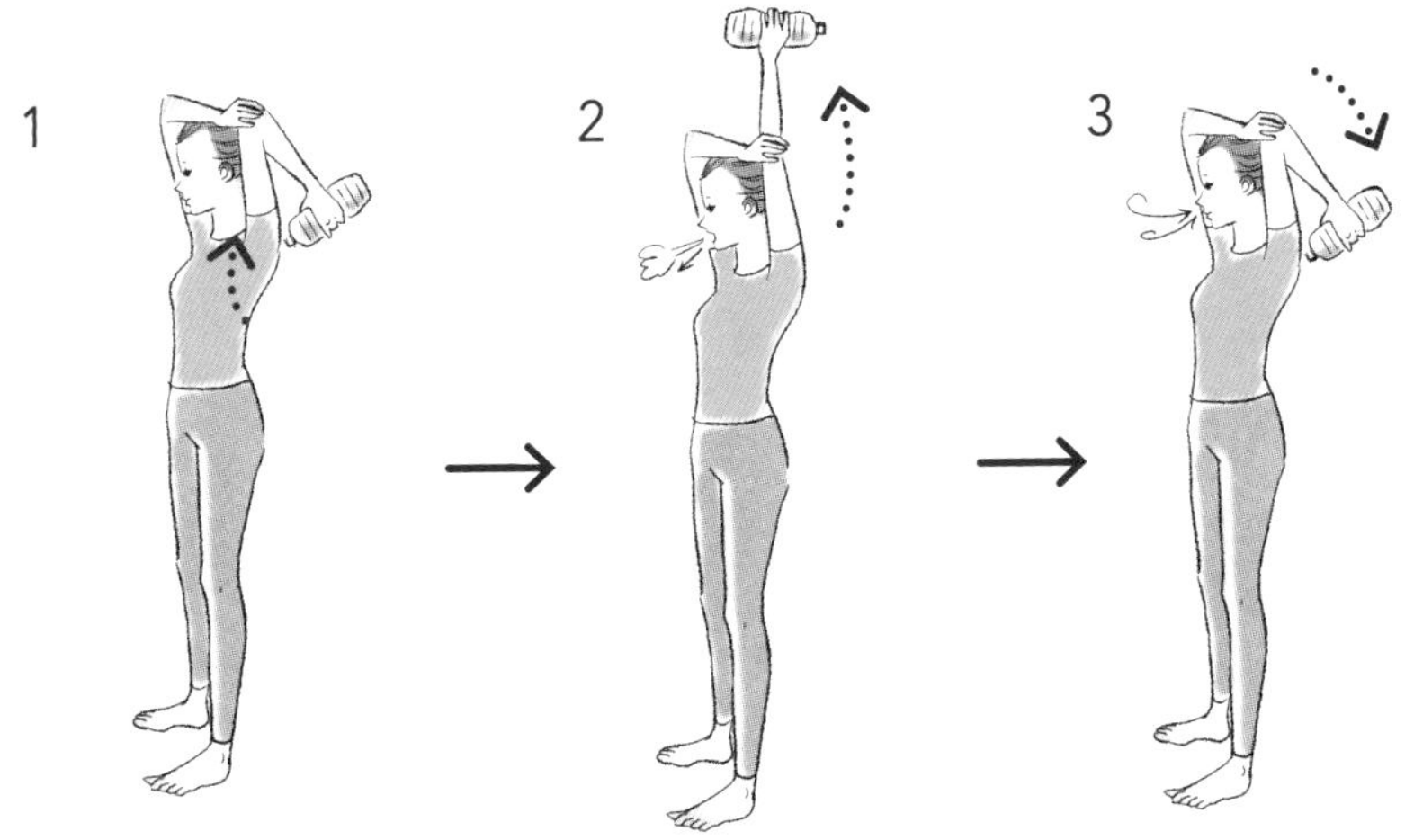

1.足は肩幅くらいに開いて立ち、左腕を真上に上げる。ひじが下がらないように、右手で左のひじを支えてペットボトルを後方に下げる。

2.左ひじを固定したまま、息を吐きながらペットボトルを頭上に持ち上げる。背筋を伸ばし二の腕の裏側を意識して行う。腕がつらい人は、ひじを外側に傾けてもOKです。

3.息を吸いながら元の位置に戻す。ひじの位置がぶれないように意識しながら左右各15回を２〜３セットを目安に行う。

※ダンベルやペットボトルは15回ぎりぎりできるくらいの重さに調節するのが効果的。

わき&背中を鍛える

わきと背中の気になるはみ肉をなくせば、後姿もすっきりします。

1 クロスオーバークランチ

腹斜筋を意識しながら行いましょう。

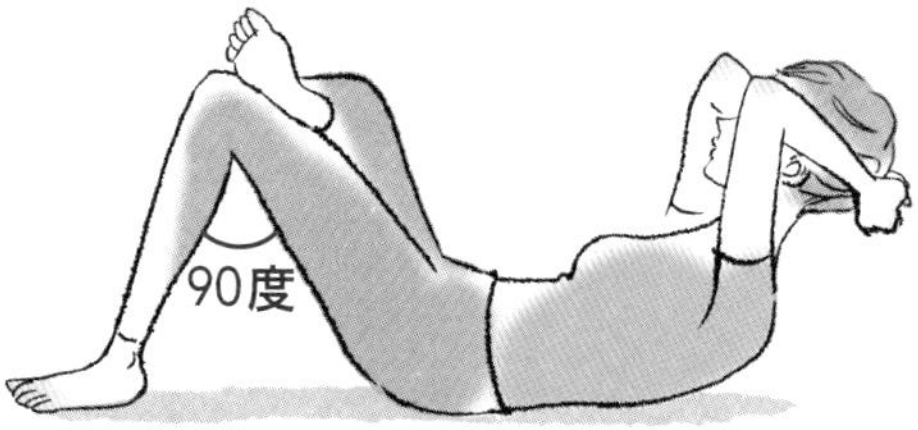

1.あお向けに寝転がり、膝は90度に曲げて、右足のくるぶしを左足の太もも(膝より)にのせ、右足は外側に開く。手は頭の後ろで組み、わきを軽く締める。

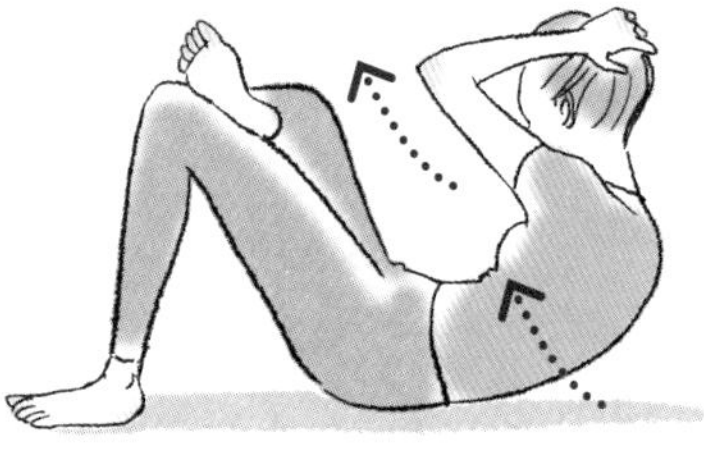

2.息を吐きながら左の肩甲骨を浮かせて、左ひじを右膝に合わせるように寄せる。息を吸いながら元の状態に戻す。これを10回3セットを目安に行う。

3.足をかえ、反対側も同じように10回3セットを目安に行う。

2 バックエクステンション

後ろ全体を効果的に鍛えます。腰、お尻、背中に力が入っているか意識して行いましょう。

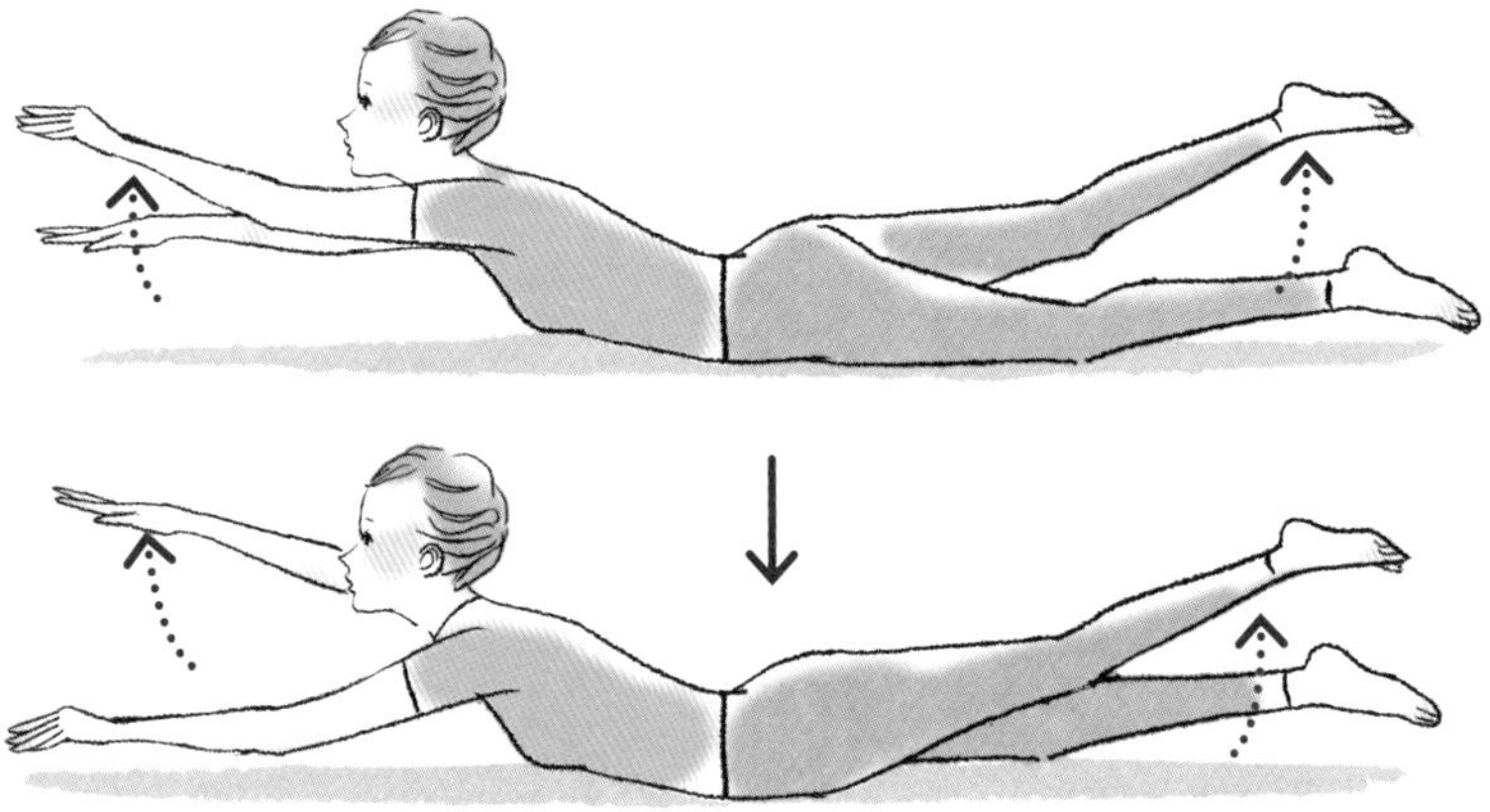

1.床にうつ伏せなって寝転がり、手は頭上にまっすぐと伸ばす。

2.腹筋、腰に力を入れて両手、両足を床から少し浮かせる。

3.そのまま右手と左足、左手と右足のように左右対局にくる手足を同時に持ち上げる。手足を上げたときにフッフッフッフッと息を吐きながらリズムよく動かす。両手両足とも床につけないで続けるのが大切。左右交互に20回3セットを目安に行う。

下半身を鍛える

ヒップアップと下半身やせでバランスのよいスタイルを目指しましょう。

1

ヒップリフト

太ももの内側も効率よく鍛えることができます。

1.あお向けに寝転がり、足は腰幅に開き、膝を曲げて膝の下にかかとがくるようにする。手はお尻の横に置く。

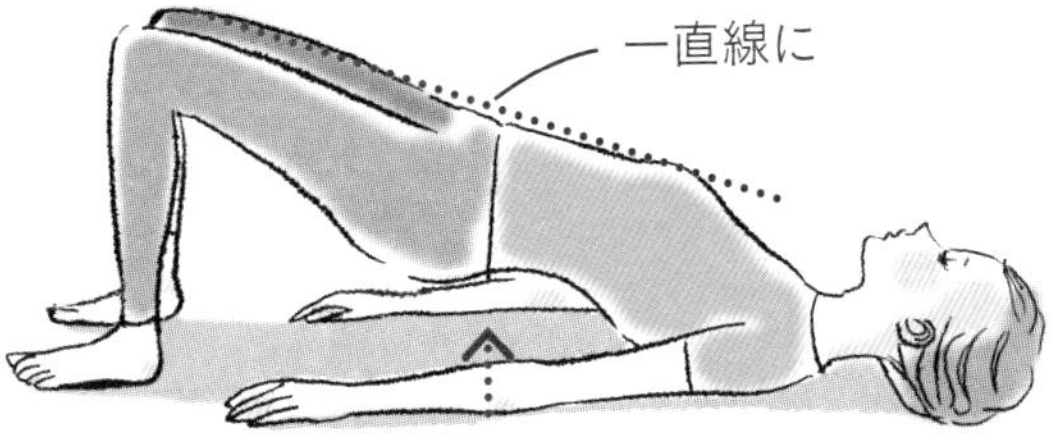

2.膝、おへそ、あごまでがすべて一直線になるようにお尻を持ち上げる。お尻の下のほうを意識しながら30秒キープする。30秒キープを2セット、または1分キープを1セットでもOK。膝にペットボトルを挟んで行うのも効果的。

2

バック キック

お尻の下（付け根）やももの裏の筋肉にも効きます。

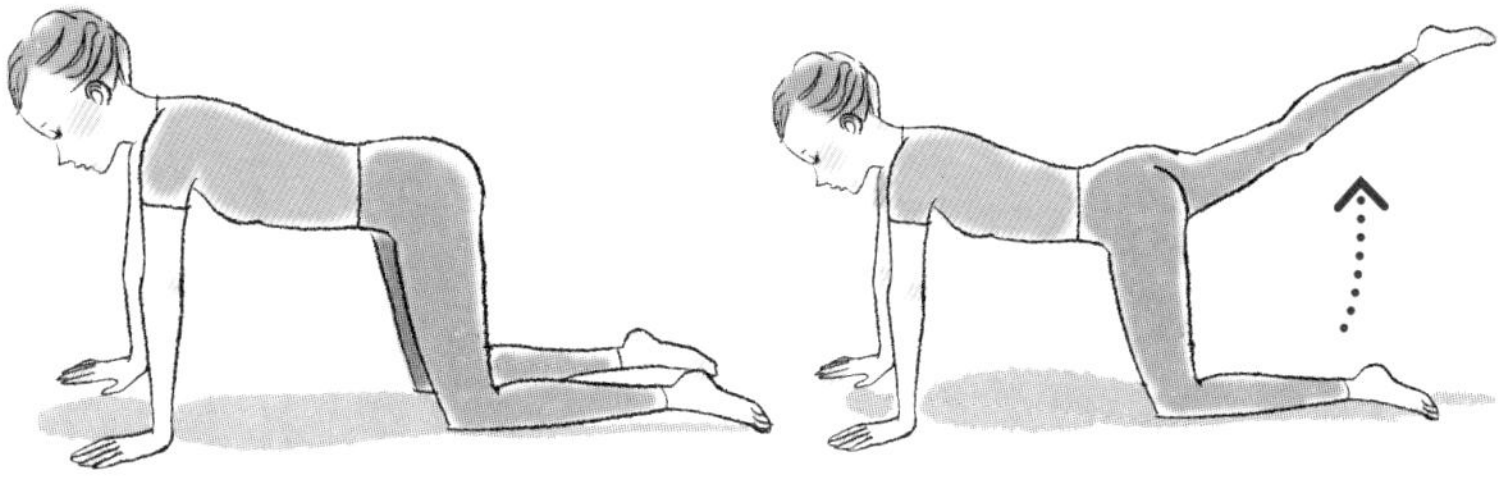

1.床に四つん這いになり、手と足は肩幅に開く。手は肩の下、膝は股関節の下にくるようにする。

2. 1.の姿勢から片方の足を後ろに蹴り上げる。お尻の下(つけ根)に力が入っているか意識しながら、左右交互に10～15回3セットを目安に行う。

3

下半身を引き締めるトレーニング

お風呂上がりなど、体が温まっているときに行うと効果的。

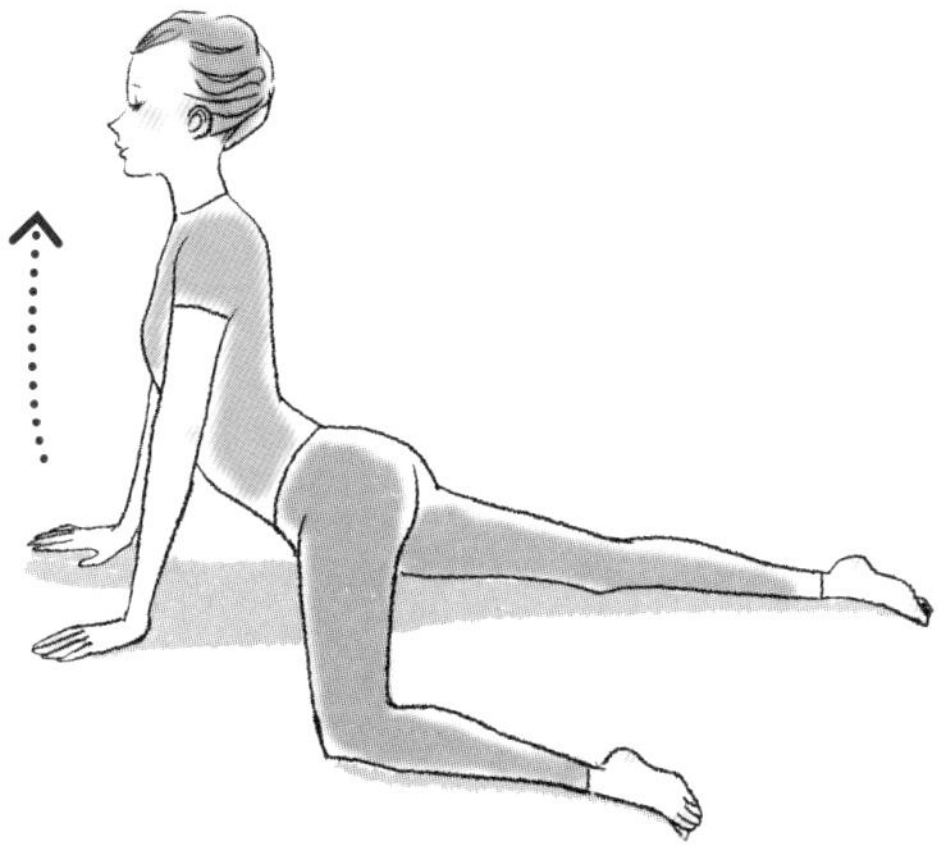

1.うつ伏せに寝て片足を横に出す。両手で床を押して背筋を伸ばし、上体を起こしていく。

2. 伸びているほうの足に体重をかけながら、起こせるところまで上体を起こす。

3. 2の状態のまま深く呼吸をして10秒キープ。左右各5回を目安に行う。

ライザップ式ダイエット体験談

本当にライザップでダイエットに成功できるのかしら!?　半信半疑の方のために、
２カ月で美スタイルを手に入れた二人の実例をご紹介。

モデルとして、体を絞って　キレイになりたかった……

ダイエット前は、身長174cm、体重69・6kg、けっして太っているほうではなかったのですが、私、職業がモデルなんです。モデルとしては、ぽっちゃりした体形で、むくみやすいことが悩みでした。もっと体を絞りたい、今まで着られなかったような洋服を着て、おしゃれを楽しみたいと思って、ライザップを考え始めました。とはいえ、食事制限や激しい運動でストレスがたまらないかが不安で……。

でも実際にライザップに通ってみると、トレーナーさんがとても親身になってくれて、不安は解消！　二人三脚のパートナーという感じです。

やせ始めて「変化」がわかり　周囲からほめられるように

結果として2カ月で、体重がマイナス14・4kg、ウエストはマイナス20cm、自分でも満足しています。努力をすれば報われる。モデルとしても自信がつきましたね。

一番効果を感じたのは、筋肉トレーニングと、低糖質食を平行してやったこと。ゆっくりかんで食事に時間をかけたり、軽く体を動かしたりして気分転換もしました。

減量後も暴飲暴食をさけて、バランスのよい食事を心がけています。

ライザップでの体験は、正しいダイエット法を知る機会として、私にとって有意義だったと思っています。

before

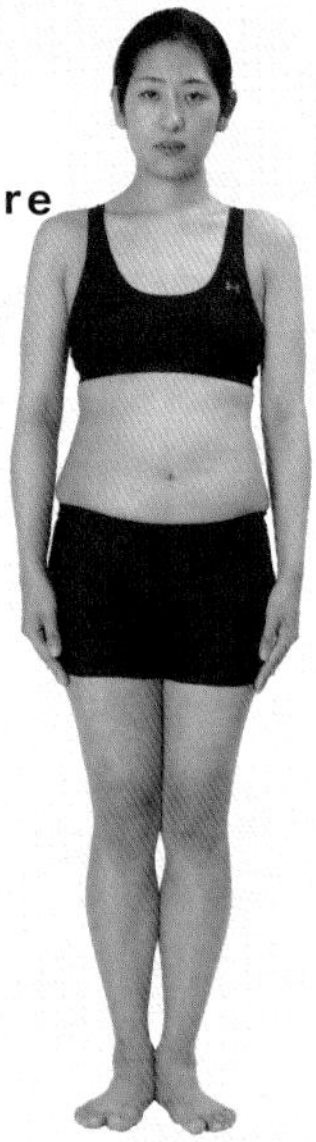

体重 69.6kg→55.2kg

－14.4kg

ウエスト 83.5cm→63.5cm

－20cm

after

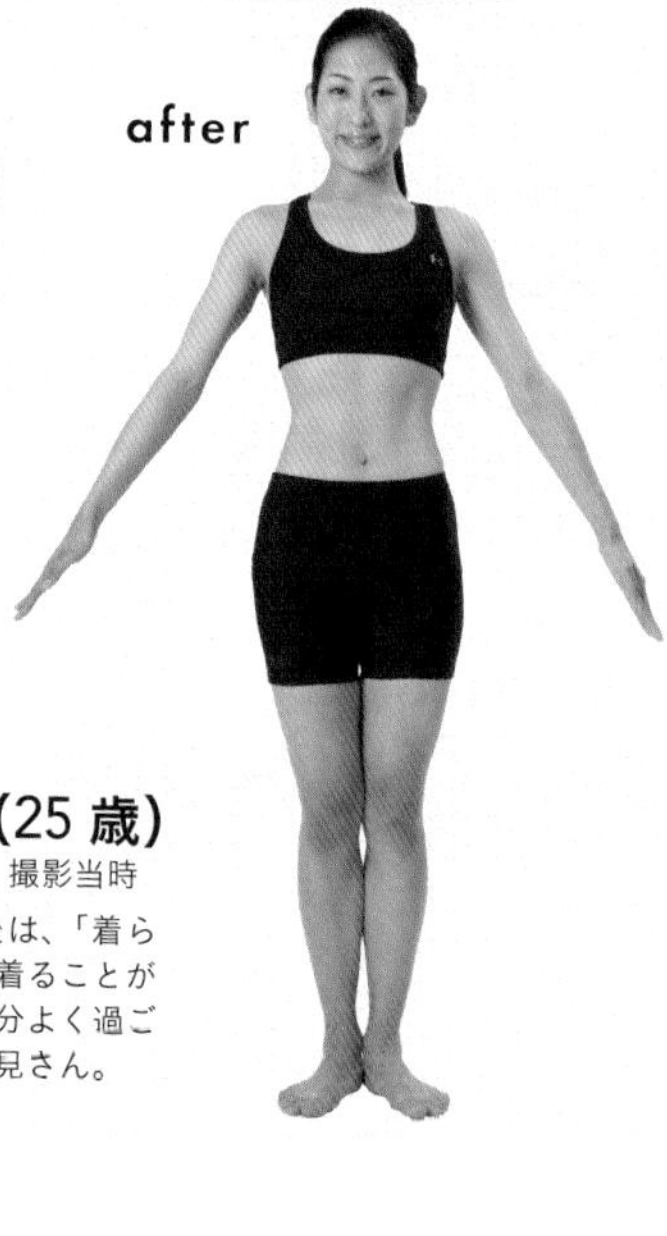

知見 玲さん（25歳）

撮影当時

ライザップ体験後は、「着られなかった洋服も着ることができて、非常に気分よく過ごしています」と知見さん。

※体重はRIZAP体験者N＝79（年齢20～74歳）、ウエストはRIZAP体験者N＝53（母集団：N=79・年齢20～74歳）の2カ月間の数値を統計処理した結果、確率的に可能な数値（95％信頼区間）は体重：-0.5～-17.7kg、ウエスト周囲：-3.4～-22.4cm、この範囲に至らない者の割合は、体重：3.80％、ウエスト周囲：5.66％であり（実績値、2018年12月 日本臨床試験協会調べ）、知見玲さんの2カ月後の体重・ウエストの減少数値は、いずれも確率的に可能な範囲です。

before

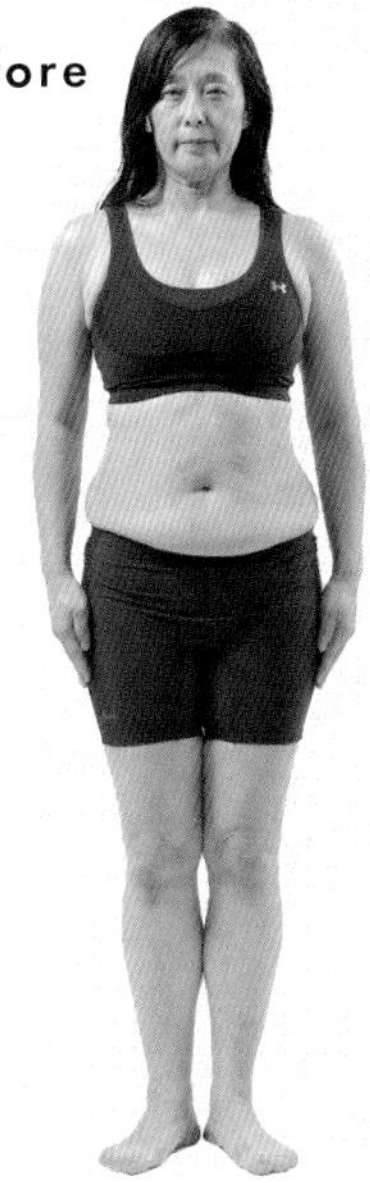

繁木すずえさん(52歳) 撮影当時

周囲から「華奢になったね」と言われた繁木さん。栄養バランスがとれたせいか髪の毛も生えてきたそう!?

やせたり太ったりの反復に終止符を打ったライザップ

私は、若いころからずっとぽっちゃり体形で、やせてみたり太ってみたりの繰り返し。ダイエットには食事管理と運動の両方が大事だとわかってはいたけれど、自分ではなかなかコントロールできなくて。

ライザップでは、トレーナーさんが食事も運動もきちんと見ていてくれます。たとえば筋トレをするときにも、私ができるギリギリの負荷で止めてくれる。「もう無理」というところを見極めて、助けてくれるので安心です。「頑張りましたね！」と言われると、本当にうれしくて……。楽しくトレーニングできました。

50代60代にもおすすめ！健康知識をいただきました

「健康にきれいにやせなければ意味がない」というのが、私のトレーナーさんの口癖です。カロリーをおさえすぎてしまうと、燃えない体になってしまうので、「もう少し食べてください」と言われたくらい。きちんと食べて、その分運動で消費することを覚えました。血液検査の数値は軒並みよくなったし、体が軽くなり、疲れにくくなりました。

私は50代でスタートしましたが、シニアにもライザップはおすすめ。自分の生活習慣に気づくきっかけになると同時に、健康でい続けるための知識をすごくいただきました。

体重 62.0kg→51.8kg
－10.2kg

体脂肪 29.1%→17.7%
－11.4%

ウエスト 84.0cm→63.0cm
－21.0cm

after

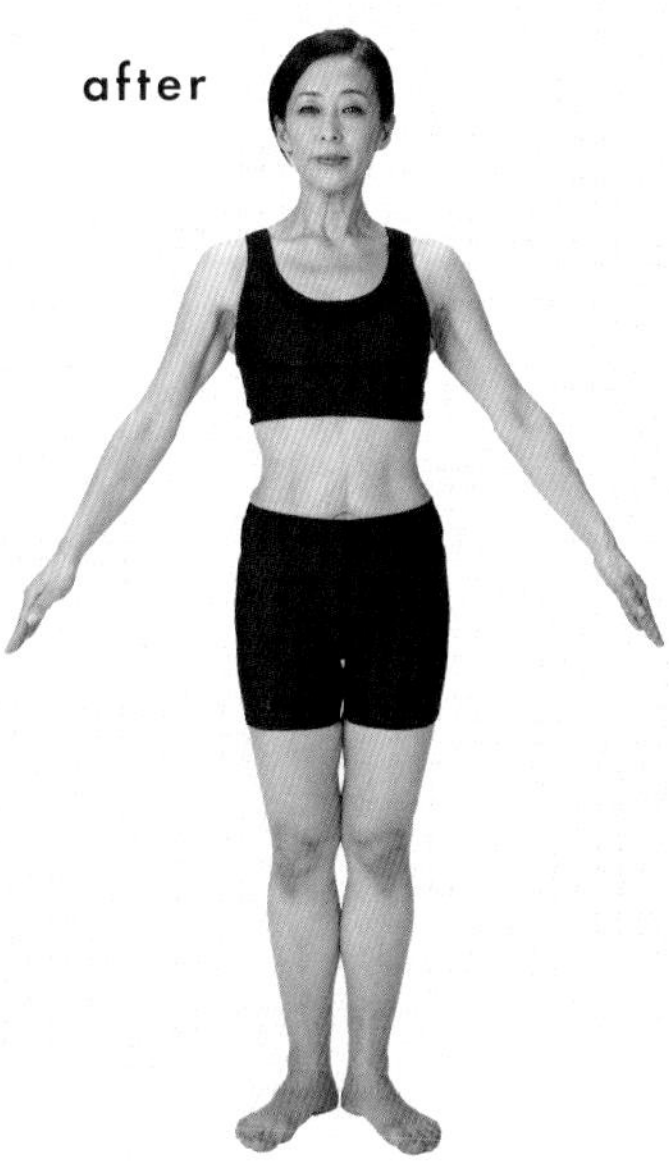

※体重はRIZAP体験者N＝79(年齢20～74歳)、体脂肪・ウエストはRIZAP体験者N＝53(母集団：N=79・年齢20～74歳)の2カ月間の数値を統計処理した結果、確率的に可能な数値(95%信頼区間)は体重：-0.5～-17.7kg、体脂肪率：2.6～-11.8%、ウエスト周囲：-3.4～-22.4cm、この範囲に至らない者の割合は、体重：3.80%、体脂肪率：1.89%、ウエスト周囲：5.66%であり(実績値、2018年12月 日本臨床試験協会調べ)、繁木すずえさんの2カ月後の体重・体脂肪・ウエストの減少数値は、いずれも確率的に可能な範囲です。

RIZAPならかなう！
私スタイルのボディメイク

糖質コントロールと運動で健康的なボディメイクを実現してきたRIZAPが、
多様な現代人のライフスタイルをしっかりサポート。
RIZAPなら「なりたい自分」が実現します。

運動・食事を専任トレーナーが徹底サポート！ 短期間で理想のカラダへ

おすすめ▼RIZAP

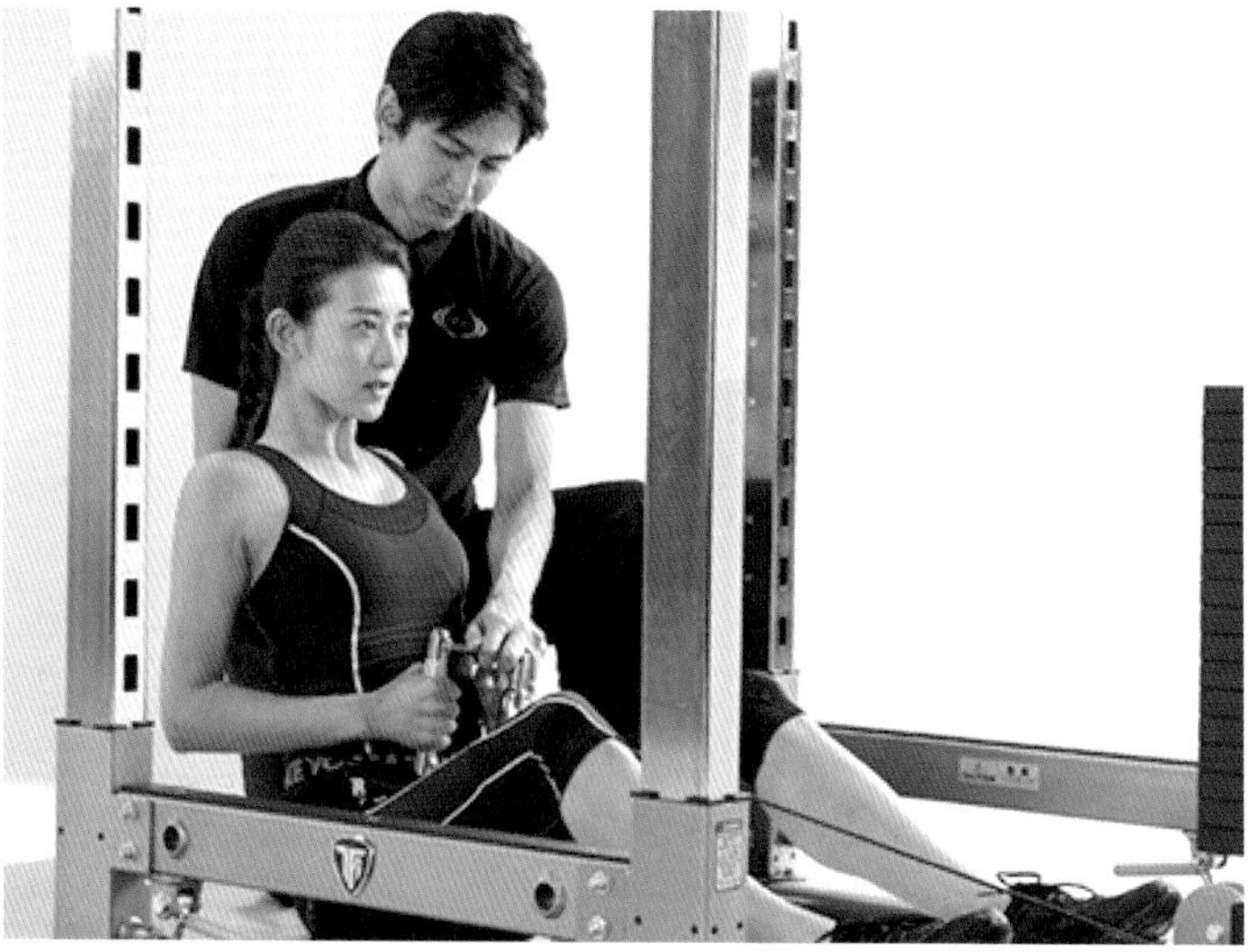

トレーナーがマンツーマンで効果的な筋力トレーニングを指導。全室個室なので、人の目を気にせず安心してトレーニングできます。

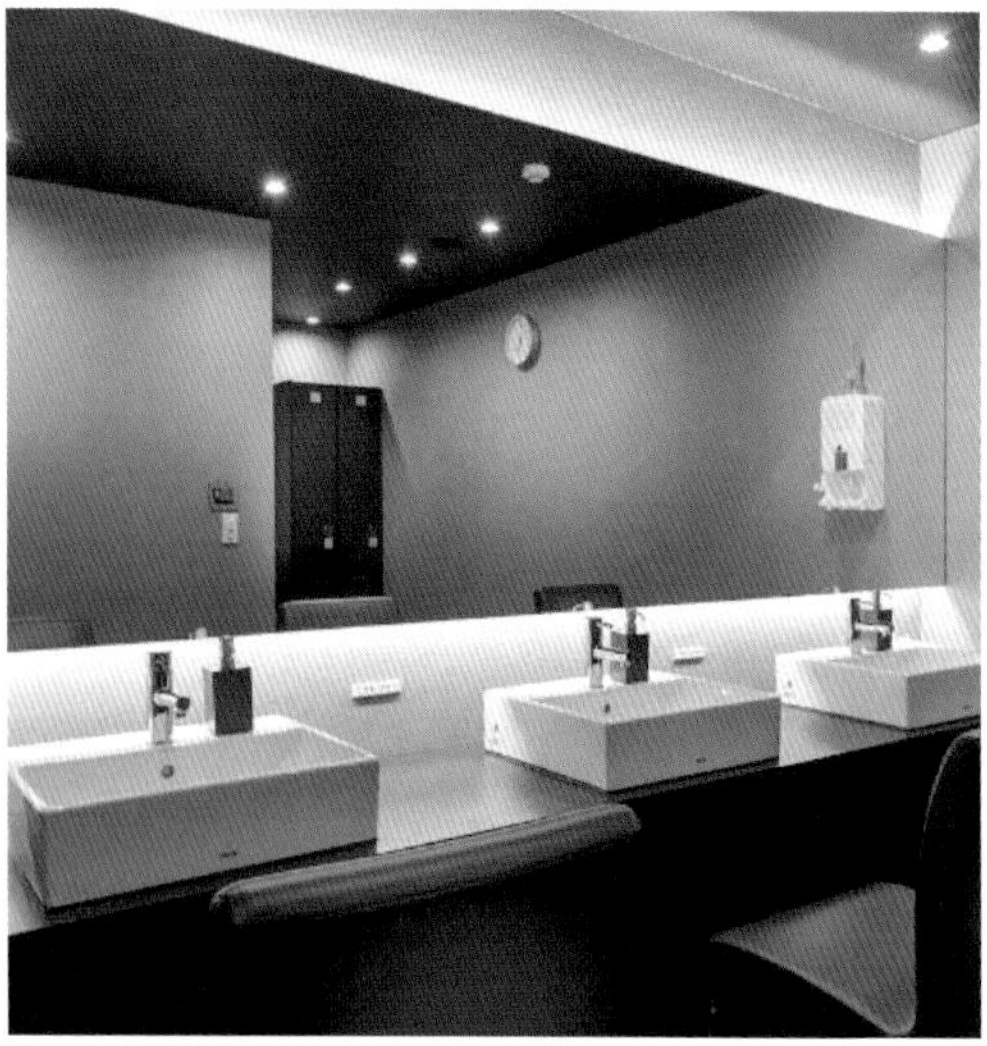

トレーニング着を無料貸し出し。シャワーやアメニティなども用意されているので、お出かけ前でも立ち寄れます。

RIZAPのボディメイクでは、お客様が挫折することがないよう、専属のトレーナーがマンツーマンで寄り添い、最後まで責任をもってお客様の理想の身体へ導きます。約14万人のボディメイク実績によって築き上げられたライザップ独自のトレーニング方法を、一人ひとりの年齢・体力に合わせてカスタマイズ。筋肉を維持・増量する運動と、〝食事制限〟ではなく〝正しい習慣〟の食事法を提案し、「太りにくく、健康なカラダ」をつくります。

美容マシン完備！女性専用のパーソナルトレーニングジム

おすすめ▼RIZAP WOMAN

女性の艶やかな美ボディにコミットする女性特化型パーソナルトレーニングジム。モデルのようなプロポーションを目指す「モデルボディメイク」や「産後ダイエット」、「ブライダル直前ダイエット」など、お客様一人ひとりの目標にあわせたコースを用意。女性の専属トレーナーが寄り添い、理想の身体へ導きます。「コラーゲンマシン」「セラミックドーム」「セルエステ」も導入しています。2020年3月時点で東京都内に4店舗を展開。

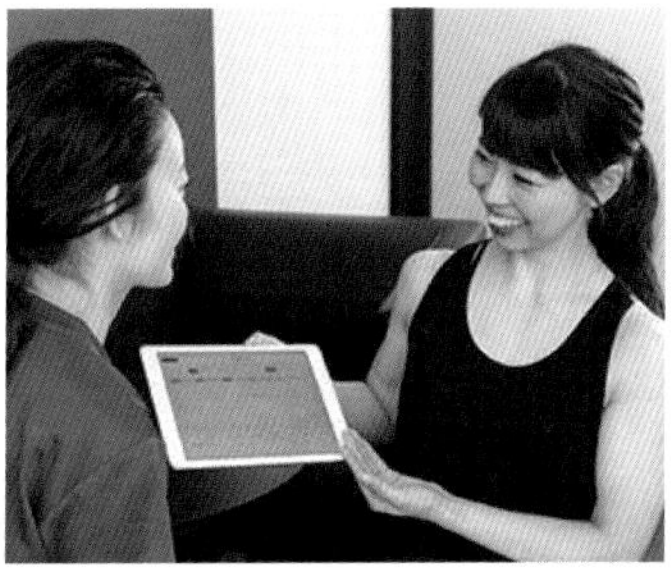
女性の体を内側から整え、体温や睡眠、腸内環境といった複数の面からしっかりサポート

RIZAP開発の女性専用暗闇フィットネス〝新感覚ダイエットスタジオ〟

おすすめ▼EXPA《エクスパ》（暗闇フィットネス）

「楽しみながら」筋肉をつけていきたいという方に向け、RIZAPメソッドをとり入れた筋力トレーニングを、アップテンポな音楽と、暗闇と光が織りなす非日常的な空間で、集中してとり組める環境を完備した集団型のダイエットスタジオ。身体の柔軟性をつけるものから代謝アップ、骨盤調整ができるものなど、多彩なプログラムで、飽きずに続けることができます。カウンセリング時に、食事のアドバイスも受けることができます。

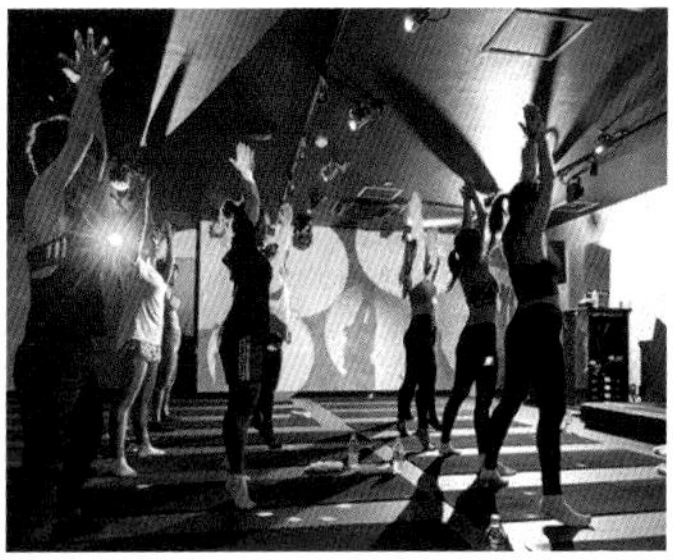
運動が苦手、飽きっぽいという方でも、無理なく楽しく続けられます

RIZAPブランドなら新しい自分に出会える！

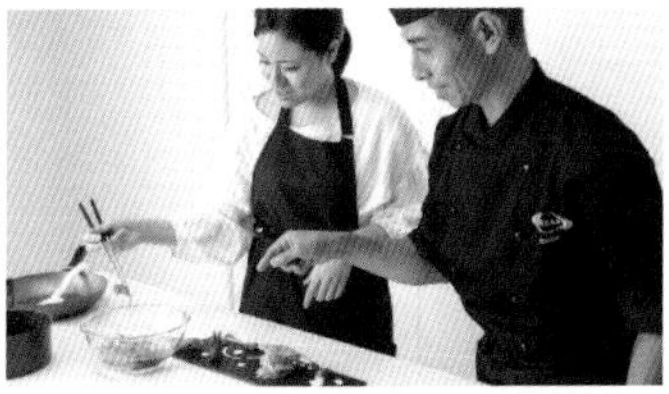

☑RIZAP COOK

一流の料理人がマンツーマンで指導する“本気の人”のための料理教室です。和食や洋食・フレンチまで一人ひとりの希望に合わせてレッスン。身につけたスキルは一生の財産になります。

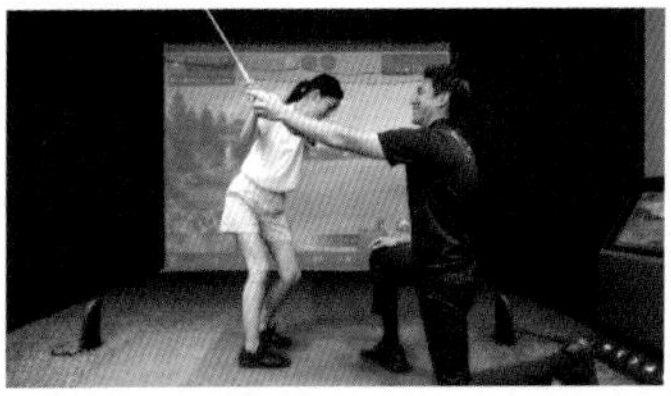

☑RIZAP GOLF

短期集中でスコアアップにコミットするパーソナルゴルフジムです。初心者から更なる上達を目指す方まで、専属トレーナーがマンツーマンで指導し、夢中になれるゴルフライフを提供します。

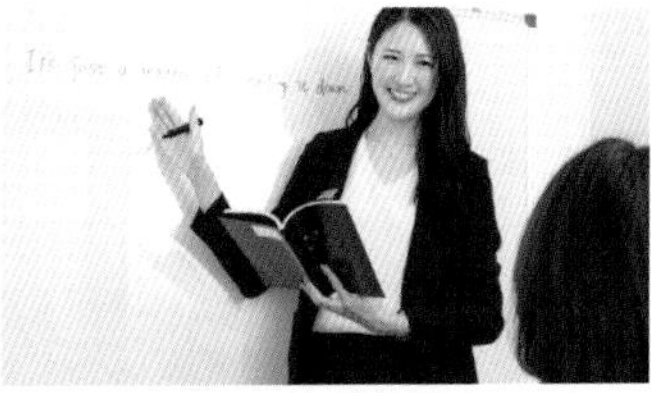

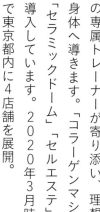

☑RIZAP ENGLISH

一人では挫折しがちな英語の勉強を専属トレーナーが徹底的に寄り添い、英語力向上を目指すパーソナル英会話ジムです。短期間で英語脳を鍛え上げ、お客様の「なりたい自分」へ導きます。

本書に関するお問い合わせ
株式会社日本文芸社　03-5638-1660[代表]

写真／横田裕美子、奥村亮介（STUDIO BANBAN）
編集／株式会社童夢
編集協力／秋元薫
カバー・本文デザイン／瀬戸冬実
スタイリング／片野坂圭子
イラスト／さかちさと、のびこ
校正／株式会社みね工房、夢の本棚紅
料理監修／柳井美穂（RIZAP株式会社／管理栄養士）
料理制作／曽根小有里、矢島南弥子
調理アシスタント／荻野賀予、足達芳恵
制作協力／平山寛子、神谷尚江（RIZAP株式会社）

※本書は『ライザップ式 2 週間ダイエットレシピ』、『大人女子のカラダにライザップ』（ともに 2018 年小社刊）に加筆修正し、再編集したものです。

ライザップ式《しき》 ダイエット　1日《にち》3食《しょく》、食《た》べてやせる!
2020 年 5 月 20 日　第 1 刷発行

監　修　RIZAP 株式会社
発行者 吉田芳史
印刷所 図書印刷株式会社
製本所 図書印刷株式会社
発行所 株式会社日本文芸社
〒 135-0001　東京都江東区毛利 2-10-18 OCM ビル
TEL 03-5638-1660 (代表)

Printed in Japan　　112200513-112200513 Ⓝ01　(230047)
ISBN978-4-537-21803-9
URL https://www.nihonbungeisha.co.jp/

編集担当 :河合

内容に関するお問い合わせは、
小社ウェブサイトお問い合わせフォームまでお願いいたします。
https://www.nihonbungeisha.co.jp/